Liane Kepalies

Pflege lernen mit Podcasts – Tatort Pflege

Liane Kepalies

Pflege lernen mit Podcasts

Tatort Pflege
Arbeitsbuch mit Hörfällen

1. Auflage

ELSEVIER

Elsevier GmbH, Bernhard-Wicki-Str. 5, 80636 München, Deutschland
Wir freuen uns über Ihr Feedback und Ihre Anregungen an kundendienst@elsevier.com

ISBN 978-3-437-25253-2 eISBN 978-3-437-06487-6

Aus Gründen der Barrierefreiheit sind die Bilder in elektronischen Ausgaben dieses Buches mit Alt-Text-Beschreibungen versehen, die von Elsevier bereitgestellt werden. Mehr Informationen erhalten Sie unter https://www.elsevier.com/about/accessibility.

Bücher und Zeitschriften, die von Elsevier veröffentlicht werden, entsprechen den geltenden Produktsicherheitsanforderungen. Für etwaige Bedenken oder Fragen zur Produktsicherheit wenden Sie sich bitte an unseren autorisierten Vertreter, Elsevier B.V., productsafety@elsevier.com.

Elsevier nimmt eine neutrale Position in Bezug auf territoriale Meinungsverschiedenheiten oder Zuständigkeitsansprüche in seinen veröffentlichten Inhalten ein, einschließlich Landkarten und institutionellen Zugehörigkeiten.

Wichtiger Hinweis: Die medizinischen Wissenschaften unterliegen einem sehr schnellen Wissenszuwachs. Der stetige Wandel von Methoden, Wirkstoffen und Erkenntnissen ist allen an diesem Werk Beteiligten bewusst. Sowohl der Verlag als auch die Autorinnen und Autoren und alle, die an der Entstehung dieses Werkes beteiligt waren, haben große Sorgfalt darauf verwandt, dass die Angaben zu Methoden, Anweisungen, Produkten, Anwendungen oder Konzepten dem aktuellen Wissensstand zum Zeitpunkt der Fertigstellung des Werkes entsprechen.
Der Verlag kann jedoch keine Gewähr für Angaben zu Dosierung und Applikationsformen übernehmen. Es sollte stets eine unabhängige und sorgfältige Überprüfung von Diagnosen und Arzneimitteldosierungen sowie möglicher Kontraindikationen erfolgen. Jede Dosierung oder Applikation liegt in der Verantwortung der Anwenderin oder des Anwenders. Die Elsevier GmbH, die Autorinnen und Autoren und alle, die an der Entstehung des Werkes mitgewirkt haben, können keinerlei Haftung in Bezug auf jegliche Verletzung und/oder Schäden an Personen oder Eigentum, im Rahmen von Produkthaftung, Fahrlässigkeit oder anderweitig übernehmen.

Bibliografische Information der Deutschen Nationalbibliothek
Die Deutsche Nationalbibliothek verzeichnet diese Publikation in der Deutschen Nationalbibliografie; detaillierte bibliografische Daten sind im Internet über https://www.dnb.de abrufbar.

26 27 28 29 30 5 4 3 2 1

In ihren Veröffentlichungen verfolgt die Elsevier GmbH das Ziel, genderneutrale Formulierungen für Personengruppen zu verwenden. Um jedoch den Textfluss nicht zu stören sowie die gestalterische Freiheit nicht einzuschränken, wurden bisweilen Kompromisse eingegangen. Selbstverständlich sind **immer alle Geschlechter** gemeint.

Planung: Regina Pappers; Projektmanagement: Cornelia von Saint Paul
Redaktion, Bildredaktion und Herstellung: Hildegard Graf, Germering
Rechteklärung: Lisa Neulinger
Satz: STRAIVE, Puducherry/Indien
Druck und Bindung: Drukarnia Dimograf Sp. z o. o., Bielsko-Biała/Polen
Fotos: colourbox.com; Mindmaps: Susanne Adler, Lübeck
Umschlaggestaltung: SpieszDesign, Neu-Ulm
Titelfotografie: Mitte: © ProStock-Studio/stock.adobe.com; Icons: stock.adobe.com

Aktuelle Informationen finden Sie im Internet unter www.elsevier.de

TATORT PFLEGE – der Podcast

Was ist und warum gibt es „TATORT PFLEGE – der Podcast"?
Halt, Stopp! Gönnen Sie sich eine kurze Lernpause – hier kommt ein kurzes Vorwort zum „Lernen mit Podcast".
Befinden Sie sich in der Ausbildung zur Pflegefachperson oder stehen Sie kurz vor Ihrem Pflegeexamen? Dann ist **Tatort Pflege** genau das Richtige für Sie!
Mit diesem Podcast erhalten Sie wertvolle Einblicke in die Welt der Pflege. Während des Zuhörens können Sie Ihr Pflegefachwissen gezielt vertiefen und sich optimal auf Ihre Abschlussprüfungen vorbereiten. Jede Falldarstellung wird detailliert analysiert, sodass Sie sowohl Fach- als auch Hintergrundwissen erwerben. Pflege bedeutet Menschlichkeit und das spiegelt sich in den behandelten Fallbeispielen wider. Darüber hinaus ist eine enge Zusammenarbeit zwischen verschiedenen Berufsgruppen essenziell, um Pflegeempfänger*innen bestmöglich zu versorgen. Pflegefachpersonen spielen dabei eine zentrale Rolle, indem sie nicht nur die Patient*innen betreuen, sondern auch An- und Zugehörige unterstützen. Pflege verfolgt einen ganzheitlichen Ansatz, der über die reine Gesundheitsversorgung hinausgeht, und genau dieses Prinzip erleben Sie in jeder Episode des Podcasts.
Der Tatort des pflegerischen Alltags wird im Podcast umfassend mit unterhaltsamen und lehrreichen Inhalten besprochen, die Sie sicher durch die Prüfung bringen. Mit wertvollen Tipps aus der Pflegewelt lernen Sie im Podcast alles, was Sie für Ihren Berufsalltag benötigen. **Hören Sie rein!** Denn nur so kann der Podcast noch mehr lernwillige Zuhörer*innen wie Sie erreichen.

Berlin, im Winter 2025/2026
Liane Kepalies

Die Stimmen des Podcasts

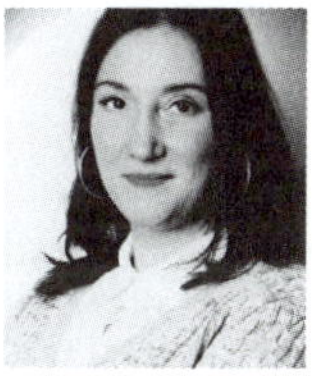

Liane Kepalies (vormals Fischer) – Autorin und Sprecherin
ist Gesundheits- und Krankenpflegerin mit einer Leidenschaft für die Pflegeausbildung. Nach ihrer Ausbildung sammelte sie wertvolle Erfahrungen auf verschiedenen Stationen in leitender Funktion und als Praxisanleiterin. Mit Herzblut betreut sie verschiedene Pflegeausbildungsgänge und bringt ihr Wissen und ihre Expertise ein. 2016 erwarb sie den Master Health Professions Education an der Charité. Heute ist sie als Lehrkraft für Pflegeberufe tätig und setzt sich für die Lernförderung durch Medienpädagogik mittels digitaler Bildung ein. So entstand 2023 ihr lernförderlicher Pflegefachwissenspodcast namens „Tatort Pflege".

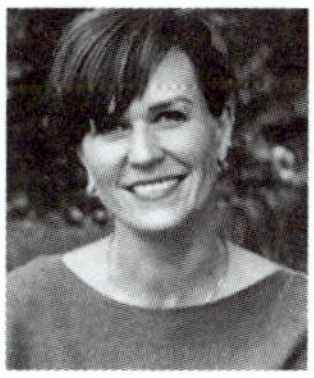

Judith Seep – Sprecherin
sammelte nach ihrer Ausbildung zur Krankenschwester umfangreiche praktische Erfahrungen in verschiedenen Pflegesettings und Schwerpunktbereichen. Durch gezielte Weiterbildungen spezialisierte sie sich zur Wundexpertin (ICW) sowie im Bereich der Gesundheitsförderung. Ihr spezielles Interesse gilt der professionellen Wissensvermittlung, insbesondere durch Podcasts. Neben der Mitarbeit beim Fach-Podcast „Tatort Pflege" widmete sie diesem Thema auch ihre Bachelorarbeit. Aktuell vertieft sie ihre pädagogische Expertise durch das Masterstudium „Health Professions Education" an der Charité. Parallel dazu ist sie als Lehrende in der generalistischen Pflegeausbildung tätig.

Abbildungsnachweis

Der Verweis auf die jeweilige Abbildungsquelle befindet sich bei allen Abbildungen im Werk am Ende des Legendentextes in eckigen Klammern.

J787-043	Colourbox.com/Sergey Novikov
J787-095	Colourbox.com/Motortion
J787-183	Colourbox.com/Peopleimages.com
J787-190	Colourbox.com/#821
J787-193	Colourbox.de/#192
J787-197	Colourbox.com/Angel Cortijo Nieto
J787-234	Colourbox.com/Olena Latkun
J787-239	Colourbox.com/#230226
J787-248	Colourbox.com/#246329
J787-287	Colourbox.com/Art_Photo
J787-288	Colourbox.com/Attila Barabas
J787-289	Colourbox.com/Serhii Mostovyi
J787-290	Colourbox.com/#281510
J787-291	Colourbox.com/#225143
J787-292	Colourbox.com/#262486
J787-293	Colourbox.com/dotshock
J787-294	Colourbox.com/#250357
L157	Susanne Adler, Berlin
P1691	Liane Fischer

Sensibilitätshinweis

In einzelnen Episoden werden potenziell belastende Inhalte aufgegriffen.

Hinweis zu den Patientenfällen

Die Namen der Patientinnen und Patienten, die Beschreibungen ihrer Erkrankungen, die Orte und Situationen sind alle realitätsnah, aber frei erfunden. Die bei den Fallbeschreibungen abgebildeten Personen sind Models; die Eigenschaften, Symptome und Krankheiten sind der jeweiligen Person zugeschrieben. Jegliche Ähnlichkeiten mit echten Personen und Geschehnissen sowie Orten und Institutionen sind daher rein zufällig und nicht beabsichtigt.

Fehler gefunden?

https://else4.de/9783437252532
An unsere Inhalte haben wir sehr hohe Ansprüche. Trotz aller Sorgfalt kann es jedoch passieren, dass sich ein Fehler einschleicht oder fachlich-inhaltliche Aktualisierungen notwendig geworden sind.

Sobald ein relevanter Fehler entdeckt wird, stellen wir eine Korrektur zur Verfügung. Mit dem nebenstehenden QR-Code gelingt der schnelle Zugriff.
Wir sind dankbar für jeden Hinweis, der uns hilft, dieses Werk zu verbessern. Bitte richten Sie Ihre Anregungen, Lob und Kritik an folgende E-Mail-Adresse: *kundendienst@elsevier.com*

Inhaltsverzeichnis

Startzeiten der Unterkapitel

In dieser Tabelle finden Sie Angaben zu den Zeitpunkten, wann in den Podcasts die einzelnen Abschnitte (Tabellenkopf) beginnen. Sie können so im Player direkt dorthin springen.

	Fachwissen	Das Wichtigste zur Erkrankung	Fallbeispiel	Analyse	Aufgaben	Kompetenzbereiche/ Zusammenfassung	Kompetenzbereich 1	Kompetenzbereich 2	Kompetenzbereich 3	Kompetenzbereich 4	Kompetenzbereich 5	Praxistipps	Berufserfahrung/ Zusatzwissen
2 Diabetes Typ 2	00:50	02:31	03:57	06:43	11:08	14:23	14:50	15:58	16:47	18:02	19:22	20:54	22:35
3 Herzinfarkt	00:32	03:20	04:23	07:39	14:06	19:29	19:55	21:36	22:17	23:34	24:28	26:10	27:59
4 Geburt	01:05	03:41	04:44	08:04	14:02	20:52	21:26	22:51	23:51	25:11	26:38	28:24	30:27
5 Delir	01:34	04:25	06:00	09:16	16:39	22:58	23:12	25:07	26:08	27:20	28:34	29:51	31:59
6 Parkinson	01:42	06:30	08:33	12:26	18:52	24:48	25:06	26:13	27:30	28:59	30:38	32:10	34:19
7 Schlaganfall	01:59	03:53	05:33	08:27	13:48	18:25	18:47	19:49	20:39	21:50	22:49	24:30	26:24
8 Herzinsuffizienz	02:23	05:12	06:16	09:14	15:24	21:54	22:17	23:46	25:09	26:33	28:17	29:58	32:25
9 Demenz	02:08	04:51	06:05	09:22	16:36	22:29	22:51	24:29	25:34	26:58	28:29	30:21	32:41
10 Diabetes Typ 1	01:39	03:11	04:15	06:42	11:26	15:46	16:18	17:11	18:04	19:14	20:13	22:06	24:07
11 Asthma	00:41	02:43	04:01	07:03	11:33	16:25	16:50	18:50	19:57	21:23	22:32	23:43	25:33
12 Neurodermitis	02:11	03:33	05:38	09:00	14:23	21:10	21:32	22:57	23:57	25:51	27:44	29:08	31:08
13 Blinddarm	01:30	03:15	04:37	07:41	14:14	19:44	20:04	21:28	22:25	23:39	25:04	26:31	28:32
14 Ulcus cruris	01:31	04:01	05:41	08:55	14:59	20:23	21:01	22:33	23:25	24:41	26:07	27:37	29:47
15 Dekubitus	01:37	04:01	05:19	08:49	15:09	21:00	21:27	22:33	23:32	24:42	26:22	28:16	30:13
16 Thrombose	01:28	03:55	05:00	08:37	14:47	20:17	20:52	22:16	23:14	24:24	25:34	27:22	29:37
17 Pneumonie	01:05	04:17	05:13	09:13	16:48	23:25	24:03	25:22	26:30	27:51	29:26	31:00	32:57
18 Lungenkrebs	01:04	02:45	03:59	06:51	12:10	16:45	17:08	18:22	19:16	20:21	21:33	23:25	25:08
19 AMLS	01:06	03:29	04:40	08:04	14:51	20:40	21:12	22:41	23:45	25:00	26:48	28:21	30:20
20 Leukämie	01:44	03:36	05:03	08:29	15:07	20:32	21:12	22:22	23:14	24:29	25:57	27:19	29:10
21 Sterbeprozess	00:55	03:37	04:59	08:33	15:26	22:53	23:23	24:47	25:58	27:10	29:27	30:59	33:39
22 Depression	01:58	04:04	05:21	08:06	13:55	19:33	19:59	21:14	22:19	23:26	25:07	26:34	28:36
23 Borderline	01:23	03:53	04:50	08:25	14:51	19:59	20:26	22:12	23:24	24:36	26:41	28:30	31:12
24 Sucht	02:22	04:35	06:01	09:45	15:22	20:27	21:07	22:16	23:17	24:23	25:56	27:32	29:41
25 Autismus	00:59	03:17	04:29	07:49	14:56	21:07	21:44	23:12	24:32	25:40	27:05	28:28	30:44

KAPITEL

1 Einleitung: Lernen mit Hilfe von Podcasts

Eine kanadische Studie analysiert als qualitative systematische Übersichtsarbeit eine Vielzahl internationaler Studien zum Nutzen des Einsatzes von Podcasts in der Pflegeausbildung [*O'Brien et al. (2024): Podcasting in Nurse Education*].
Kurz zusammengefasst sind die wichtigsten Erkenntnisse daraus:

- **Podcasts fördern selbstgesteuertes Lernen** und werden von Pflegeschüler*innen als flexibel und niedrigschwellig wahrgenommen.
- **Emotionale und narrative Zugänge** über Audioformate stärken die **Identifikation mit Fallbeispielen** und erhöhen laut den Teilnehmenden die **Lernmotivation.**
- Besonders wirksam sind Podcasts, wenn sie **in reale Fallkontexte eingebettet** und **klar strukturiert** sind.

Die Studienautoren betonen das Potenzial von Podcasts als **ergänzendes didaktisches Mittel,** insbesondere zur Reflexion und zur Vermittlung komplexer pflegerischer Zusammenhänge.
Die Erkenntnisse aus dieser Studie sollen auch Sie dazu motivieren, in unsere Falldarstellungen einzusteigen und mithilfe unserer Podcasts eigenständig und flexibel zu lernen und das gebotenen Pflegewissen zu rekapitulieren und/oder zu verinnerlichen.
Im Folgenden erklären wir den Aufbau der Kapitel.

1.1 Die Fallanalyse

Falldarstellung als Basis

Eine Falldarstellung beschreibt ein konkretes Ereignis oder eine Situation aus der Pflegepraxis. Sie dient dazu, beteiligte Personen, Ursachen und Handlungen zu analysieren. Diese Falldarstellungen sind eine wichtige Grundlage für die Fallanalyse. Sie bieten einen Wiedererkennungseffekt, da sie reale Pflegesituationen widerspiegeln, und sie helfen, theoretisches Wissen mit praktischen Beispielen zu verknüpfen.

Vorgehen bei der Fallanalyse

Eine Fallanalyse erfordert eine strukturierte Vorgehensweise. Sie kann verschiedene Formen annehmen, um unterschiedliche Perspektiven auf das Ereignis zu gewinnen. Mögliche Analyseformen sind:

1. **Sachanalyse:** Diese Form der Analyse konzentriert sich auf die reinen Sachverhalte, wie etwa die beteiligten Akteure, deren Rollen, Ziele und eingesetzten Mittel. Es geht darum, die grundlegenden Fakten und Strukturen zu verstehen und erste Ideen zur Lösung des Problems zu entwickeln.
2. **Retrospektive Analyse:** Diese betrachtet eine vergangene Situation rückblickend. Sie bewertet, was gut oder schlecht gelaufen ist. Ziel ist es, Verbesserungsmöglichkeiten daraus abzuleiten und zu entwickeln.
3. **Analyse mittels der Kompetenzbereiche:** Die fünf Kompetenzbereiche sind in der Pflegeberufe-, Ausbildungs- und Prüfungsverordnung (PflAPrV) geregelt und bieten eine mögliche Struktur für eine Fallanalyse.

4. **Ethische Analyse:** Ethische Konflikte und Werte hinter den Entscheidungen der Akteure werden beleuchtet. Es geht darum, die zugrunde liegenden moralischen Überlegungen zu hinterfragen und abzuwägen.
5. **Urteilsanalyse:** Diese Analyseform bewertet die Entscheidungen, die im Zusammenhang mit dem Fall getroffen wurden. Dabei wird geprüft, ob die gewählten pflegerischen Maßnahmen angemessen sind und welche Alternativen zur Verfügung stehen.
6. **Reflexion der Analyse:** Die Reflexion dient der Selbsteinschätzung des durchgeführten Analyseprozesses. Es wird untersucht, wie und warum sich die Einschätzungen im Verlauf der Analyse verändert haben und ob die Entscheidungen gut begründet sind.

Nutzen der Fallanalyse

Die Fallanalyse hilft, pflegerische Situationen systematisch zu verstehen und praxisnah zu üben. Sie ermöglicht es, Prüfungswissen zu vertiefen, Zusammenhänge zu erfassen und Wissenslücken zu schließen. Zudem verbessert sie die Fähigkeit, Pflegeprobleme bzw. Pflegediagnosen zu identifizieren und Lösungen zu entwickeln. Die Fallanalyse ist ein wichtiger Teil der theoretischen und fachpraktischen Pflegeausbildung. Denn bei echten Pflegeempfänger*innen im Berufsalltag braucht man diese komplexe Fähigkeit der Situationsanalyse, um ganzheitlich pflegen zu können. Diese Methode erleichtert es, sehr komplexe Themen zu verstehen und das Wissen gezielt in der Pflegepraxis anzuwenden. Ziel ist es, aus den Fällen zu lernen, Fehler zu vermeiden und die Pflegequalität zu verbessern. Eine Fallanalyse ist also wichtig für Klausuren, mündliche Prüfungen, das Pflegeexamen und den beruflichen pflegerischen Alltag.

Durchführung der Fallanalyse

Für eine erfolgreiche Fallanalyse ist es wichtig, sich gut vorzubereiten. Dies umfasst das Sammeln von Fachwissen und das Üben mit verschiedenen Fallbeispielen aus unterschiedlichen Pflegesettings. Auch die Nachbereitung mittels Wiederholung und Dokumentation spielen eine wichtige Rolle. Demnach sollte die Analyse schriftlich festgehalten und regelmäßig wiederholt werden, um das Verständnis zu vertiefen und den Lernfortschritt zu dokumentieren.
Hilfreich für die Analyse können fünf W-Fragen sein:

- **Was** ist passiert?
  Deutung der Geschehnisse. Nur das deuten, was passiert ist bzw. was beschrieben ist (nicht das, was man sich vorstellt oder was noch in der Zukunft passieren könnte)
- **Wo** ist es passiert?
  Deutung des Ereignisses hinsichtlicher der Gegebenheiten des stattfindenden Ortes (Ort, Kultur des Settings)
- **Wann** ist es passiert?
  Deutung des Zeitpunkts des Ereignisses (Zeitpunkt, Uhrzeit)
- **Wie** ist es passiert?
  Deutung der Zusammenhänge des Geschehens (Handlungen, Muster, Schlüsselbegriffe)
- **Wieso** ist es passiert?
  Deutungen zu vorherigen Zusammenhängen, Unterscheidung zwischen zufälligen Mustern und beabsichtigten Mustern/Vermutungen

Doch wie genau geht man nun vor? Wir empfehlen zur Durchführung das folgende Vorgehen:

1. **Situation lesen und erste Notizen anfertigen:**
   Lesen Sie die Falldarstellung aufmerksam durch. Beim **ersten Lesen** geht es darum, die Gesamtsituation zu erfassen. Beim **zweiten Lesen** können Sie Notizen machen und erste Eindrücke oder Gedanken festhalten.

2. **Farbige Kennzeichnungen und Schlüsselwörter nutzen:**
   Markieren Sie zentrale Begriffe und Aussagen im Text und nutzen Sie zum Beispiel verschiedene Farben für unterschiedliche Akteure im Fall oder um die Kompetenzbereiche gezielt hervorzuheben, die da wären: 1. Pflegeprozesse und Pflegediagnostik, 2. Kommunikation und Beratung, 3. Intra- und interprofessionelles Handeln, 4. Grundlagen von Gesetzen und Verordnungen sowie 5. wissenschaftliche Erkenntnisse und berufsethische Einstellungen.
3. **Theorie verknüpfen:**
   Ergänzen Sie die markierten Stellen mit passenden Fachbegriffen oder Theorien, die Ihnen einfallen. Auf diese Weise stellen Sie eine Verbindung zwischen theoretischem Wissen und der praktischen Situation her. Diese Schlagwörter dienen als Ankerpunkte für Ihre Analyse und helfen Ihnen, den Fall strukturiert zu erfassen. Ordnen Sie Ihre Notizen nach Themen oder beteiligten Akteuren und kennzeichnen Sie relevante Informationen entsprechend.
4. **Text genau analysieren:**
   Betrachten Sie jeden Satz im Detail. Häufig enthalten einzelne Sätze mehrere Kompetenzbereiche, z. B. Kommunikation, rechtliche Relevanzen oder Teamorganisation. Versuchen Sie, Zusammenhänge zu erkennen und Ihre Einschätzungen zu begründen.
5. **Themenschwerpunkte organisieren:**
   Ordnen Sie Ihre Notizen und Markierungen nach Themen oder Kompetenzbereichen. Sie können dabei Abkürzungen wie KB 1 für Kompetenzbereich 1, KB 2 für Kompetenzbereich 2 etc. verwenden. Es empfiehlt sich auch hier, verschiedene Farben zur besseren Übersicht zu nutzen.
6. **Ethische Fragestellungen:**
   Falls im Fall ethische Konflikte auftreten, analysieren Sie diese. Überlegen Sie, welche Werte den Entscheidungen der Beteiligten zugrunde liegen und welche Konflikte daraus resultieren.
7. **Urteile und Entscheidungen treffen:**
   Bewerten Sie, welche Handlungen oder Maßnahmen im Fall sinnvoll erscheinen. Suchen Sie nach alternativen Lösungen und überlegen Sie, welche die beste Option ist.
8. **Analyse abschließend umfassend strukturiert schreiben:**
   Erstellen Sie eine strukturierte Analyse, indem Sie die relevanten Aspekte in einer Mindmap oder anhand der fünf Kompetenzbereiche und deren Anwendung auf die Situation darstellen. Nutzen Sie dabei Ihre Markierungen und Theorien als Grundlage. Zur Unterstützung können Sie die Blanko-Mindmap oder die Blanko-Tabelle zur eigenen Kompetenzeinordnung aus diesem Buch verwenden, um die Falldarstellungen systematisch zu analysieren.
9. **Reflexion:**
   Denken Sie darüber nach, wie sich Ihre Meinung während der Analyse verändert hat. Haben Sie etwas Neues gelernt oder Ihre Sichtweise angepasst?
10. **Zusammenfassung:**
    Fassen Sie abschließend alles kurz zusammen, um eine berufliche Reflexion Ihrer Analyse zu erzielen. Eine systematisch zusammengefasste Fallanalyse erleichtert das Verständnis komplexer Pflegesituationen und stärkt die Entscheidungsfähigkeit. Sie ist nicht nur für Prüfungen hilfreich, sondern auch im Pflegealltag ein wertvolles Werkzeug, denn man könnte diese auch gemeinsam im Pflegeteam innerhalb einer Fallbesprechung anwenden.

Tipp zur Vorbereitung auf mündliche Prüfungen:

Erstellen Sie eine eigene kurze Zusammenfassung der gesamten Falldarstellung, die dann als Grundlage für ein mögliches Prüfungsthema dienen kann. Das Üben einer strukturierten Vorgehensweise hilft Ihnen, in einer mündlichen Prüfung eine fundierte Fallanalyse zu erstellen und Ihr Fachwissen gezielt anzuwenden.
Besonders hilfreich ist es, wenn man die Inhalte und Phänomene aus einem Fallbeispiel zusammenfassend nach den fünf Kompetenzbereichen sortieren kann.

1.2 Effektive Lernanwendung des Buchs und der Podcasts

Alle Kapitel im Buch sind alle gleich aufgebaut, um das Merken und Lernen für Sie zu erleichtern:

1. **Die Blanko-Mindmap:**
   Die Blanko-Mindmap dient als Arbeitsgrundlage, in der Sie Ihre Fallanalyse festhalten können, sei es nach dem Lesen eines Fallbeispiels oder nach dem Anhören der Episode. Durch die vorgegebenen Felder, etwa zu den Pflegephänomenen oder zu den beteiligten Akteuren und deren Rollen, lässt sich das Fallbeispiel strukturiert analysieren und nachvollziehen.
2. **Das Bild der betreuten Person:**
   Die pflegerische Hauptperson aus dem jeweiligem Fallbeispiel erhält durch eine bildhafte Darstellung ein Gesicht, um die Vorstellungskraft zu fördern und ein authentisches Einfühlen in die Pflegesituation zu ermöglichen.
3. **Die Falldarstellung:**
   Das jeweilige Fallbeispiel spielt je nach Buchkapitel in unterschiedlichen pflegerischen Settings, z. B. in der Kinder- und Jugendpflege, in Langzeitpflegeeinrichtungen, im ambulanten Pflegedienst, in der akuten Krankenhauspflege.
4. **Das Fachwissen zum Fall:**
   Das Fachwissen wird, passend zur Falldarstellung, mit Erklärungen, Symptomen und vielem mehr vorgestellt.
5. **Das Wichtigste:**
   Hier werden die zentralen Informationen zu pflegewissenschaftlichem Hintergrundwissen einschließlich Pflegetheorien, Pflegekonzepten und pflegerischen Assessmentinstrumenten, die für das jeweilige Fallbeispiel relevant sind, genannt.
6. **Arbeitsaufträge zum Fall:**
   Diese beinhalten Diagnostik und Therapie, sowie die möglichen pflegerischen Maßnahmen passend zum Fallbeispiel. Ebenso finden Sie hier wichtige pflegetheoretische Fragen zur Falldarstellung.
7. **Die leere Tabelle der Kompetenzeinordnungen zum Fall:**
   In dieser leeren Tabelle zu den fünf Kompetenzbereichen können Sie das gelesene Fallbeispiel eigenständig analysieren oder nach dem Anhören der passenden Podcast-Episode Ihre Notizen festhalten. Durch die individuelle Zuordnung komplexer Wissensgrundlagen zu den entsprechenden Kompetenzbereichen erhält das Fallbeispiel eine klare und strukturierte Einordnung.
8. **Aufgaben und Tipps für den Praxiseinsatz:**
   Sie erhalten detailliertes Wissen für Ihre Praxiseinsätze mit praxisnahen Aufgaben für die Anleitungszeit sowie einem spezifischen Praxistipp.

Arbeiten mit Podcasts und Buch

Zu jeder Falldarstellung bzw. zu jeder Podcast-Episode gibt es spezifische, individuelle Fragen, die eine gute Wiederholung und Festigung Ihres Wissens ermöglichen. Nutzen Sie also zunächst die folgende Reihenfolge, um einen maximalen Lernerfolg zu erzielen:

1. Anhören der Podcasts und Mitschreiben der relevanten Informationen.
2. Selbstständiges Bearbeiten der Mindmap und der Aufgaben.
3. Ganz zum Schluss die Lösungen nachlesen.

Alles, was Sie zu der jeweiligen Falldarstellung wissen müssen, finden Sie nach dem Lesen und selbstständigen Üben strukturiert aufgelistet im hinteren Lösungsteil des Buches.

1.3 Mindmaps zur Fallanalyse

Wir empfehlen die Verwendung einer Mindmap oder eines strukturierten Schemas zur Organisation Ihrer Analyse. Zur optimalen Strukturierung und effizienten Analyse können Sie die **Blanko-Mindmap aus diesem Buch** verwenden. Im Folgenden erhalten Sie eine detaillierte Anleitung zur eigenständigen Nutzung dieser Mindmap:

- **Akteure/beteiligte Personen und deren Rolle:**
  Notieren Sie die beteiligten Personen und deren Funktionen, Handlungen sowie deren Rollen innerhalb der Situation.
- **Erleben/Deuten/Verarbeiten:**
  Erklären Sie, wie die betroffenen Personen die Situation erleben, deuten und emotional verarbeiten. Halten Sie dabei mögliche Empfindungen bzw. Gefühle, Wahrnehmungen, Vorurteile oder stereotype Denkmuster als Einflussfaktoren fest.
- **Kontextbedingungen:**
  Berücksichtigen Sie sowohl äußere als auch innere Faktoren, die die Situation beeinflussen. Dazu gehören gesellschaftliche Rahmenbedingungen sowie individuelle, situationsbedingte Kontexte, die zur beschriebenen Situation im Fallbeispiel passen.
- **Handlungsanlässe:**
  Leiten Sie gezielte Pflegeprobleme, Pflegediagnosen oder pflegerische Maßnahmen passend für die pflegerische Hauptperson aus dem Fall ab.
- **Handlungsmuster:**
  Erkennen Sie Muster im Fall, um die Ursachen und Abläufe besser nachvollziehen zu können. Beziehen Sie dabei auch rechtliche, pflegewissenschaftliche oder ökologische Aspekte mit ein. Notieren Sie alle Muster, die Sie in Bezug auf das erforderliche Fachwissen im Fallbeispiel identifizieren können.

Die genauere und ausführlichere Erklärung ist in der Darstellung der Erklärungs-Mindmap auf der nächsten Seite zu finden.

1 Fallanalyse

Kontext: richtet sich nach den Einsatzarten bzw. den Pflichteinsätzen aus § 7 Pflegeberufegesetz (PflBG) und gliedert sich in die Teile: akute Krankenhauspflege, Langzeitpflegeeinrichtungen, Kinder- und Jugendpflege, ambulante Pflege, Hospiz- und Palliativpflege oder psychiatrische Pflege

Komplexität: niedrige, mittlere oder hohe Risikogeneigtheit für den/die Pflegeempfänger*in im jeweiligen Fall

Akteure/beteiligte Personen und deren Rollen

Akteure in der Fallanalyse sind alle, die direkt oder indirekt an der Situation beteiligt sind. Sie übernehmen spezifische Rollen, die ihre Verantwortlichkeiten, Tätigkeiten und Beziehungen zur Situation definieren, z. B.

- Betroffene Person: steht mit individuellen Pflegeproblemen im Mittelpunkt
- Pflegefachkraft: plant und setzt Maßnahmen um
- Angehörige/Bezugspersonen: unterstützen emotional und praktisch
- Interdisziplinäre Fachkräfte: bringen spezialisiertes Wissen ein
- Institutionen/Organisationen: stellen Rahmenbedingungen bereit.

Ziel ist es, alle Perspektiven zu berücksichtigen und Lösungen zu entwickeln. Untersucht wird dabei: Wie interagieren die Akteure miteinander? Welche Ressourcen und Einschränkungen bringt jede/r Einzelne mit? Welche Verantwortung trägt jede/r für die Situation? Wie sehen mögliche Lösungen aus?

Handlungsanlässe

Handlungsanlässe sind Situationen oder Ereignisse, die eine pflegerische Handlung erforderlich machen. Es sind also die Pflegeprobleme als spezifische gesundheitliche oder soziale Schwierigkeiten, die den Pflegebedarf verursachen. Die Pflegediagnosen sind klassifizierte Einschätzungen z. B. nach NANDA, die den Pflegebedarf einer Person beschreiben und als Grundlage für die Pflegeplanung dienen. Wobei Pflegephänomene beobachtbare Verhaltensweisen oder Veränderungen sind, die auf ein Pflegeproblem hinweisen können.

Handlungsmuster

Handlungsmuster bezeichnen im Kontext einer Fallanalyse wiederkehrendes, typisches pflegerischen Grundwissen, Fachwissen und rechtliches Wissen.

Es ist eine umfassende oder integrative Identifikation aller nötigen Wissensbestände zum Verstehen der Falldarstellung. Handlungsmuster sind beobachtbare oder wahrnehmbare Phänomene, die sich in einer spezifischen Situation zeigen.
Sie beschreiben bemerkenswerte Erscheinungen oder typische Muster, welche sich aus dem Kontext der Falldarstellung ergeben. Muster können Wissen und spezifische Erkenntnisse umfassen, die im pflegerischen Kontext von Bedeutung sind.

In der Fallanalyse dienen Handlungsmuster dazu, die Inhalte einer Falldarstellung, sei sie real oder schriftlich, systematisch zu analysieren. Dabei wird das notwendige pflegerische Fachwissen sichtbar, das erforderlich ist, um die dargestellten Situationen zu verstehen. Die Analyse von Handlungsmustern ermöglicht es, Wissensgrundlagen, fachliche Inhalte und Handlungsspielräume ganzheitlich zu erfassen. So wird professionelles pflegerisches Handeln strukturiert und verständlich, einschließlich der konkreten Tätigkeiten, rechtlichen Rahmenbedingungen, pflegerischen Interventionen, welche für die Planung der nächsten Schritte notwendig sind.

Nutzen: Das Erkennen von Handlungsmustern hilft, die Situation besser zu verstehen, Fachwissen zu identifizieren, ganzheitlich zu denken, Verhalten zu erklären und mögliche Veränderungen oder Unterstützungsmaßnahmen zu entwickeln.

Vorgehen: Die Informationen aus dem Fall werden systematisch ausgewertet, um Muster oder Regelmäßigkeiten in den Handlungen zu erkennen.

Beispiele: Anatomie und Physiologie, Pflegetheorie, Prophylaxen, Leitlinien, Pflegetheorien, Kommunikation, Recht, Ethik usw.

Erleben / Deuten / Verarbeiten

Hier wird beschrieben, wie Menschen Situationen wahrnehmen, interpretieren und bewältigen. In der Fallanalyse hilft dies, die Perspektive der betroffenen Person/en zu verstehen.

- Erleben: subjektive Wahrnehmung, z. B. Schmerz, Angst, Hilflosigkeit
- Deuten: Interpretation des Erlebten
- Verarbeiten: Umgang mit der Situation, z. B. Suchen von Hilfe oder Rückzug

Pflegemaßnahmen zielen darauf ab, diese Prozesse zu verstehen und zu unterstützen.

Pflegeempfänger*in steht im Mittelpunkt der pflegerischen Fallanalyse

Kontextbedingungen

Kontextbedingungen sind äußere und innere Faktoren, die eine Situation beeinflussen. Sie umfassen:

- individuelle Faktoren: Krankheitsbilder, kultureller Hintergrund, usw.
- soziale Faktoren: Beziehungen, familiäre Unterstützung, usw.
- institutionelle Faktoren: Arbeitsbedingungen, Vorgaben, Ressourcen, usw.
- Umweltfaktoren: Umgebung, Zugang zu Hilfsmitteln, usw.
- gesellschaftlicher Kontext: soziale Normen, Werte, wirtschaftliche Bedingungen

Diese Faktoren helfen, die Situation umfassend zu verstehen und geeignete Maßnahmen abzuleiten.

[P1691/L157]

1.4 Die Kompetenzbereiche zur Fallanalyse

Der Begriff „Kompetenz"

Der Begriff **Kompetenz** bezeichnet allgemein die Fähigkeit, Wissen und Kenntnisse in der Praxis anzuwenden. In der Ausbildung zur Pflegefachkraft wird dieser Begriff jedoch spezifischer definiert. Kompetenz umfasst die Fähigkeit und Bereitschaft, in komplexen Pflege- und Berufssituationen professionell zu handeln. Sie beinhaltet außerdem das Engagement für die persönliche und fachliche Weiterentwicklung sowie die Handlungsvoraussetzung des Einzelnen. Kompetenz ist nicht unmittelbar beobachtbar, sondern zeigt sich im konkreten Handeln und den ausgeführten Tätigkeiten. Ihr Erwerb und ihre Weiterentwicklung setzen handlungsorientierte Lernprozesse voraus, die sowohl an der Pflegefachschule als auch am Praxiseinsatzort stattfinden (Fachkommission nach § 53 PflBG, 2019).

Arbeiten mit Kompetenzbereichen

In der generalistischen Pflegefachkraftausbildung werden den Auszubildenden die relevanten und notwendigen Kompetenzen vermittelt, um eine selbstständige, umfassende und prozessorientierte Pflege zu gewährleisten (§ 5 Satz 1 PflBG). Diese Kompetenzen umfassen die zuvor genannten allgemeinen Fähigkeiten und Fertigkeiten. Die Pflegeberufe-, Ausbildungs- und -Prüfungsverordnung (PflAPrV) beschreibt hierzu detailliert fünf Kompetenzbereiche, die bis zur Zwischenprüfung entwickelt werden sollen (Anlagen 1 bis 4 PflAPrV). Diese Kompetenzbereiche gelten also speziell für die Ausbildung zur Pflegefachfrau und zum Pflegefachmann. Bis zum Examen bzw. zur Abschlussprüfung sollen diese Kompetenzbereiche vollständig erreicht werden (Anlage 2 PflAPrV).

Die fünf Kompetenzbereiche gliedern sich in vereinfachter Form folgendermaßen auf:

- **Kompetenzbereich 1:** Pflegeprozesse und Pflegediagnostik
- **Kompetenzbereich 2:** Kommunikation und Beratung
- **Kompetenzbereich 3:** Intra- und interprofessionelles Handeln
- **Kompetenzbereich 4:** Grundlage von Gesetzen, Verordnungen und ethischen Leitlinien
- **Kompetenzbereich 5:** Wissenschaftliche Erkenntnisse und berufsethische Einstellungen

Eine detailliertere Erklärung der einzelnen Kompetenzbereiche finden Sie in ➤ Tab. 1.1 (nächste Seite) zur Kompetenzeinordnung gemäß Anlage 2 der PflAPrV.

1.5 Abschließende Lerntipps

Es gibt viele weitere Lernmethoden, die Ihnen beim Umgang mit Fallbeispielen hilfreich sein könnten. Hier ein paar Beispiele:

- Selbst erstellte Mindmaps und Tabellen helfen Ihnen, das erforderliche Wissen eigenständig zu strukturieren und den Überblick während der Fallanalyse zu wahren.
- Symbolhafte Darstellungen mit eigenen Bildern oder Grafiken zu den zu erlernenden Inhalten helfen, Informationen noch besser zu erinnern.
- Es wird empfohlen, eigene Lernkarteikarten mit zu wiederholendem Pflegefachwissen passend zur Fallanalyse zu erstellen, beispielsweise eine ausführliche Karteikarte zu einer Pflegetheorie oder eine detaillierte Karteikarte zu einem relevanten Gesetz.

- Lerngruppen können sehr effektiv sein, da das gemeinsame Durchsprechen einer Falldarstellung in einer Fallanalyse neue Perspektiven eröffnet, Diskussionsgrundlagen schafft und die Analysefähigkeit erheblich vertieft.

Diese Methoden bieten zusätzliche wertvolle Unterstützung beim Üben und Verstehen von komplexen Falldarstellungen.

Tab. 1.1 Tabelle zur Kompetenzeinordnung mit Erklärungen laut Anlage 2 PflAPrV

Kompetenzbereich	Einordnung der Wissensbezüge zur Falldarstellung
Kompetenzbereich 1: Pflegeprozesse und Pflegediagnostik in akuten und dauerhaften Pflegesituationen verantwortlich planen, organisieren, gestalten, durchführen, steuern und evaluieren	Umfasst die vorbehaltenen Tätigkeiten wie die Erhebung des Pflegebedarfs, die Organisation und Steuerung des Pflegeprozesses sowie die Qualitätssicherung der Pflege (Jürgensen/Dauer, 2021). Zu den übergeordneten Kompetenzen gehören z. B.: • Planung, Durchführung und Evaluation der Pflege für Menschen aller Altersstufen (z. B. Erkennen von Pflegeproblemen/Pflegediagnosen und Planen von Maßnahmen) • Pflegeprozesse bei gesundheitlichen Problemen mit Fokus auf Prävention (z. B. Prophylaxe) • Pflege in kritischen Lebenssituationen (z. B. Demenzbetreuung) • Handeln in Krisen- und Notfallsituationen (z. B. Erste Hilfe) • Unterstützung und Beratung in der Lebensgestaltung (z. B. Biografiearbeit) • Förderung der Autonomie über die Lebensspanne (z. B. Wahrung des Selbstbestimmungsrechts)
Kompetenzbereich 2: Kommunikation und Beratung personen- und situationsorientiert gestalten	Umfasst beobachtbare pflegerische Handlungen, z. B.: • Gestaltung der Kommunikation mit Menschen und Bezugspersonen, Überwindung von Kommunikationsbarrieren • Organisation und Evaluation von Information, Schulung und Beratung (z. B. Anleitung von Angehörigen) • Ethisch reflektiertes Handeln, etwa durch Beachtung von religiösen Gewohnheiten
Kompetenzbereich 3: Intra- und interprofessionelles Handeln in unterschiedlichen systemischen Kontexten verantwortlich gestalten und mitgestalten	Dieser Bereich konzentriert sich vor allem auf institutionelle und organisatorische Aufgaben und umfasst z. B.: • Übernahme von Verantwortung in der Teamorganisation (z. B. kollegiale Beratung, Fallbesprechungen) • Durchführung ärztlicher Anordnungen (z. B. die Behandlungspflege mit dem Beispiel der Einschätzung chronischer Wunden, Arzneimittelgabe usw.) • Kennen medizinischer Diagnosen inklusive der Diagnostik und Therapie • Mitwirkung in interdisziplinären Teams (z. B. Umgang mit Konflikten, Zusammenarbeit mit anderen Berufsgruppen organisieren und dieses identifizieren)
Kompetenzbereich 4: Das eigene Handeln auf der Grundlage von Gesetzen, Verordnungen und ethischen Leitlinien reflektieren und begründen	Umfasst die übergeordneten rechtlichen Strukturen: • Berücksichtigung von rechtlich relevanten Versorgungskontexten (z. B. Gesetze) und Systemzusammenhängen der ökonomischen und ökologischen Prinzipien (z. B. demografische Entwicklungen) • Sicherstellung der Pflegequalität durch Orientierung an ethischen Leitlinien und Standards (Qualitätsmanagement)
Kompetenzbereich 5: Das eigene Handeln auf der Grundlage von wissenschaftlichen Erkenntnissen und berufsethischen Einstellungen reflektieren und begründen	Umfasst gesellschaftliche Strukturen wie kulturelle, ethische und wissenschaftliche Bedingungen für das pflegerische Handeln: • Gestaltung von Pflege auf Basis wissenschaftlicher Erkenntnisse (z. B. neues Wissen mittels der Pflegetheorien, Expertenstandards, Assessments und evidenzbasierter medizinischer Leitlinien anwenden) • Verantwortung für lebenslanges Lernen, persönliche Entwicklung und berufliches Selbstverständnis übernehmen (z. B. Überforderung erkennen und dann angemessen reagieren, Berufsethos, Ethik und Reflexion)

Der direkte Zugang zu den Podcasts

Hören Sie sich am besten die erste Episode an, bevor Sie in die Falldarstellungen eintauchen:
„Pflegewissen hören & lesen – die neue Art zu lernen mit Podcast & Fallanalyse"
Mit dem nebenstehenden QR-Code geht's zu den Podcasts.

I Fallanalysen – Podcasts

KAPITEL

2 Diabetes Typ 2

Jens Lehmann: Herausforderungen eines Taxifahrers

Hören Sie den Podcast und bearbeiten Sie selbstständig die Mindmap und die Aufgaben in diesem Kapitel.

Zur Unterstützung können Sie die Falldarstellung und das Fachwissen auf den folgenden Seiten nachlesen.

Die Lösungsvorschläge finden Sie in Kapitel 26.

Den Podcast finden Sie hinter dem QR-Code oder unter diesem Link: https://www.elsevier.com/books-and-journals/book-companion/9783437252532

2 Diabetes Typ 2

Kontext: akute Krankenhauspflege

Komplexität: mittlere Risikogeneigtheit

Welche Akteure/beteiligte Personen kommen im Fall vor und wie sind deren Rollen?

Welches Erleben / Deuten / Verarbeiten ergibt sich aus dem Fall?

Jens Lehmann, 38 Jahre

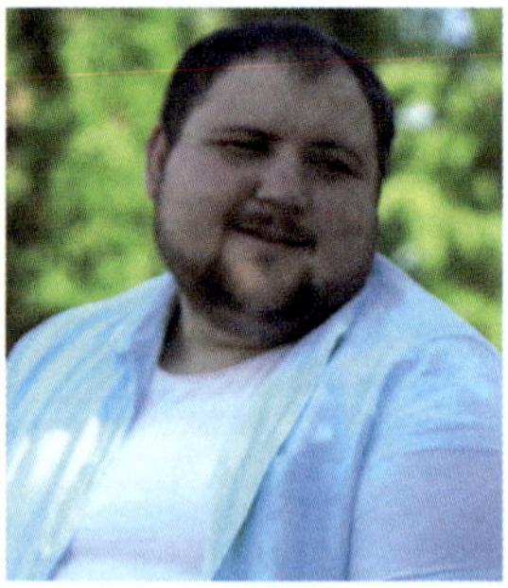

Was sind die Kontextbedingungen aus dem Fall?

Wie sind die Handlungsanlässe aus dem Fall?

Was sind die Handlungsmuster aus dem Fall?

[P1691/L157/J787-095]

2.1 Die Falldarstellung

Jens Lehmann: Herausforderungen eines Taxifahrers

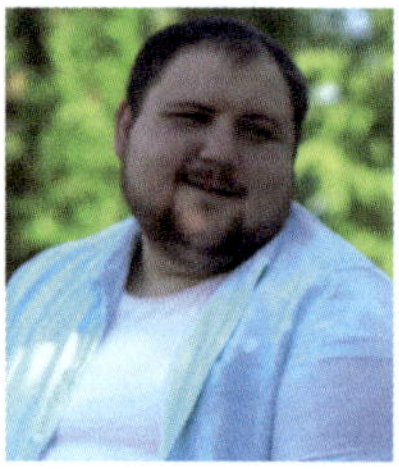
[J787-095]

Jens Lehmann, ein 38-jähriger Taxifahrer, lebt seit zwei Jahren mit der Diagnose Diabetes mellitus Typ II. Er teilt sein Zuhause mit seiner Ehefrau Sandra und ihren beiden schulpflichtigen Kindern, Lisa (8 Jahre) und Tim (12 Jahre): Sie leben im dritten Stock eines Hochhauses, das aber über einen Aufzug verfügt. Als Taxifahrer ist sein Tagesablauf durch lange Arbeitsstunden und unregelmäßige Pausen geprägt, wodurch er oft auf schnelle Imbisse zurückgreift. Bislang wurde sein Diabetes mit oralen Antidiabetika behandelt. In den letzten sechs Wochen jedoch zeigen sich ein Anstieg seines HbA1c-Werts sowie durchschnittliche Blutzuckerwerte von 250 mg/dl oder 13,8 mmol/l. Aufgrund dieser Entwicklung wird Herr Lehmann stationär aufgenommen, um von einer oralen Antidiabetika-Therapie auf eine Insulintherapie umzusteigen. Zum Zeitpunkt seiner Aufnahme wiegt er 162 kg bei einer Größe von 1,86 m. Seine Haut ist allgemein trocken und schuppig. Ihn plagen abwechselnd Appetitlosigkeit und Hungerattacken.

Während des Aufnahmegesprächs mit der Pflegefachperson, Frau Jasmin Schneider, äußert Herr Lehmann Ängste im Zusammenhang mit der geplanten Insulintherapie und ihrer Auswirkungen auf sein Berufsleben. Insbesondere weil er im Moment ständig Müdigkeit und Schwäche empfindet. In letzter Zeit war ihm auch oft schwindelig beim Taxi fahren. Er sorgt sich deshalb um die regelmäßige Verabreichung der Insulindosis während seiner Arbeitszeit und befürchtet mögliche Unterzuckerungen während der Fahrt. Zusätzlich macht er sich Gedanken darüber, wie er seine Ernährungsgewohnheiten anpassen kann, um seinen Blutzuckerspiegel besser zu kontrollieren, ohne dabei seine Arbeitsleistung zu beeinträchtigen.

Er berichtet von gelegentlichem Brennen, Kribbeln und Jucken in seinen Füßen. Neben einem eingewachsenen Zehennagel mit geröteter Hautumgebung hat er auch trockene, rissige Haut an den Füßen und eine verminderte Empfindung in den betroffenen Bereichen.

2.2 Fachwissen zum Fall

Erklärung

Diabetes mellitus Typ 2 ist eine Stoffwechselerkrankung, die durch eine Insulinresistenz und einen relativen Insulinmangel gekennzeichnet ist. Bei dieser Form von Diabetes reagieren die Zellen des Körpers nicht mehr angemessen auf das Hormon Insulin, das den Blutzuckerspiegel reguliert. Der Körper produziert nicht genug Insulin, um den Bedarf zu decken. Dadurch steigt der Blutzuckerspiegel im Blut an, was langfristig zu verschiedenen Gesundheitsproblemen führt.

Symptome

Diabetes mellitus Typ 2 ist eine Erkrankung, die oft schleichend beginnt und anfangs möglicherweise keine offensichtlichen Symptome aufweist. Im Verlauf der Erkrankung können jedoch verschiedene Anzeichen auftreten, die auf einen erhöhten Blutzuckerspiegel hinweisen. Zu den häufigsten Symptomen von Diabetes Typ 2 gehören:

- Erhöhter Durst und vermehrtes Wasserlassen aufgrund eines gesteigerten Blutzuckerspiegels.
- Müdigkeit, Schwäche und Unkonzentriertheit infolge von Energiemangel.
- Verschwommenes Sehen.
- Langsame Wundheilung aufgrund beeinträchtigter Durchblutung und verminderter Immunfunktion.
- Taubheitsgefühle, Kribbeln oder Brennen in den Extremitäten infolge von Nervenschäden.
- Erhöhte Anfälligkeit für Infektionen, insbesondere Haut- und Harnwegsinfektionen.

WICHTIG

Für Personen mit Diabetes Typ 2 ist ein effektives **Disease-Management-Programm** von großer Bedeutung. Dies beinhaltet regelmäßige Besuche bei einem/einer Diabetolog*in, etwa viermal im Jahr, um den Krankheitsverlauf zu überwachen. Zusätzlich sollten sie einmal im Jahr eine/n Zahnärzt*in und eine/n Augenärzt*in aufsuchen. Früherkennung und Prävention von Folgeerkrankungen sind entscheidend, um das Risiko von Komplikationen im Zusammenhang mit Diabetes Typ 2 zu minimieren und die Lebensqualität der Betroffenen zu verbessern.
Zusätzlich zu den regelmäßigen Arztbesuchen sollten Personen mit Diabetes Typ 2 auch stets eine/n Podolog*in aufsuchen, um ihre Fußgesundheit zu überwachen und potenzielle Probleme frühzeitig zu erkennen.

2.3 Arbeitsaufträge zum Fall

Aufgabe 1

Aus dem vorliegenden Fall ergeben sich Aufgaben für Diagnostik und Therapie. Notieren Sie mögliche Handlungsoptionen, besonders für die beschriebene Alltagsumstellung, und die Präventionsmaßnahmen gegen Hypoglykämien für Jens Lehmann.

Aufgaben in Diagnostik und Therapie bei Diabetes Typ 2	
Handlungsoption Alltagsumstellung	Prävention von Hypoglykämien

Aufgabe 2

Unterscheiden Sie die Informationsgesprächsinhalte, Anleitungsbedarfe und Beratungsschwerpunkte für Herrn Jens Lehmann.

Informationsgespräch: Ein Informationsgespräch liefert Fakten und Daten.
Anleitung: Eine Anleitung zeigt, wie eine Tätigkeit konkret gemacht wird.
Beratung: Eine Beratung bietet individuelle Lösungen und Empfehlungen für spezifische sowie individuelle Probleme.
Dies bedeutet folgendes Informations-, Anleitungs- und Beratungsangebot für Jens Lehmann:

Berücksichtigung der unterschiedlichen pflegerischen Gesprächsangebote bei Diabetes Typ 2

Gesprächsangebote	Angebotsbeschreibung
Informationsangebote	
Anleitungsangebote	
Beratungsangebote	

2.4 Eigene Kompetenzeinordnung zum Fall

Aufgabe 3

Ordnen Sie anhand der Falldarstellung mögliche Wissensbezüge in die jeweiligen Kompetenzbereiche ein.

Eigene Kompetenzeinordnung bei Diabetes Typ 2	
Kompetenzbereich	**Einordnung der Wissensbezüge zur Falldarstellung**
Kompetenzbereich 1: Pflegeprozesse und Pflegediagnostik in akuten und dauerhaften Pflegesituationen verantwortlich planen, organisieren, gestalten, durchführen, steuern und evaluieren	
Kompetenzbereich 2: Kommunikation und Beratung personen- und situationsorientiert gestalten	
Kompetenzbereich 3: Intra- und interprofessionelles Handeln in unterschiedlichen systemischen Kontexten verantwortlich gestalten und mitgestalten	
Kompetenzbereich 4: Das eigene Handeln auf der Grundlage von Gesetzen, Verordnungen und ethischen Leitlinien reflektieren und begründen	
Kompetenzbereich 5: Das eigene Handeln auf der Grundlage von wissenschaftlichen Erkenntnissen und berufsethischen Einstellungen reflektieren und begründen	

2.5 Aufgaben und Tipps für den Praxiseinsatz

Besprechen Sie mit Ihrer praxisanleitenden Person die generelle Behandlung und Diagnostik von Diabetes Typ 2 an Ihrem Einsatzort.
(Empfohlene Anleitungszeit: 1 Stunde)

Erarbeiten Sie die verschiedenen Antidiabetika-Typen (z. B. Metformin) anhand jeweils eines Vertreters, jeweils mit Arzneimittelübergruppe, Wirkstoff, Handelsname, Wirkungsweise, Nebenwirkungen und Einnahmehinweisen.
(Empfohlene Anleitungszeit: 1 Stunde)

Wählen Sie zusammen mit Ihrer praxisanleitenden Person eine/n Pflegeempfänger*in aus, um eine Blutzuckermessung praktisch durchzuführen. Bereiten Sie sich im Vorfeld gut auf die einzelnen Teilschritte (Vorbereitung aller Materialien, Durchführung, Nachbereitung) vor.
(Empfohlene Anleitungszeit: 30 Minuten bis 1 Stunde)

Nennen Sie im Anschluss die Maßnahmen bei einem instabilen Blutzuckerspiegel. Schreiben Sie eine passende Pflegeplanung für eine/n Pflegeempfänger*in mit Diabetes Typ 2 und Adipositas.
(Empfohlene Anleitungszeit: 2 Stunde)

PRAXISTIPP

Es ist wichtig zu beachten, dass nicht alle Personen mit Diabetes Typ 2 die genannten Symptome bekommen, und einige Personen haben möglicherweise überhaupt keine Symptome. Einige Menschen werden möglicherweise erst durch Routineuntersuchungen auf Diabetes aufmerksam, bevor überhaupt Symptome auftreten. Regelmäßige Blutzuckerkontrollen können helfen, frühzeitig Diabetes zu entdecken. Die Behandlung und die Krankheitsbewältigung erfordert oft eine umfassende Lebensstiländerung und eine kontinuierliche Betreuung durch Pflegefachpersonen. Dies sollten Sie beachten bei der pflegerischen Beratung.

KAPITEL

3 Herzinfarkt

Susanne Keller: Im letzten Moment gerettet

Hören Sie den Podcast und bearbeiten Sie selbstständig die Mindmap und die Aufgaben in diesem Kapitel.

Zur Unterstützung können Sie die Falldarstellung und das Fachwissen auf den folgenden Seiten nachlesen.

Die Lösungsvorschläge finden Sie in Kapitel 26.

SCAN ME!

Den Podcast finden Sie hinter dem QR-Code oder unter diesem Link: https://www.elsevier.com/books-and-journals/book-companion/9783437252532

3 Herzinfarkt

Kontext: akute Krankenhauspflege (Kardiologie)

Komplexität: mittlere Risikogeneigtheit

Welche Akteure/beteiligte Personen kommen im Fall vor und wie sind deren Rollen?

Welches Erleben / Deuten / Verarbeiten ergibt sich aus dem Fall?

Susanne Keller, 63 Jahre

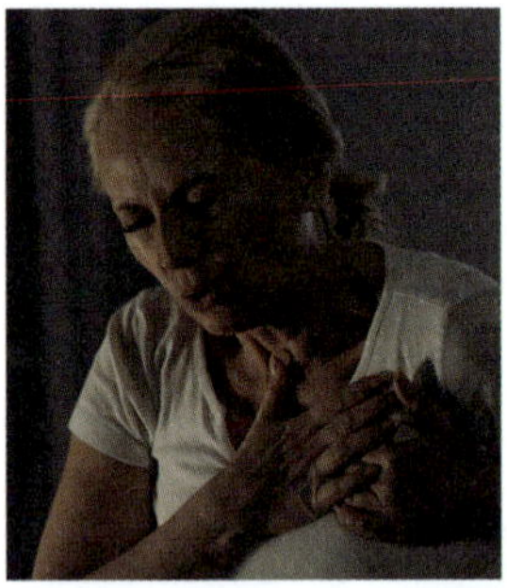

Was sind die Kontextbedingungen aus dem Fall?

Wie sind die Handlungsanlässe aus dem Fall?

Was sind die Handlungsmuster aus dem Fall?

[P1691/L157/J787-095]

3.1 Die Falldarstellung

Susanne Keller: Im letzten Moment gerettet

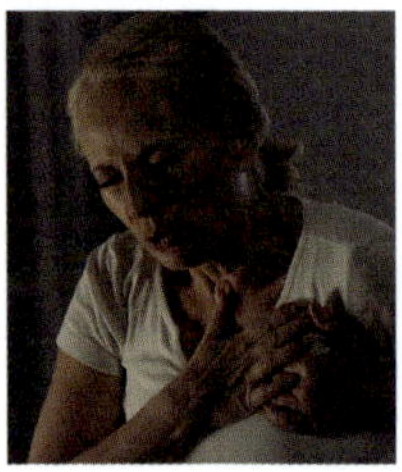
[J787-095]

Der Morgen begann wie jeder andere für Susanne Keller, 63 Jahre alt. Seit Tagen spürte sie ein Ziehen im oberen Rücken, was sie auf Verspannungen schob. Doch diesmal war es anders. Der Schmerz zog in den Nacken, begleitet von Schwindel und Übelkeit. Als ihre Ehefrau Andrea Keller sie auf ihre Blässe ansprach, winkte Susanne ab. Doch am Abend verschlimmerten sich die Beschwerden. Sie wurde kurzatmig, begann zu schwitzen, und der Schmerz fühlte sich wie ein drückender Panzer an. In der Nacht hörte Andrea ein lautes Poltern und fand Susanne bewusstlos im Badezimmer. Panisch rief sie den Notruf an: „Meine Frau ist bewusstlos! Bitte schicken schnell Sie Hilfe!" Das Rettungsteam traf schnell ein, stabilisierte Susanne und brachte sie ins Krankenhaus. Die Diagnose: Herzinfarkt. Nach zwei Tagen auf der Intensivstation wurde Susanne auf die kardiologische Station verlegt.
Hier lernte Susanne die engagierte Pflegeschülerin Mary Jo Geppert kennen. Diese ist 23 Jahre alt und voller Begeisterung für ihren Beruf. Sie kümmerte sich rührend um Susannes Genesung und unterstützte sie geduldig dabei, die ersten Schritte nach dem Ereignis zu machen. Mit viel Einfühlungsvermögen erklärte sie, wie wichtig es ist, langsam wieder Kraft aufzubauen. Mary Jo kümmerte sich nicht nur um Susannes körperliches Wohlbefinden, sondern war auch eine wichtige Stütze für ihre psychische Verfassung. „Es ist normal, sich noch unsicher zu fühlen", sagte sie beruhigend, als Susanne zögerte, selbstständig aufzustehen. „Aber Sie machen das großartig, und ich bin hier, um Sie zu unterstützen." Auch Andrea war beeindruckt von Mary Jos Hingabe. „Es tut so gut zu sehen, dass Susanne hier in den besten Händen ist", sagte sie einmal dankbar. Mary Jo erklärte der Familie auch die nächsten Schritte der Rehabilitation ausführlich und half, Vertrauen in die Zukunft aufzubauen. Sie sagte zu Frau Keller: „Mit der richtigen Nachsorge und etwas Geduld können Sie sich wieder stark fühlen." Dank der schnellen Reaktion von Andrea und der ausgezeichneten Betreuung konnte Susanne sich schrittweise erholen. Dieses Fallbeispiel zeigt nicht nur, wie subtil Herzinfarktsymptome bei Frauen auftreten können, sondern auch, wie wichtig engagierte professionelle Pflege in der Genesungsphase ist.

3.2 Fachwissen zum Fall

Erklärung

Ein Herzinfarkt (= Myokardinfarkt) entsteht, wenn ein Herzkranzgefäß verstopft und der Herzmuskel dadurch nicht mehr ausreichend mit Sauerstoff und Nährstoffen versorgt wird. Jetzt drohen zwei Hauptgefahren:

1. *Akute Herzschwäche:* Teile des Herzmuskels verlieren ihre Funktion, weil sie nicht mehr durchblutet werden. Bei einem großen Infarkt kann das Herz nicht mehr genügend Blut pumpen, was zu Luftnot, Unruhe und einem Erstickungsgefühl führt.
2. *Herzkammerflimmern:* Die geschädigten Herzmuskelzellen können chaotische, elektrische Signale auslösen. Dies führt dazu, dass das Herz nicht mehr effektiv pumpt. Ohne sofortige Wiederbelebung kann dies in wenigen Minuten zum plötzlichen Herztod führen.

Ein Herzinfarkt ist ein medizinischer Notfall, bei dem jede Minute zählt. Sofortige Hilfe rettet Leben und verhindert schwerwiegende Komplikationen.

Ursachen und Risikofaktoren

Die Ursache ist eine Verengung der Herzkranzgefäße durch Ablagerungen (Arteriosklerose), Blutgerinnsel (Thrombus) oder Entzündungen. Die Risikofaktoren sind Bluthochdruck, Diabetes, Rauchen, Übergewicht und Bewegungsmangel. Weitere Einflüsse sind Stress, erbliche Vorbelastung und ein ungesunder Lebensstil.

Symptome

- *bei Männern:* starker Brustschmerz, Ausstrahlung in den linken Arm, Rücken oder Kiefer, Atemnot, kalter Schweiß, Schwindel, Übelkeit, Angstgefühl
- *bei Frauen:* Rückenschmerzen, Druckgefühl, ungewöhnliche Müdigkeit, Atemnot, Übelkeit, Schwindel, kalter Schweiß, allgemeines Unwohlsein

Das Fallbeispiel zeigt die oft subtileren Symptome bei Frauen, die leicht übersehen werden können. Der Herzinfarkt ist ein unterschätztes Risiko bei Frauen.

WICHTIG

Herzinfarktpatient*innen erleben häufig Ängste und depressive Verstimmungen, die ihre Genesung zusätzlich erschweren können. In solchen Fällen ist die psychosoziale Unterstützung von großer Bedeutung. Laut der **Theorie der interpersonellen Beziehungen** nach **Peplau** können Pflegende durch einfühlsame Kommunikation Vertrauen aufbauen und die emotionale Stabilität der betroffenen Personen fördern. Dies trägt nicht nur zur Reduzierung von Ängsten bei, sondern unterstützt auch dabei, mit der neuen Lebenssituation umzugehen. Pflegende arbeiten präventiv, um lebensbedrohliche Zustände zu vermeiden und eine optimale Rehabilitation zu ermöglichen. Ihr Ziel ist es, langfristige Gesundheitsziele zu erreichen und die Patient*innen auf dem Weg zu einer vollständigen Genesung zu begleiten.

3.3 Arbeitsaufträge zum Fall

Aufgabe 1

Notieren Sie die Aufgaben in Diagnostik und Therapie, die sich aus der Falldarstellung ergeben. Berücksichtigen Sie mögliche Handlungsoptionen und erarbeiten Sie die passenden Pflegemaßnahmen für Frau Keller.

Aufgaben in Diagnostik und Therapie bei Herzinfarkt	
Diagnostik und Therapie zum Zustand	**Handlungsoption, Pflegemaßnahmen**

Aufgabe 2

Analysieren Sie das Roper-Logan-Tierney-Modell in Bezug auf Susanne Keller.
Das Roper-Logan-Tierney-Modell (RLT-Modell) beschreibt die zentralen Aspekte der Pflege. Es definiert Lebensaktivitäten als grundlegende Tätigkeiten, die alle Menschen gemeinsam ausführen. Diese Lebensaktivitäten sind eng miteinander verknüpft, beeinflussen sich gegenseitig und bilden ein komplexes System.
Dies bedeutet Folgendes für die Anwendung bei Susanne Keller:

Berücksichtigung des Roper-Logan-Tierney-Modells	
Lebensaktivitäten	**Anwendungsbeschreibung**

3.4 Eigene Kompetenzeinordnung zum Fall

Aufgabe 3

Ordnen Sie anhand der Falldarstellung mögliche Wissensbezüge in die jeweiligen Kompetenzbereiche ein.

Eigene Kompetenzeinordnung bei Herzinfarkt	
Kompetenzbereich	Einordnung der Wissensbezüge zur Falldarstellung
Kompetenzbereich 1: Pflegeprozesse und Pflegediagnostik in akuten und dauerhaften Pflegesituationen verantwortlich planen, organisieren, gestalten, durchführen, steuern und evaluieren	
Kompetenzbereich 2: Kommunikation und Beratung personen- und situationsorientiert gestalten	
Kompetenzbereich 3: Intra- und interprofessionelles Handeln in unterschiedlichen systemischen Kontexten verantwortlich gestalten und mitgestalten	
Kompetenzbereich 4: Das eigene Handeln auf der Grundlage von Gesetzen, Verordnungen und ethischen Leitlinien reflektieren und begründen	
Kompetenzbereich 5: Das eigene Handeln auf der Grundlage von wissenschaftlichen Erkenntnissen und berufsethischen Einstellungen reflektieren und begründen	

3.5 Aufgaben und Tipps für den Praxiseinsatz

Besprechen Sie mit Ihrer praxisanleitenden Person die allgemeine Behandlung und Diagnostik bei Herzinfarkt an Ihrem Einsatzort.
(Empfohlene Anleitungszeit: 1 Stunde)

Erstellen Sie eine Beratung zur Rehabilitation bei Herzinfarkt, die die verschiedenen Versorgungsmöglichkeiten berücksichtigt.
(Empfohlene Anleitungszeit: 1 Stunde)

Wählen Sie gemeinsam mit Ihrer praxisanleitenden Person eine/n Pflegeempfänger*in aus, um die zuvor erstellte Beratung für eine herzinfarkterkrankte Person durchzuführen.
(Empfohlene Anleitungszeit: 30 Minuten bis 1 Stunde)

Erstellen Sie eine passende Pflegeplanung für eine/n Pflegeempfänger*in mit einer Herzerkrankung.
(Empfohlene Anleitungszeit: 2 Stunde)

PRAXISTIPP

Eine erfolgreiche Lebensstiländerung nach einem Herzinfarkt basiert nicht nur auf medizinischer Behandlung, sondern vor allem auf der aktiven Mitarbeit der betroffenen Menschen. Unterstützen Sie diese Menschen dabei, sich realistische Ziele zu setzen, z. B. die Umstellung auf eine herzgesunde Ernährung oder regelmäßige Bewegung. Seien Sie geduldig und einfühlsam, denn Verhaltensänderungen benötigen Zeit. Änderungen erfordern oft mehrfache Anstöße und Erklärungen. Bieten Sie den erkrankten Menschen Informationen, aber auch praktische Hilfe an, wie zum Beispiel Empfehlung von einfachen Bewegungsübungen. Die Zusammenarbeit mit Ernährungsberater*innen und Physiotherapeut*innen kann hierbei besonders hilfreich sein. Eine erfolgreiche Lebensstiländerung nach einem Herzinfarkt kann die Prognose erheblich verbessern, das Risiko für erneute Ereignisse verringern und die Lebensqualität langfristig steigern.

KAPITEL

4 Geburt und Stillen

Ama Owusu: Reise zur Mutterschaft in der Fremde

Hören Sie den Podcast und bearbeiten Sie selbstständig die Mindmap und die Aufgaben in diesem Kapitel.

Zur Unterstützung können Sie die Falldarstellung und das Fachwissen auf den folgenden Seiten nachlesen.

Die Lösungsvorschläge finden Sie in Kapitel 26.

Den Podcast finden Sie hinter dem QR-Code oder unter diesem Link: https://www.elsevier.com/books-and-journals/book-companion/9783437252532

4 Geburt und Stillen

Kontext: akute Krankenhauspflege (Wochenbettstation)

Komplexität: mittlere Risikogeneigtheit

Welche Akteure/beteiligte Personen kommen im Fall vor und wie sind deren Rollen?

Welches Erleben / Deuten / Verarbeiten ergibt sich aus dem Fall?

Ama Owusu, 31 Jahre

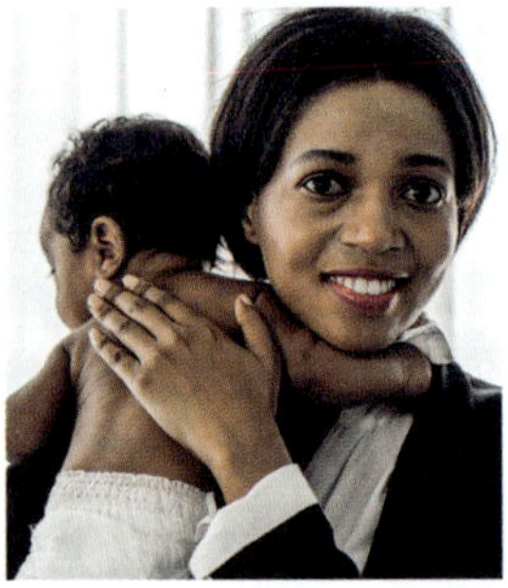

Was sind die Kontextbedingungen aus dem Fall?

Wie sind die Handlungsanlässe aus dem Fall?

Was sind die Handlungsmuster aus dem Fall?

[P1691/L157/J787-287]

4.1 Die Falldarstellung

Ama Owusu: Reise zur Mutterschaft in der Fremde

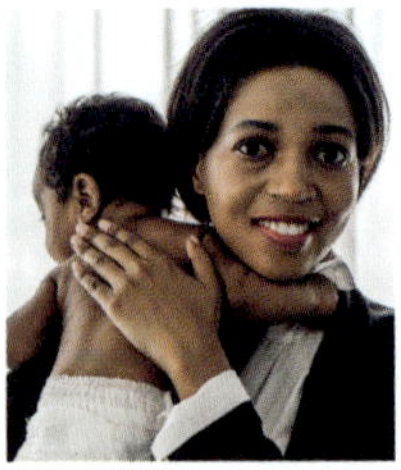
[J787-287]

In einem kleinen Krankenhaus in Deutschland wurde Ama Owusu, eine 31-jährige schwangere Frau aus Ghana, notfallmäßig zur Entbindung aufgenommen. Ama war zu einem unbekannten Zeitpunkt nach Deutschland eingereist und hatte weder einen festen Wohnsitz noch eine Krankenversicherung. Sie führte ein anwaltliches Schreiben mit sich, aus dem hervorging, dass eine Duldung bis sechs Wochen nach der Geburt ihres Kindes bei der Ausländerbehörde beantragt wurde. Ama befand sich in der 34. bis 36. Schwangerschaftswoche und litt unter Kontraktionen. Trotz der frühen Wehen brachte sie am Aufnahmetag einen gesunden Jungen zur Welt. Der kleine Kofi wog 2.580 Gramm, war 46 Zentimeter lang und hatte einen Kopfumfang von 32 Zentimetern. Sein APGAR-Score war 9/10/10, was auf einen guten Gesundheitszustand hinwies. Nach der Geburt wurde bei Ama eine Anämie im Wochenbett diagnostiziert. Kofi erhielt die üblichen Vorsorgeuntersuchungen und die U2-Untersuchung. Bei der Entlassung war Kofi voll gestillt und hatte ein Gewicht von 2.700 Gramm erreicht. Ama sprach kein Deutsch und hatte keine finanziellen Mittel. Der Kindsvater, Kwame Adom, lebte vor Ort, sprach aber ebenfalls nur wenig Deutsch. Er gab an, dass sie sich in Holland kennengelernt hätten. Ama ging sofort nach der Geburt sehr liebevoll mit ihrem Kind um, was auch die Hebammen bestätigten. Sie wohnte bis zur stationären Aufnahme bei Freunden von Kwame.

Um die weitere Versorgung von Ama und Kofi zu sichern und eine Kindswohlgefährdung auszuschließen, wurde der Sozialdienst eingeschaltet. Ein guter Freund von Kwame, der über ausreichende Sprachkenntnisse verfügte, stand als Ansprechpartner für alle beteiligten Berufsgruppen zur Verfügung. Der Sozialdienst nahm Kontakt mit Kwame und seinem Freund sowie mit der Ausländerbehörde auf. Es wurden Anträge beim Fachbereich Soziales für die Übernahme der Krankenhauskosten und die Erstausstattung für Kofi gestellt. Außerdem wurde die Krankenkasse bezüglich der Versicherung von Kofi kontaktiert. Ein Termin beim Wohnungsamt wurde vom Sozialdienst ebenso vereinbart. Ama und Kofi wurden schließlich in eine sichere Umgebung entlassen, wo sie sich von den Strapazen der Geburt erholen und ihr neues Leben beginnen konnten.

4.2 Fachwissen zum Fall

Erklärung

Eine **physiologische Geburt** ist ein natürlicher Prozess. Das Baby wird durch Wehen und Kontraktionen der Gebärmutter geboren. Dabei spielt das Hormon Oxytocin eine wichtige Rolle. Es fördert die Wehen und die Bindung zwischen Mutter und Kind. Nach der Geburt beginnt das Stillen. Die Brüste produzieren Milch, die alle Nährstoffe für das Baby enthält. Das Saugen an der Mamille (= Brustwarze) stimuliert zusätzlich die weitere Milchproduktion. Stillen stärkt das Immunsystem des Babys und fördert die Mutter-Kind-Bindung.

Komplikationen

Komplikationen bei einer Geburt: Wehenschwäche, Geburtsstillstand, Nabelschnurvorfall, Plazentainsuffizienz, vorzeitige Plazentaablösung, Geburtsverletzungen (z. B. Verletzungen des Geburtskanals, Dammrisse oder -schnitte), kindliche Fehlpositionen (z. B. Beckenendlage)

Komplikationen beim Stillen: wunde Brustwarzen, Milchstau, Brustentzündung (Mastitis), zu wenig Milch, Saugverwirrung (Baby hat Schwierigkeiten, zwischen Brust und Flasche zu wechseln), Stillstreik (Baby verweigert plötzlich die Brust, oft ohne ersichtlichen Grund), Allergien (Baby reagiert allergisch auf Bestandteile der Muttermilch, z. B. bei Nahrungsmittelallergien der Mutter)

Stillzeiten

Stillzeiten sind die Intervalle, in denen ein Baby gestillt wird. In den ersten Lebensmonaten ist häufiges Stillen normal. Das Baby bestimmt oft selbst den Rhythmus. Muttermilch wird schnell verdaut, daher haben gestillte Babys häufiger Hunger. Nach Bedarf zu stillen, fördert die Milchproduktion. Nach einigen Monaten pendelt sich oft ein festerer Rhythmus ein. Nachts zu stillen ist wichtig für die Milchproduktion. Stillen beruhigt das Baby und stärkt das Bonding, wodurch Eltern eine zusätzliche Zone aus Geborgenheit, Sicherheit, Liebe und Zuwendung schaffen. Es kann sich auch noch im späteren Leben positiv auf das Kind auswirken.

WICHTIG

Infant Handling bezieht sich auf den Umgang mit Neugeborenen. Es umfasst das Halten, Tragen und Pflegen des Babys. Richtiges Handling fördert die körperliche und emotionale Entwicklung des Kindes. Achtsames Handling kann das Vertrauen des Babys stärken. Die Bewegungen in der Schwangerschaft prägen die kindliche Motorik und im Mutterleib hat das Baby eine optimale Umgebung. In der Kinästhetik verfolgt Infant Handling das Ziel, das Kind dort abzuholen, wo es sich gerade befindet, nämlich bei seinen bisherigen gewohnten Bewegungsmustern. Es ist ein Konzept, welches Lernen und Entwicklung unterstützt und uns befähigt, Bewegungen gesundheitsfördernd zu gestalten. Das Neugeborene erfährt Sicherheit und kann viele entwicklungsfördernde Bewegungs- und Sinneserfahrungen sammeln.

4.3 Arbeitsaufträge zum Fall

Aufgabe 1

Notieren Sie die Aufgaben in Diagnostik und Therapie, die sich aus der Falldarstellung ergeben. Berücksichtigen Sie mögliche Handlungsoptionen und erarbeiten Sie die passenden Pflegemaßnahmen für Ama Owusu.

Aufgaben in Diagnostik und Therapie bei der Geburt und dem Stillen	
Diagnostik und Therapie zum Zustand	**Handlungsoption, Pflegemaßnahmen**

Aufgabe 2

Unterscheiden Sie Kriterien aus dem Expertenstandard Förderung der physiologischen Geburt für die Anwendung im beschriebenen Fall.
Der Expertenstandard zielt darauf ab, dass jede schwangere Frau durch eine Hebamme bedarfs- und bedürfnisgerecht unterstützt wird, um eine natürliche Geburt zu fördern. Frühzeitige Beratung und kontinuierliche Betreuung während der Geburt tragen zu einer individuellen Geburtsbegleitung bei, reduzieren medizinische Interventionen und Kaiserschnitte und fördern ein positives Geburtserleben.
Dies bedeutet Folgendes für die Anwendung bei Ama Owusu:

Berücksichtigung des Expertenstandards Förderung der physiologischen Geburt

Kriterien	Anwendungsbeschreibung
Strukturkriterien	
Prozesskriterien	
Ergebniskriterien	

4.4 Eigene Kompetenzeinordnung zum Fall

Aufgabe 3

Ordnen Sie anhand der Falldarstellung mögliche Wissensbezüge in die jeweiligen Kompetenzbereiche ein.

Eigene Kompetenzeinordnung bei der Geburt und dem Stillen	
Kompetenzbereich	Einordnung der Wissensbezüge zur Falldarstellung
Kompetenzbereich 1: Pflegeprozesse und Pflegediagnostik in akuten und dauerhaften Pflegesituationen verantwortlich planen, organisieren, gestalten, durchführen, steuern und evaluieren	
Kompetenzbereich 2: Kommunikation und Beratung personen- und situationsorientiert gestalten	
Kompetenzbereich 3: Intra- und interprofessionelles Handeln in unterschiedlichen systemischen Kontexten verantwortlich gestalten und mitgestalten	
Kompetenzbereich 4: Das eigene Handeln auf der Grundlage von Gesetzen, Verordnungen und ethischen Leitlinien reflektieren und begründen	
Kompetenzbereich 5: Das eigene Handeln auf der Grundlage von wissenschaftlichen Erkenntnissen und berufsethischen Einstellungen reflektieren und begründen	

4.5 Aufgaben und Tipps für den Praxiseinsatz

Besprechen Sie mit Ihrer praxisanleitenden Person die Behandlung und Diagnostik bei einer physiologischen Geburt und beim Stillvorgang.
(Empfohlene Anleitungszeit: 1 Stunde)

Erarbeiten Sie für die verschiedenen Möglichkeiten bei der Versorgung der Frau jeweils eine spezielle Maßnahme für die Pflege nach einer physiologischen Geburt.
(Empfohlene Anleitungszeit: 1 Stunde)

Wählen Sie zusammen mit Ihrer praxisanleitenden Person eine Mutter aus, um eine pflegerische Maßnahme zum Stillmanagement praktisch durchzuführen.
(Empfohlene Anleitungszeit: 30 Minuten bis 1 Stunde)

Schreiben Sie eine passende Pflegeplanung für eine pflegerische Betreuung nach einer physiologischen Geburt.
(Empfohlene Anleitungszeit: 2 Stunde)

PRAXISTIPP

Nach der Geburt ist es wichtig, auf die individuellen Bedürfnisse der Frau einzugehen. Hören Sie aktiv zu und nehmen Sie Sorgen ernst. Erklären Sie verständlich die Abläufe und möglichen Interventionen. Fördern Sie die Selbstbestimmung und unterstützen Sie die Frau in ihren Entscheidungen. Seien Sie kontinuierlich präsent, um Sicherheit zu vermitteln. Ermutigen Sie die Frau, ihre eigenen Kräfte zu nutzen und sich selbst zu vertrauen. Ein effektives Stillmanagement umfasst die richtige Anlegetechnik und das Erkennen von Stillproblemen. Es fördert die Milchproduktion und sorgt für eine angenehme Stillbeziehung. Zudem unterstützt es die Mutter-Kind-Bindung und trägt zur Gesundheit von Mutter und Kind bei. Regelmäßige Stillberatung kann helfen, Herausforderungen zu bewältigen und das Stillen zu einer positiven Erfahrung zu machen. Die U-Untersuchungen sind wichtige regelmäßige Vorsorgeuntersuchungen für Neugeborene und Kleinkinder, die in den ersten Jahren ihres Lebens durchgeführt werden. Sie dienen der Früherkennung von gesundheitlichen Problemen und der Überprüfung der normalen Entwicklung von Kindern.

KAPITEL

5 Delir

Angehörigenbericht: Wie das Delir unerwartet meine Mutter erfasste

Hören Sie den Podcast und bearbeiten Sie selbstständig die Mindmap und die Aufgaben in diesem Kapitel.

Zur Unterstützung können Sie die Falldarstellung und das Fachwissen auf den folgenden Seiten nachlesen.

Die Lösungsvorschläge finden Sie in Kapitel 26.

SCAN ME!

Den Podcast finden Sie hinter dem QR-Code oder unter diesem Link: https://www.elsevier.com/books-and-journals/book-companion/9783437252532

5 Delir

Kontext: akute Krankenhauspflege

Komplexität: höhere Risikogeneigtheit

Welche Akteure/beteiligte Personen kommen im Fall vor und wie sind deren Rollen?

Welches Erleben / Deuten / Verarbeiten ergibt sich aus dem Fall?

Wilhelmina Gräber, 78 Jahre

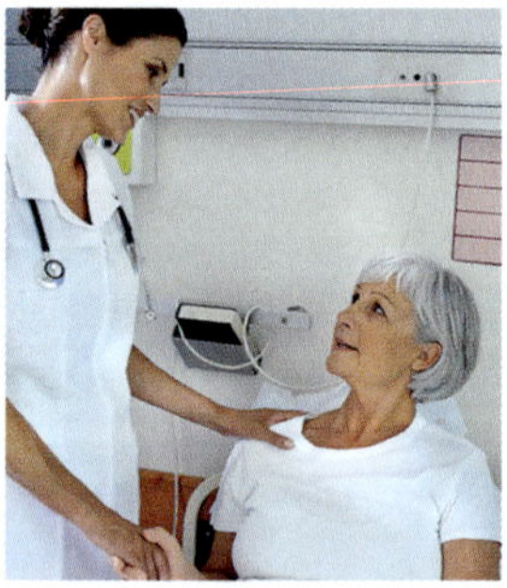

Was sind die Kontextbedingungen aus dem Fall?

Wie sind die Handlungsanlässe aus dem Fall?

Was sind die Handlungsmuster aus dem Fall?

[P1691/L157/J787-183]

5.1 Die Falldarstellung

Angehörigenbericht: Wie das Delir unerwartet meine Mutter erfasste

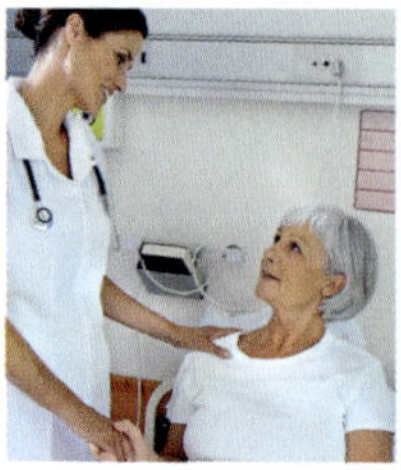

[J787-183]

Am 15. Oktober brachte ich meine Mutter, Wilhelmina Gräber, 78 Jahre alt, zur Herzkatheteruntersuchung in die örtliche Klinik. Nachdem sie über Brustschmerzen geklagt hatte, überwies unser Hausarzt sie dorthin. Die Ärzte erklärten, dass sie nach dem Eingriff etwa fünf Stunden zur Beobachtung bleiben müsse. Ich vertraute darauf, dass alles gut verlaufen würde und machte mich auf den Weg nach Hause, um auf ihren Anruf zur Abholung zu warten. Etwa zwei Stunden nach der Untersuchung erhielt ich dann einen Anruf, der mich informierte, dass meine Mutter länger im Krankenhaus bleiben muss. Als ich nun in die Klinik zurückkam, bemerkte ich sofort, dass etwas nicht stimmte. Meine Mutter war unruhig und hatte Schwierigkeiten, sich zu orientieren, denn sie fragte immer wieder, wo sie sei oder welcher Tag heute ist. Sie rief ständig nach mir und behauptete, dass ich sie verlassen hätte, was mir große Sorgen bereitete. Zusätzlich schwitzte sie stark.
Die Pflegefachfrau Michaela Valentino führte einen Test durch und erklärte mir, dass meine Mutter Anzeichen eines Delirs zeige, was durch die Stressfaktoren der Untersuchung und ihr Alter bedingt sein könnte. Ich fühlte mich hilflos, als ich sah, wie sie ständig irgendetwas hörte, was nicht da war. Sie dachte sogar, dass die Ärzte sie entführen würden. Es war herzzerreißend, meine Mutter in einem so verletzlichen Zustand zu sehen, fast als sei sie vergiftet worden.
Das Stationspersonal war sehr einfühlsam und schuf eine ruhige Umgebung für meine Mutter. Sie sprachen beruhigend mit ihr und halfen, ihre Ängste zu lindern. Nach einigen Stunden der Beobachtung stabilisierte sich ihr Zustand, und die Verwirrtheit begann nachzulassen.
Die Ärzte erklärten mir dann, dass sie aufgrund ihres Zustandes zwei bis drei Tage zur Nachbeobachtung bleiben müsse. Ich war erleichtert zu sehen, dass sie langsam wieder zu sich kam und schließlich nach Hause entlassen werden konnte. Insgesamt war die Erfahrung sehr belastend, aber ich bin dankbar für die Unterstützung der Klinikmitarbeiter, die dafür sorgten, dass meine Mutter in dieser schwierigen Zeit gut versorgt wurde. Das Personal gab mir wichtige Hinweise zur Nachsorge und Unterstützung.

5.2 Fachwissen zum Fall

Erklärung

Das **Delir** ist eine akute, unspezifische Störung des Bewusstseins und der Aufmerksamkeit, die plötzlich auftreten kann. Es kann durch akute Erkrankungen wie Infektionen, Medikamentenwechsel oder Polypharmazie, Entzugssyndrome, Stoffwechselstörungen entstanden durch Dehydration oder Hypoxie, körperliche oder seelische Traumata (z. B. chirurgische Eingriffe), höheres Lebensalter, Multimorbidität, Mangelernährung, veränderte Umgebung (z. B. durch Krankenhausaufenthalte) und Störungen der Seh- und Hörfähigkeiten entstehen (z. B. Schwerhörigkeit, Blindheit).

Formen und Symptome

Ein Delir beginnt schlagartig und kann mit erhöhtem Blutdruck, schnellem Puls, Schwitzen und Tremor einhergehen. Zu den Symptomen gehören u. a. Verwirrtheit, Desorientierung, Aufmerksamkeitsstörungen, Halluzinationen, Gedächtnisstörungen, Denkstörungen, Schlafveränderungen sowie emotionale Schwankungen wie Angst und Aggressivität. Auch Bewegungsdrang, Agitiertheit (= Unruhe), Apathie (= Teilnahmslosigkeit) und Affektminderung (= emotionale Abflachung) können auftreten. Die Formen des Delirs unterscheiden sich in ihrer Präsentation und Schwere und erfordern jeweils spezifische Behandlungsansätze:

- **Hyperaktives Delir:** erhöhte motorische Aktivität, Agitiertheit, Halluzinationen
- **Hypoaktives Delir:** reduzierte Aktivität, Apathie, Verwirrtheit
- **Gemischtes Delir:** wechselt zwischen hyperaktiven und hypoaktiven Symptomen
- **Postoperatives Delir:** häufig nach chirurgischen Eingriffen (insb. mit Narkose), oft mit kognitiver Verschlechterung
- **Delir bei Alkoholentzug** (Delirium tremens): gekennzeichnet durch schwere Verwirrtheit und Halluzinationen

WICHTIG

Der **4AT-Test** ist ein kurzes Screening-Tool zur Identifizierung eines Delirs bei Patienten. Er beinhaltet Fragen, die die Bereiche Wachheit, Orientierung, Aufmerksamkeit, Symptomatiken des Bewusstseins, kognitive Funktionen und Veränderungen im Verhalten abfragen. Der Test ist einfach durchzuführen und kann sowohl im klinischen als auch ambulanten Umfeld angewendet werden.

Der 4AT-Test bewertet von 0 bis 12 Punkten:

- 0 Punkte: Kein Delir; Patient ist wach und orientiert.
- 1–3 Punkte: Möglicherweise ein Delir; weitere Beobachtungen erforderlich.
- 4 Punkte oder mehr: Hohe Wahrscheinlichkeit eines Delirs; sofortige Diagnostik und Behandlung nötig.

Diese Punkte helfen Fachkräften, schnell zu beurteilen, ob ein Patient möglicherweise an einem Delir leidet und ob weitere Schritte notwendig sind. Ein positiver Test sollte eine weiterführende Diagnostik und Behandlung nach sich ziehen.

5.3 Arbeitsaufträge zum Fall

Aufgabe 1

Notieren Sie die Aufgaben in Diagnostik und Therapie, die sich aus der Falldarstellung ergeben. Berücksichtigen Sie mögliche Handlungsoptionen und erarbeiten Sie die passenden Pflegemaßnahmen für Frau Gräber.

Aufgaben in Diagnostik und Therapie bei Delir	
Diagnostik und Therapie zum Zustand	**Handlungsoption, Pflegemaßnahmen**

Aufgabe 2

Analysieren Sie die Deprivationsprophylaxe mit den Möglichkeiten, die bei einer an Delir erkrankten Personen anwendbar sind.

Die Deprivationsprophylaxe bezieht sich auf Maßnahmen, die darauf abzielen, sensorische und soziale Deprivation zu verhindern. Also den Mangel an Reizen, der zu körperlichen, emotionalen und kognitiven Störungen führen kann. Bei an Delir erkrankten Personen ist die Deprivationsprophylaxe besonders wichtig, da sensorische Isolation oder Reizüber-flutung das Delir verschlimmern oder sogar auslösen können.

Dies bedeutet Folgendes für die Anwendung bei Frau Gräber:

Berücksichtigung der Deprivationsprophylaxe bei Delir	
Maßnahmen	**Anwendungsmöglichkeiten**
Förderung der Wahrnehmung	
Vertraute Umgebung schaffen	
Tag-Nacht-Rhythmus stabilisieren	
Kommunikation fördern	
Re-Orientierung unterstützen	
Bewegungsförderung	
Therapeutische Aktivitäten	

5.4 Eigene Kompetenzeinordnung zum Fall

Aufgabe 3

Ordnen Sie anhand der Falldarstellung mögliche Wissensbezüge in die jeweiligen Kompetenzbereiche ein.

Eigene Kompetenzeinordnung bei Delir	
Kompetenzbereich	Einordnung der Wissensbezüge zur Falldarstellung
Kompetenzbereich 1: Pflegeprozesse und Pflegediagnostik in akuten und dauerhaften Pflegesituationen verantwortlich planen, organisieren, gestalten, durchführen, steuern und evaluieren	
Kompetenzbereich 2: Kommunikation und Beratung personen- und situationsorientiert gestalten	
Kompetenzbereich 3: Intra- und interprofessionelles Handeln in unterschiedlichen systemischen Kontexten verantwortlich gestalten und mitgestalten	
Kompetenzbereich 4: Das eigene Handeln auf der Grundlage von Gesetzen, Verordnungen und ethischen Leitlinien reflektieren und begründen	
Kompetenzbereich 5: Das eigene Handeln auf der Grundlage von wissenschaftlichen Erkenntnissen und berufsethischen Einstellungen reflektieren und begründen	

5.5 Aufgaben und Tipps für den Praxiseinsatz

Besprechen Sie mit Ihrer praxisanleitenden Person die generelle Behandlung und Diagnostik bei Delir an Ihrem Einsatzort.
(Empfohlene Anleitungszeit: 1 Stunde)

Erarbeiten Sie jeweils eine spezielle Pflegemaßnahme zur Deprivationsprophylaxe bei Delir-Patient*innen.
(Empfohlene Anleitungszeit: 1 Stunde)

Wählen Sie zusammen mit Ihrer praxisanleitenden Person eine/n Pflegeempfänger*in aus, um eine pflegerische Maßnahme zur Re-Orientierung praktisch durchzuführen. Bereiten Sie sich im Vorfeld gut auf die einzelnen Teilschritte vor (z. B. Vorbereitung aller Materialien, Durchführung, Nachbereitung).
(Empfohlene Anleitungszeit: 30 Minuten bis 1 Stunde)

Nennen Sie weitere passende pflegerische Maßnahmen zum Umgang mit Patient*innen mit Delir. Schreiben Sie eine Pflegeplanung für eine/n Pflegeempfänger*in mit einem Delir.
(Empfohlene Anleitungszeit: 2 Stunde)

PRAXISTIPP

Ein wichtiger Tipp im Umgang mit Delir ist, den/die Patient*in kontinuierlich zu re-orientieren und dabei regelmäßig beruhigende Informationen zu geben. Es hilft, ruhig und langsam zu sprechen, den eigenen Namen zu nennen und die Situation mehrmals zu erklären, um Sicherheit zu vermitteln. Gleichzeitig ist es sinnvoll, Angehörige mit einzubeziehen, da vertraute Gesichter und Stimmen den/die Patient*in beruhigen und stabilisieren können. Achten Sie auf eine regelmäßige Flüssigkeits- und Nahrungszufuhr, da Dehydration und Mangelernährung ein Delir verstärken können. Zudem sollte der Tag-Nacht-Rhythmus unterstützt werden, indem am Tag genügend Licht vorhanden ist und abends eine ruhige Atmosphäre für den Schlaf geschaffen wird. Vermeiden Sie übermäßige Reize wie laute/klirrende Geräusche und nutzen Sie persönliche Gegenstände, Kalender oder Uhren, um den Patienten zu orientieren.

KAPITEL

6 Parkinson

Paul Meyer: Die Morgenroutine – ein schwieriger Start in den Tag

Hören Sie den Podcast und bearbeiten Sie selbstständig die Mindmap und die Aufgaben in diesem Kapitel.

Zur Unterstützung können Sie die Falldarstellung und das Fachwissen auf den folgenden Seiten nachlesen.

Die Lösungsvorschläge finden Sie in Kapitel 26.

SCAN ME!

Den Podcast finden Sie hinter dem QR-Code oder unter diesem Link: https://www.elsevier.com/books-and-journals/book-companion/9783437252532

6 Parkinson

Kontext: stationäre Langzeitpflege-einrichtung

Komplexität: höhere Risikogeneigtheit

Welche Akteure/beteiligte Personen kommen im Fall vor und wie sind deren Rollen?

Paul Meyer, 84 Jahre

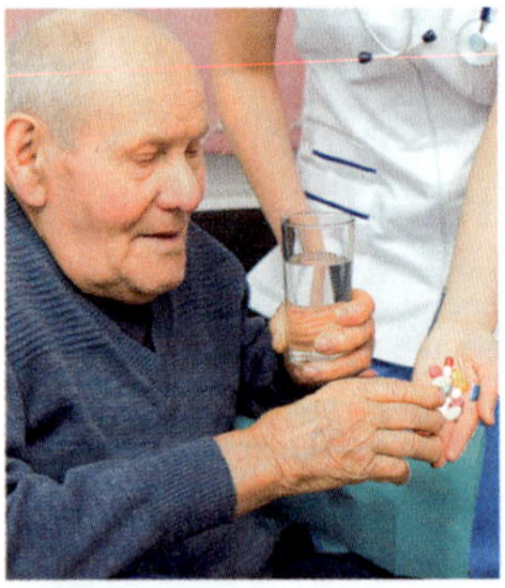

Welches Erleben / Deuten / Verarbeiten ergibt sich aus dem Fall?

Was sind die Kontextbedingungen aus dem Fall?

Wie sind die Handlungsanlässe aus dem Fall?

Was sind die Handlungsmuster aus dem Fall?

[P1691/L157/J787-288]

6.1 Die Falldarstellung

Paul Meyer: Die Morgenroutine – ein schwieriger Start in den Tag

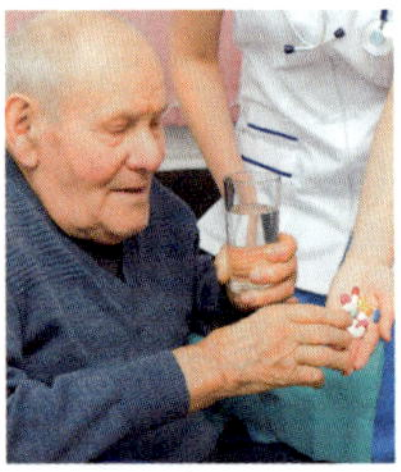

[J787-288]

Die Auszubildende Hannah Schröder ist am Ende ihres zweiten Ausbildungsjahrs und in diesem Rahmen zum zweiten Mal im Pflegeheim „Waldgeflüster" eingesetzt. Die Abläufe der Bereichspflege in der Langzeitversorgung kennt sie dadurch recht gut. Als Hannah morgens den Frühdienst antritt, hört sie, dass krankheitsbedingt Personal ausfällt. Sie wird ein bisschen nervös, da im Frühdienst immer zwei Pflegefachpersonen, ein Azubi und eine Pflegehelferin auf der Station eingeplant sind, um die pflegerische Versorgung in guter Qualität zu gewährleisten. Das heißt, sie ist heute mit einer Pflegefachperson allein. Der Pflegedienstleiter bietet an, dass sie sich telefonisch melden können, wenn etwas sein sollte.

Nun soll Hannah statt zwei gleich fünf Bewohner betreuen. Einer dieser Bewohner ist der 84-jährige Paul Meyer, der seit 10 Jahren an Morbus Parkinson leidet und mit dem Pflegegrad 3 eingestuft ist. Herr Meyer ist in seiner Beweglichkeit sehr unterschiedlich; manchmal braucht er kaum Hilfe, manchmal muss die Körperpflege an der Bettkante stattfinden, wenn er sich kaum bewegen kann. Er liegt heute aber noch im Bett, als sie das Zimmer betritt. Seine Tabletten liegen verstreut auf dem Boden neben dem Bett. Herr Meyer ist gereizt, weil er es durch den Tremor nicht geschafft hat, die Medikamente zeitgerecht einzunehmen und daher steif und unbeweglich im Bett liegt. Hannah erkennt, dass sie bei ihm heute die Versorgung vollständig übernehmen muss. Aus Zeitdruck und Personalmangel entscheidet sie sich jedoch, nur eine Teilkörperpflege im Bett durchzuführen. Dabei hat sie jedoch ein schlechtes Gewissen, weil der Bewohner adipös ist und recht stark schwitzt.

Eine Pflegevisite mit Herrn Meyer ist auch noch geplant und die anderen vier Bewohner müssen bis 10 Uhr versorgt sein. „Wie soll ich das alles schaffen?", fragt sich Hannah. Ein Blick auf die Uhr sagt ihr, dass sie nicht pünktlich zur Pflegevisite fertig sein wird. Sie will sich beeilen, erinnert sich aber, dass Zeitdruck bei Parkinsonerkrankten erst recht Freezing und Akinese hervorrufen kann.

Nun ist sie zum ersten Mal allein für fünf Bewohner verantwortlich und hat gleich beim ersten Bewohner ein Zeitproblem. Dabei warten die anderen doch schon auf sie.

6.2 Fachwissen zum Fall

Erklärung

Morbus Parkinson, oft einfach als Parkinson bezeichnet, ist eine chronische, fortschreitende neurodegenerative Erkrankung, die vor allem durch Bewegungsstörungen gekennzeichnet ist. Sie wird durch das fortschreitende Absterben von Nervenzellen im Gehirn verursacht. Diese Nervenzellen sind für die Produktion von Dopamin verantwortlich, einem Neurotransmitter, der für die Steuerung und Koordination von Bewegungen entscheidend ist. Der genaue Mechanismus, der zum Absterben dieser Zellen führt, ist noch nicht vollständig geklärt, aber es wird angenommen, dass eine Kombination von genetischen und umweltbedingten Faktoren eine Rolle spielt. Die Krankheit entwickelt sich meist langsam, wobei die Symptome und ihre Schwere von Person zu Person unterschiedlich sein können.

Symptome

Die Kardinalsymptome von Parkinson sind die Hauptsymptome, die typischerweise bei der Diagnose der Krankheit berücksichtigt werden. Diese sind:

- Tremor (Ruhetremor): Zittern, das vor allem in Ruhe auftritt und häufig an den Händen beginnt (Frequenz 4–7 Schläge/Sekunde); auch „Pillendrehertremor" genannt
- Bradykinese: Verlangsamung der Bewegungen, die es den Betroffenen schwer macht, Bewegungen schnell und flüssig auszuführen
- Rigor: Muskelsteifigkeit oder erhöhter Muskeltonus, der zu Widerstand bei passiven Bewegungen führt; auch Zahnradphänomen genannt
- Posturale Instabilität: Haltungs- und Gleichgewichtsstörungen, die oft im späteren Verlauf der Krankheit auftreten und das Sturzrisiko erhöhen

Weitere Symptome:

- Hypo-/Akinese (Bewegungsarmut oder Schwierigkeiten, Bewegungen zu initiieren) oder Dyskinesie (unwillkürliche, unkontrollierte Bewegungen)
- Freezing (plötzliches Einfrieren der Bewegung, insbesondere beim Gehen)
- Hypomimie (verminderte Mimik, auch Maskengesicht genannt) und Seborrhoe (übermäßige Talgproduktion und vermehrtes Schwitzen, oft im Gesicht) sowie Anosmie (Verlust des Geruchssinns)
- Hypophonie (leise und monotone Sprache) und Dysphagie (Schluckstörungen)
- Depression (anhaltende Traurigkeit und Verlust des Interesses)
- Dementia (kognitive Beeinträchtigungen und Gedächtnisverlust)
- Orthostatische Hypotonie (Blutdruckabfall beim Aufstehen, was zu Schwindel führen kann)
- REM-Schlaf-Verhaltensstörung (aktives Ausleben von Träumen während des Schlafs)
- Restless-Legs-Syndrom (unangenehmes Gefühl in den Beinen, verbunden mit Bewegungsdrang)

WICHTIG

Das **Pflegemodell nach Roper, Logan und Tierney** konzentriert sich auf die Förderung der Gesundheit durch Unterstützung bei den Lebensaktivitäten. Es besteht aus fünf Hauptkomponenten:

1. Lebensaktivitäten (LA): 12 grundlegende Aktivitäten wie Atmen, Essen, Bewegen, Schlafen usw.
2. Lebensspanne: berücksichtigt verschiedene Lebensphasen von der Geburt bis zum Tod
3. Abhängigkeits-Unabhängigkeits-Kontinuum: beschreibt den Grad der Unterstützung, den eine Person benötigt
4. Einflussfaktoren: biologische, psychologische, soziokulturelle, umweltbedingte und politisch-ökonomische Aspekte, die die Fähigkeit zur Durchführung der Lebensaktivitäten beeinflussen
5. Individualität im Leben: Pflege muss individuell angepasst werden, um den spezifischen Bedürfnissen und Lebensumständen der Patienten gerecht zu werden

Dieses Modell hilft Pflegefachpersonen, den Pflegebedarf zu beurteilen, Pflegepläne zu erstellen und Maßnahmen zur Förderung der Selbstständigkeit und des Wohlbefindens der Patient*innen zu entwickeln.

6.3 Arbeitsaufträge zum Fall

Aufgabe 1

Aus dem vorliegenden Fall ergeben sich Aufgaben in Diagnostik und Therapie. Berücksichtigen Sie mögliche Handlungsoptionen, besonders den beschriebenen Zustand und die dazu passenden Pflegemaßnahmen für Paul Meyer.

Aufgaben in Diagnostik und Therapie bei Parkinson	
Diagnostik und Therapie zum Zustand	**Handlungsoption, Pflegemaßnahmen**

Aufgabe 2

Wenden Sie den Expertenstandard Sturzprophylaxe in der Pflege in Bezug auf Herrn Meyer an.
Der Expertenstandard Sturz ist ein Leitfaden für Pflegefachpersonen zur systematischen Erfassung, Planung und Umsetzung von Maßnahmen zur Vermeidung von Stürzen bei Pflegeempfänger*innen, um deren Sicherheit und Lebensqualität zu verbessern. Durch die Umsetzung dieser Struktur-, Prozess- und Ergebniskriterien kann die Sturzprophylaxe für Herrn Meyer effektiv gestaltet und kontinuierlich verbessert werden.
Dies bedeutet Folgendes für die Anwendung bei Paul Meyer:

Anwendung des Expertenstandards Sturzprophylaxe in der Pflege bei Parkinson	
Kriterien	**Anwendungsbeschreibung**
Strukturkriterien: Diese Kriterien beziehen sich auf die organisatorischen und strukturellen Voraussetzungen, die erforderlich sind, um eine wirksame Sturzprophylaxe zu gewährleisten.	
Prozesskriterien: Diese Kriterien beziehen sich auf die konkreten Schritte und Maßnahmen, die zur Durchführung der Sturzprophylaxe erforderlich sind.	
Ergebniskriterien: Diese Kriterien beziehen sich auf die gewünschten Ergebnisse und die Bewertung der Wirksamkeit der durchgeführten Maßnahmen.	

6.4 Eigene Kompetenzeinordnung zum Fall

Aufgabe 3

Ordnen Sie anhand der Falldarstellung mögliche Wissensbezüge in die jeweiligen Kompetenzbereiche ein.

Eigene Kompetenzeinordnung bei Parkinson	
Kompetenzbereich	**Einordnung der Wissensbezüge zur Falldarstellung**
Kompetenzbereich 1: Pflegeprozesse und Pflegediagnostik in akuten und dauerhaften Pflegesituationen verantwortlich planen, organisieren, gestalten, durchführen, steuern und evaluieren	
Kompetenzbereich 2: Kommunikation und Beratung personen- und situationsorientiert gestalten	
Kompetenzbereich 3: Intra- und interprofessionelles Handeln in unterschiedlichen systemischen Kontexten verantwortlich gestalten und mitgestalten	
Kompetenzbereich 4: Das eigene Handeln auf der Grundlage von Gesetzen, Verordnungen und ethischen Leitlinien reflektieren und begründen	
Kompetenzbereich 5: Das eigene Handeln auf der Grundlage von wissenschaftlichen Erkenntnissen und berufsethischen Einstellungen reflektieren und begründen	

6.5 Aufgaben und Tipps für den Praxiseinsatz

Besprechen Sie mit Ihrer praxisanleitenden Person die generelle Behandlung und Diagnostik bei Morbus Parkinson, speziell für Ihren Einsatzort.
(Empfohlene Anleitungszeit: 1 Stunde)

Erarbeiten Sie jeweils eine spezielle Pflegemaßnahme zu den Strategien gegen Freezing oder zum Umgang mit Tremorpatient*innen für die verschiedenen Möglichkeiten in der Versorgung.
(Empfohlene Anleitungszeit: 1 Stunde)

Wählen Sie zusammen mit Ihrer praxisanleitenden Person eine/n Pflegeempfänger*in aus, um eine Pflegevisite praktisch durchzuführen. Bereiten Sie sich im Vorfeld gut auf die einzelnen Teilschritte vor (Vorbereitung aller Materialien, auch die Pflegedokumentation im Vorfeld evaluieren, Durchführung, Nachbereitung).
(Empfohlene Anleitungszeit: 1 bis 2 Stunden)

Schreiben Sie dazu passend eine Pflegeplanung für eine/n Pflegeempfänger*in mit einer Parkinsonerkrankung.
(Empfohlene Anleitungszeit: 2 Stunde)

Langzeitpflegeeinrichtungen

PRAXISTIPP

Die **Durchführung einer Pflegevisite** im Pflegeheim umfasst mehrere Schritte und dient der systematischen Überprüfung und Verbesserung der Pflegequalität. Zu Beginn wird die Pflegevisite geplant, und die zu überprüfenden Pflegeprozesse und -dokumentationen werden festgelegt. Während der Visite bespricht das Pflegeteam die aktuellen Pflegebedarfe der Bewohner*innen und überprüft die Einhaltung der Pflegepläne. Pflegefachpersonen führen Gespräche mit den Bewohner*innen, um deren Zufriedenheit und eventuelle Probleme zu erfassen. Dabei wird auch der körperliche Zustand der Bewohner*innen überprüft, um mögliche Veränderungen frühzeitig zu erkennen. Die Pflegevisite schließt mit einer Analyse und Dokumentation der Ergebnisse, wobei Verbesserungspotenziale identifiziert und entsprechende Pflegemaßnahmen festgelegt werden. Abschließend werden die Ergebnisse und die geplanten Pflegemaßnahmen im Pflegeteam in einer Übergabe besprochen, um eine kontinuierliche Verbesserung der Pflegequalität sicherzustellen.

KAPITEL

7 Schlaganfall

Ursula Müller: Schlaganfall – wenn das Essen zur Qual wird

Hören Sie den Podcast und bearbeiten Sie selbstständig die Mindmap und die Aufgaben in diesem Kapitel.

Zur Unterstützung können Sie die Falldarstellung und das Fachwissen auf den folgenden Seiten nachlesen.

Die Lösungsvorschläge finden Sie in Kapitel 26.

Den Podcast finden Sie hinter dem QR-Code oder unter diesem Link: https://www.elsevier.com/books-and-journals/book-companion/9783437252532

7 Schlaganfall

Kontext: stationäre Langzeitpflege-einrichtung

Komplexität: höhere Risikogeneigtheit

Welche Akteure/beteiligte Personen kommen im Fall vor und wie sind deren Rollen?

Welches Erleben / Deuten / Verarbeiten ergibt sich aus dem Fall?

Ursula Müller, 86 Jahre, und Annemarie Müller, 59 Jahre

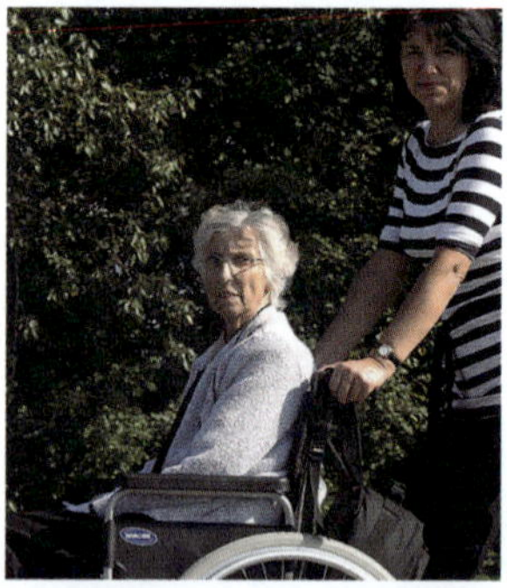

Was sind die Kontextbedingungen aus dem Fall?

Wie sind die Handlungsanlässe aus dem Fall?

Was sind die Handlungsmuster aus dem Fall?

[P1691/L157/J787-292]

7.1 Die Falldarstellung

Ursula Müller: Schlaganfall – wenn das Essen zur Qual wird

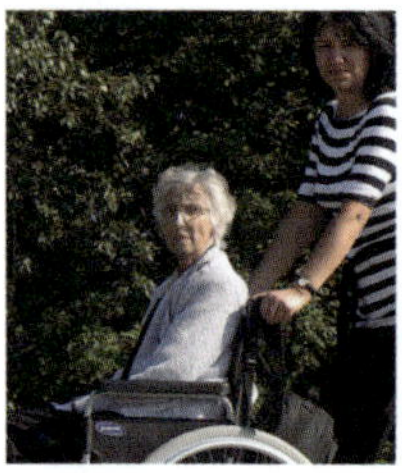
[J787-292]

Im Pflegeheim „Panoramablick", in einem kleinen Dorf in Brandenburg, liegt der Fokus auf der familiären Fürsorge. Inmitten der liebevollen Atmosphäre dieses Heims lebt Frau Ursula Müller, eine 86-jährige Dame, die bereits seit vier Jahren hier ihren Lebensabend verbringt. Vor sieben Jahren hat Frau Müller einen Schlaganfall erlitten, der sie stark beeinträchtigte und den Pflegegrad 4 zur Folge hatte. Danach übernahm ihr Ehemann die pflegerische Versorgung. Er verstarb aber vor einem Jahr.

Die Auswirkungen des Schlaganfalls sind deutlich sichtbar. Frau Müller zeigt eine Hemiparese auf der rechten Seite, sitzt im Rollstuhl und hat auch einen Neglect. Sie ist dadurch stark auf die Hilfe des Pflegepersonals angewiesen. Sie erhält nur gelegentlich Besuch von ihrer berufstätigen Tochter, Annemarie Müller (59 Jahre, alleinstehend), die dann auch mal mit ihr spazieren geht.

Marie Schneider, eine erfahrene Pflegefachkraft von 43 Jahren, übernimmt die Bezugspflege für Frau Müllers Betreuung. Während sie Frau Müller grundlegende Pflegeleistungen zukommen lässt, bemerkt Frau Schneider, dass Frau Müller stark abgenommen hat. „Sie sind so schlank, ich wünschte, ich könnte das auch sagen", bemerkt sie nebenbei. Frau Müller antwortet: „Das liegt daran, dass ich kaum was essen kann. Das Schlucken schmerzt, und so schmeckt mir auch nichts mehr. Deshalb brauche ich immer so ewig beim Essen und habe dann auch keinen Hunger mehr." Diese Worte treffen Frau Schneider und sie verspricht: „Ich werde Ihnen heute beim Frühstück helfen." Bei der Überprüfung von Frau Müllers Gewicht stellt Frau Schneider fest, dass sie in den letzten sieben Monaten neun Kilogramm abgenommen hat. Bei einer Größe von 1,74 Metern wiegt Frau Müller aktuell 49 kg. Besorgt über diese drastische Gewichtsabnahme wendet sie sich an die Wohnbereichsleiterin, Frau Anna Berger. Diese antwortet: „Ja, diesen Zustand von Frau Müller habe ich auch bereits beobachtet. Es dauert immer eine Ewigkeit, bis sie beim Essen fertig ist. Wir hätten schon längst über eine PEG-Anlage mit ihr sprechen sollen. Könntest du Frau Müller zum Ernährungsmanagement beraten und den Hausarzt informieren?"

7.2 Fachwissen zum Fall

Erklärung

Ein **Schlaganfall** tritt auf, wenn die Blutversorgung zum Gehirn unterbrochen wird, entweder durch ein blockiertes Blutgefäß (ischämischer Schlaganfall) oder durch das Platzen eines Blutgefäßes im Gehirn (hämorrhagischer Schlaganfall). Dies führt dann zu einer plötzlichen Beeinträchtigung verschiedenster Gehirnfunktionen, je nach Lokalisation der Schädigung im Gehirn. Die Rehabilitation nach einem Schlaganfall kann Physiotherapie und andere Maßnahmen umfassen, um die betroffene Person dabei zu unterstützen, ihre Funktionen wiederherzustellen oder zu verbessern.

Symptome

Die plötzlich auftretenden Symptome eines Schlaganfalls (Apoplex) können Folgende sein:

- Plötzliche Schwäche oder Lähmung in Gesicht, Arm oder Bein, oft auf einer Körperseite (Fazialisparese, Hemiparese, Hemiplegie, Neglect)
- Probleme beim Sprechen oder Verstehen von Sprache (Aphasie), Schluckstörung (Dysphagie)
- Sehstörungen in einem oder beiden Augen (Diplopie oder Hemianopsie)
- Plötzliche Verwirrtheit oder Störung der motorischen Planung und Ausführung von Bewegungen (Dyspraxie)
- Plötzliche Kopfschmerzen, oft sehr stark und ungewöhnlich
- Weitere Symptome je nach Gehirnregionsschädigung

WICHTIG

Ein **Schlaganfall** ist ein medizinischer Notfall, der sofortige Behandlung erfordert, um die Schädigung des Gehirns zu minimieren und langfristige Folgeschäden zu verhindern. Der FAST-Test ist eine einfache Methode zur Erkennung der Anzeichen eines Schlaganfalls.
„FAST" ist eine Abkürzung für:
- **F**ace (Gesicht): Bitten Sie die Person zu lächeln und prüfen Sie, ob ihr Gesicht asymmetrisch ist oder hängt.
- **A**rms (Arme): Bitten Sie die Person, beide Arme nach vorne zu strecken und hin-herzudrehen, ob ein Arm absinkt oder gelähmt ist.
- **S**peech (Sprache): Bitten Sie die Person, einen einfachen Satz nachzusprechen, und prüfen Sie, ob die Sprache verwaschen oder unverständlich ist.
- **T**ime (Zeit): Wenn eines dieser Anzeichen auftritt, ist es wichtig, sofort medizinische Hilfe zu rufen. „Time is Brain!"

7.3 Arbeitsaufträge zum Fall

Aufgabe 1

Aus dem vorliegenden Fall ergeben sich Aufgaben in Diagnostik und Therapie. Berücksichtigen Sie mögliche Handlungsoptionen, besonders den beschriebenen Ernährungszustand, und erarbeiten Sie die dazu passenden Pflegemaßnahmen für Frau Müller.

Aufgaben in Diagnostik und Therapie bei Mangelernährung und Schlaganfall	
Handlungsoptionen, Ernährungszustand	**Pflegemaßnahmen**

Aufgabe 2

Unterscheiden Sie die Pflegekonzepte Bobath, Basale Stimulation und Kinästhetik für Frau Müller.
Bobath: Fördert durch gezielte Bewegungsanreize oder Positionierungen sowie Raumgestaltung die neuronale Reorganisation bei neurologischen Erkrankungen.
Basale Stimulation: Richtet sich durch sinnliche Reize an schwer beeinträchtigte Personen zur Förderung ihrer Wahrnehmung und Kommunikation.
Kinästhetik: Konzentriert sich auf die bewusste Wahrnehmung und schonende Unterstützung von Bewegungen zur Förderung der Eigenaktivität der Pflegebedürftigen.
Dies bedeutet Folgendes für die Anwendung dieser Pflegekonzepte bei Frau Müller:

Berücksichtigung der pflegerischen Konzepte bei Schlaganfall

Pflegekonzepte	Anwendungsbeschreibung
Bobath	
Basale Stimulation	
Kinästhetik	

7.4 Eigene Kompetenzeinordnung zum Fall

Aufgabe 3

Ordnen Sie anhand der Falldarstellung mögliche Wissensbezüge in die jeweiligen Kompetenzbereiche ein.

Eigene Kompetenzeinordnung bei Schlaganfall	
Kompetenzbereich	**Einordnung der Wissensbezüge zur Falldarstellung**
Kompetenzbereich 1: Pflegeprozesse und Pflegediagnostik in akuten und dauerhaften Pflegesituationen verantwortlich planen, organisieren, gestalten, durchführen, steuern und evaluieren	
Kompetenzbereich 2: Kommunikation und Beratung personen- und situationsorientiert gestalten	
Kompetenzbereich 3: Intra- und Interprofessionelles Handeln in unterschiedlichen systemischen Kontexten verantwortlich gestalten und mitgestalten	
Kompetenzbereich 4: Das eigene Handeln auf der Grundlage von Gesetzen, Verordnungen und ethischen Leitlinien reflektieren und begründen	
Kompetenzbereich 5: Das eigene Handeln auf der Grundlage von wissenschaftlichen Erkenntnissen und berufsethischen Einstellungen reflektieren und begründen	

7.5 Aufgaben und Tipps für den Praxiseinsatz

Besprechen Sie mit Ihrer praxisanleitenden Person die generelle Behandlung und Diagnostik bei Schlaganfall, speziell für Ihren Einsatzort.
(Empfohlene Anleitungszeit: 1 Stunde)

Erarbeiten Sie jeweils ein spezielles Pflegekonzept (z. B. Bobath, Basale Stimulation oder Kinästhetik) und deren Möglichkeiten im Praxiseinsatz.
(Empfohlene Anleitungszeit: 1 Stunde)

Wählen Sie zusammen mit Ihrer praxisanleitenden Person eine/n Pflegeempfänger*in aus, um je eine pflegerische Maßnahme aus den genannten Pflegekonzepte durchzuführen.
(Empfohlene Anleitungszeit: 30 Minuten bis 1 Stunde)

Nennen Sie im Anschluss die passenden pflegerischen Maßnahmen bei einem Mobilitätsdefizit. Schreiben Sie dazu passend eine Pflegeplanung für eine/n Pflegeempfänger*in mit einem Schlaganfall.
(Empfohlene Anleitungszeit: 2 Stunde)

PRAXISTIPP

Bei der Pflege einer **PEG** (perkutane endoskopische Gastrostomie) ist strikte Hygiene unerlässlich, um Infektionen zu vermeiden. Daher sollten Hände vor jeder Manipulation gründlich gewaschen und desinfiziert werden. Zusätzlich sollte nach jeder Nahrungs- oder Medikamentengabe die Sonde mit Wasser gespült werden, um Verstopfungen zu verhindern. Der Hautbereich um die Eintrittsstelle der PEG-Sonde sollte regelmäßig gereinigt und auf Entzündungszeichen überprüft werden. Die enterale Ernährung sollte langsam und kontrolliert verabreicht werden, um Magen-Darm-Beschwerden wie Übelkeit oder Durchfall zu vermeiden. Bei der Handhabung der PEG und der enteralen Ernährung ist daher auch noch mehr zu beachten, z. B. beim Verbandswechsel oder bei den zahlreichen Sondennahrungssorten. Deshalb ist eine sorgfältige Vorgehensweise essenziell.

KAPITEL

8 Herzinsuffizienz

Adamma Okoro: Das Herz behindert meine religiösen Bedürfnisse

Hören Sie den Podcast und bearbeiten Sie selbstständig die Mindmap und die Aufgaben in diesem Kapitel.

Zur Unterstützung können Sie die Falldarstellung und das Fachwissen auf den folgenden Seiten nachlesen.

Die Lösungsvorschläge finden Sie in Kapitel 26.

SCAN ME!

Den Podcast finden Sie hinter dem QR-Code oder unter diesem Link: https://www.elsevier.com/books-and-journals/book-companion/9783437252532

8 Herzinsuffizienz

Kontext: stationäre Langzeitpflegeeinrichtung (Pflegeresidenz)

Komplexität: mittlere Risikogeneigtheit

Welche Akteure/beteiligte Personen kommen im Fall vor und wie sind deren Rollen?

Welches Erleben / Deuten / Verarbeiten ergibt sich aus dem Fall?

Adamma Okoro, 86 Jahre

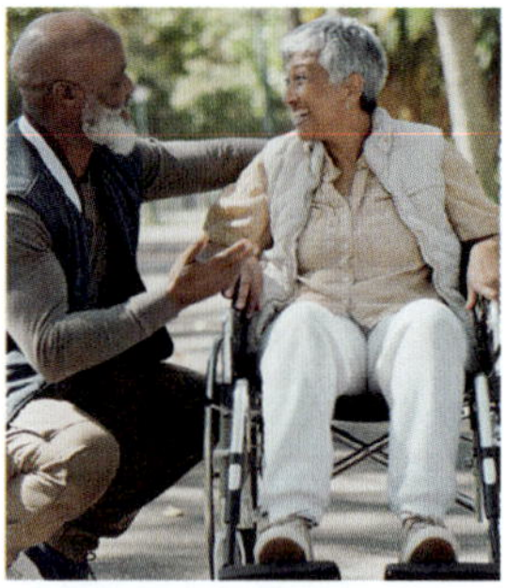

Was sind die Kontextbedingungen aus dem Fall?

Wie sind die Handlungsanlässe aus dem Fall?

Was sind die Handlungsmuster aus dem Fall?

[P1691/L157/J787-183]

8.1 Die Falldarstellung

Adamma Okoro: Das Herz behindert meine religiösen Bedürfnisse

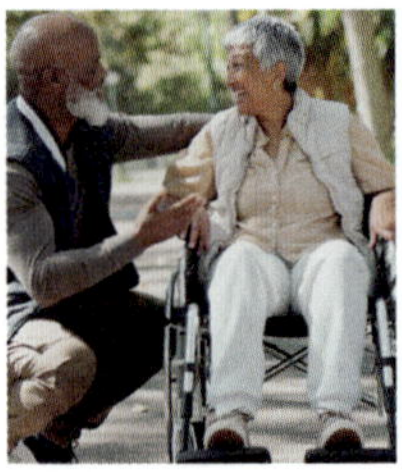
[J787-183]

Der Pflegefachschüler Kemal Yildiz betritt eines Morgens das Zimmer von Adamma Okoro, 86 Jahre alt, in der Seniorenresidenz „Haus am Tegeler See". Frau Okoro leidet an Herzinsuffizienz und benötigt Unterstützung bei der morgendlichen Körperpflege und Medikamenteneinnahme. Sie ist gläubige Muslimin und möchte am Ramadan teilnehmen, was jedoch aufgrund ihrer Herzinsuffizienz nicht möglich ist. Frau Okoro sitzt erschöpft auf ihrem Bett und klagt über Atemnot. „Guten Morgen, Frau Okoro", sagt Kemal freundlich. Sie antwortet müde: „Ich wollte heute Morgen duschen, aber niemand hatte Zeit, mir zu helfen. Außerdem fühle ich mich immer so schwach und kurzatmig. Die Spaziergänge mit Herrn Maseko sind oft das einzige, worauf ich mich freuen kann, aber selbst das funktioniert nicht immer. Außerdem behindert mein Herz meine religiösen Bedürfnisse. Der Ramadan und meine Religion werden mir am Ende meines Lebens immer wichtiger, aber ich bin wohl zu schwach. Was meinen Sie denn?" Kemal verspricht, diese Gesprächsinhalte weiterzugeben und verlässt das Zimmer.
Auf dem Flur trifft er auf die Wohnbereichsleitung Frau Müller. „Wir müssen Frau Okoros Symptome und Anliegen in der morgigen Teamsitzung besprechen", sagt sie besorgt. In der darauffolgenden Teamsitzung am nächsten Tag sagt Thabo Maseko: „Die Spaziergänge machen Frau Okoro viel Spaß und sind auch gut für die Symptomregulierung bei ihrer Herzinsuffizienz. Und sie fühlt sich danach oft besser und ausgeglichener." Thabo ist 59 Jahre alt, Altenpflegehelfer und für die Beschäftigung der Bewohner zuständig. Er begleitet Frau Okoro regelmäßig. Kemal äußert nun: „Ich verstehe auch ihren Wunsch, den Ramadan einzuhalten, da das ein wichtiger Teil unserer Religion ist. Vielleicht könnten wir einen Kompromiss bezüglich der Fastenzeit mit ihrem Hausarzt finden, um ihren religiösen Bedürfnissen besser gerecht zu werden, ohne ihre Gesundheit zu gefährden. Aber vielleicht braucht sie auch einfach einen Besuch ihres Imams." Frau Müller nickt nachdenklich und sagt: „Vielen Dank, Herr Yildiz. Ihre Einschätzung ist sehr wertvoll. Lassen Sie uns gemeinsam weiter nach Lösungen suchen."

8.2 Fachwissen zum Fall

Erklärung

Herzinsuffizienz, auch bekannt als Herzschwäche (Pumpenversagen, -schwäche), ist eine ernste Erkrankung, bei der das Herz nicht in der Lage ist, genügend Blut zu pumpen, um so den Bedarf des Körpers an Sauerstoff und Nährstoffen zu decken. Dies kann durch eine Herzmuskelschwäche, durch erhöhte Steifigkeit des Herzens oder durch andere Funktionsstörungen verursacht werden.

Risikofaktoren

Risikofaktoren für Herzinsuffizienz umfassen Bluthochdruck, koronare Herzkrankheit, Diabetes mellitus, Übergewicht, Rauchen, hohe Cholesterinwerte, chronische Nierenerkrankungen und eine familiäre Veranlagung.

Formen und Symptome

Herzinsuffizienz tritt in verschiedenen Formen auf, wobei die Symptome variieren:

- **Linksherzinsuffizienz:** Hierbei handelt es sich um ein Linkspumpenversagen, welches zu Dyspnoe (Atemnot), Rasselgeräuschen über der Lunge und Zyanose (Blaufärbung der Haut aufgrund von Sauerstoffmangel) führt.
- **Rechtsherzinsuffizienz:** Dies ist ein Rechtspumpenversagen, welches zu gestauten Halsvenen, Bein- und Rumpfödem sowie Aszites (Flüssigkeitsansammlung im Bauchraum) führt.
- **Globale Herzinsuffizienz:** Eine Kombination aus Links- und Rechtspumpenversagen, bei der sowohl die linke als auch die rechte Herzhälfte betroffen sind.

Stadien

Die NYHA-Stadien (NYHA = New York Heart Association) zur Einstufung der Herzinsuffizienz sind:

- **NYHA I:** keine Einschränkungen der körperlichen Aktivität, normale körperliche Belastung verursacht keine Symptome
- **NYHA II:** leichte Einschränkungen der körperlichen Aktivität, Symptome treten bei stärkerer Belastung auf, jedoch nicht bei alltäglichen Aktivitäten
- **NYHA III:** deutliche Einschränkungen der körperlichen Aktivität, Symptome treten bei alltäglichen Aktivitäten auf, auch bei leichter Belastung
- **NYHA IV:** schwere Einschränkungen, Symptome bestehen bereits in Ruhe und verschlechtern sich bei jeder körperlichen Aktivität

WICHTIG

Das **Bezugspflegemodell** setzt voraus, dass ein festes Pflegeteam oder eine Pflegefachperson kontinuierlich für eine bestimmte zu pflegende Person zuständig ist. So wird der Beziehungsaufbau gefördert und werden individuelle Besonderheiten der Pflegeempfänger*innen besser berücksichtigt.
Bereichspflege teilt hingegen die Pflegeempfänger*innen in kleine Gruppen auf, und diese werden dann von einem festen Team betreut, wobei alle Pflegemaßnahmen von diesem Team übernommen werden. Somit werden die Fähigkeiten aller Teammitglieder optimal genutzt.
Während Bezugspflege die individuelle Kontinuität fördert, nutzt Bereichspflege die Ressourcen effizient durch eine breite Teamarbeit.

8.3 Arbeitsaufträge zum Fall

Aufgabe 1

Aus dem vorliegenden Fall ergeben sich Aufgaben in Diagnostik und Therapie. Berücksichtigen Sie mögliche Handlungsoptionen, besonders den beschriebenen Zustand und die dazu passenden Pflegemaßnahmen für Adamma Okoro.

Aufgaben in Diagnostik und Therapie bei Herzinsuffizienz	
Diagnostik und Therapie zum Zustand	**Handlungsoption, Pflegemaßnahmen**

Aufgabe 2

Entwickeln Sie verschiedene Beschäftigungsangebote für Adamma Okoro.
Beschäftigung bei älteren Menschen im Pflegeheim fördert geistige und körperliche Aktivität, steigert das Wohlbefinden und trägt zur Vermeidung von Isolation bei. Sie hilft, kognitive Fähigkeiten zu erhalten und den Alltag sinnvoll zu gestalten. Regelmäßige Beschäftigungsangebote sind entscheidend für die Lebensqualität und das emotionale Wohlbefinden der Bewohner.
Dies bedeutet Folgendes für die Anwendung bei Adamma Okoro:

Berücksichtigung von Beschäftigungsangeboten bei Herzinsuffizienz	
Beschäftigungsangebot	**Anwendungsbeschreibung**
Bewegungsübungen	
Kreative Aktivitäten	
Gesellschaftsspiele	
Klangkunst und Musik	
Frischluftaktivität	

8.4 Eigene Kompetenzeinordnung zum Fall

Aufgabe 3

Ordnen Sie anhand der Falldarstellung mögliche Wissensbezüge in die jeweiligen Kompetenzbereiche ein.

Eigene Kompetenzeinordnung bei Herzinsuffizienz	
Kompetenzbereich	Einordnung der Wissensbezüge zur Falldarstellung
Kompetenzbereich 1: Pflegeprozesse und Pflegediagnostik in akuten und dauerhaften Pflegesituationen verantwortlich planen, organisieren, gestalten, durchführen, steuern und evaluieren	
Kompetenzbereich 2: Kommunikation und Beratung personen- und situationsorientiert gestalten	
Kompetenzbereich 3: Intra- und Interprofessionelles Handeln in unterschiedlichen systemischen Kontexten verantwortlich gestalten und mitgestalten	
Kompetenzbereich 4: Das eigene Handeln auf der Grundlage von Gesetzen, Verordnungen und ethischen Leitlinien reflektieren und begründen	
Kompetenzbereich 5: Das eigene Handeln auf der Grundlage von wissenschaftlichen Erkenntnissen und berufsethischen Einstellungen reflektieren und begründen	

8.5 Aufgaben und Tipps für den Praxiseinsatz

Besprechen Sie mit Ihrer praxisanleitenden Person die generelle Behandlung und Diagnostik bei Herzinsuffizienz, speziell für Ihren Einsatzort.
(Empfohlene Anleitungszeit: 1 Stunde)

Erarbeiten Sie jeweils eine spezielle Beschäftigungsmaßnahme für die verschiedenen Möglichkeiten in der langzeitpflegerischen Versorgung, um die Lebensqualität der Bewohner*innen zu fördern.
(Empfohlene Anleitungszeit: 1 Stunde)

Wählen Sie zusammen mit Ihrer praxisanleitenden Person einen an Herzinsuffizienz erkrankten Menschen aus, um eine pflegerische Maßnahme zur Symptomkontrolle praktisch durchzuführen. Bereiten Sie sich gründlich auf die einzelnen Schritte der Maßnahme vor.
(Empfohlene Anleitungszeit: 30 Minuten bis 1 Stunde)

Schreiben Sie dazu passend eine Pflegeplanung für eine/n Pflegeempfänger*in mit einer Herzinsuffizienz.
(Empfohlene Anleitungszeit: 2 Stunde)

PRAXISTIPP

Überwachen Sie regelmäßig die Vitalzeichen wie Herzfrequenz, Blutdruck und Atmung sowie das Gewicht der erkrankten Personen mit Herzinsuffizienz, um frühzeitig Anzeichen einer Verschlechterung zu erkennen. Achten Sie besonders auf Gewichtszunahme, welche auf Flüssigkeitsretention hinweisen kann. Im medizinischen Kontext bezieht sich Flüssigkeitsretention auf die Ansammlung von überschüssiger Flüssigkeit im Körper, oft in Geweben oder Körperhöhlen. Dieses führt bei Herzinsuffizienz zu Schwellungen und Gewichtszunahme. Stellen Sie immer sicher, dass die Flüssigkeitsaufnahme gemäß ärztlicher Anweisung angepasst wird, um die Herzbelastung zu minimieren. Fördern Sie regelmäßige, sanfte körperliche Aktivitäten, die an die individuelle Belastbarkeit der Pflegeempfänger*innen angepasst sind, um die Kreislauffunktion zu unterstützen. Achten Sie auf eine ausgewogene Ernährung, die zur eventuell verordneten Diät passt. Informieren Sie sich außerdem ausführlich über mögliche Symptome einer Verschlechterung, um eine kontinuierliche und angemessene Versorgung sicherzustellen.

KAPITEL

9 Demenz und Alzheimer

Rosi und Reinhard: Die Verbindung zwischen Vergessen und Verlust

Hören Sie den Podcast und bearbeiten Sie selbstständig die Mindmap und die Aufgaben in diesem Kapitel.

Zur Unterstützung können Sie die Falldarstellung und das Fachwissen auf den folgenden Seiten nachlesen.

Die Lösungsvorschläge finden Sie in Kapitel 26.

SCAN ME!

Den Podcast finden Sie hinter dem QR-Code oder unter diesem Link: https://www.elsevier.com/books-and-journals/book-companion/9783437252532

9 Demenz und Alzheimer

Kontext: stationäre Langzeitpflege-einrichtung (Demenz-Wohn-WG)

Komplexität: höhere Risikogeneigtheit

Welche Akteure/beteiligte Personen kommen im Fall vor und wie sind deren Rollen?

Welches Erleben / Deuten / Verarbeiten ergibt sich aus dem Fall?

Rosemarie Burkhardt und Reinhard Förster

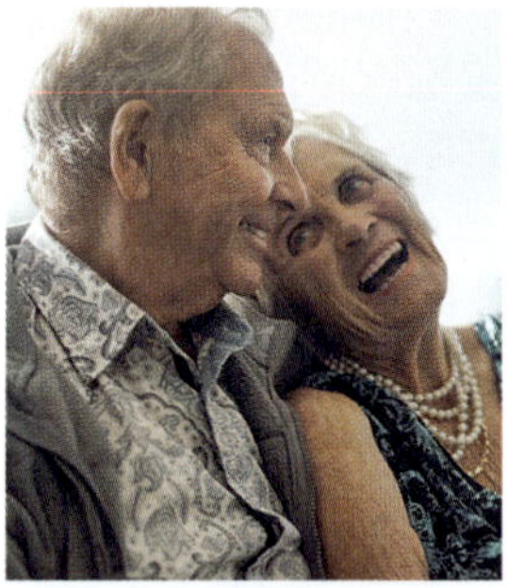

Was sind die Kontextbedingungen aus dem Fall?

Wie sind die Handlungsanlässe aus dem Fall?

Was sind die Handlungsmuster aus dem Fall?

[P1691/L157/J787-183]

9.1 Die Falldarstellung

Rosi und Reinhard: Die Verbindung zwischen Vergessen und Verlust

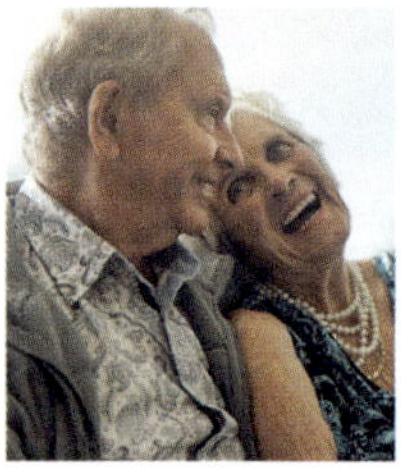

[J787-183]

Pflegeschüler Franko Mertens betritt an einem kühlen Herbstmorgen die stationäre Demenz-WG, in der sechs erkrankte Personen leben. Zwei Bewohner stechen für ihn besonders heraus: Rosemarie Burkhardt und Reinhard Förster. Rosemarie, liebevoll „Rosi" genannt, leidet an Demenz, während Reinhard mit Alzheimer zu kämpfen hat. Franko wird schnell klar, wie unterschiedlich sich diese Demenz-Erkrankungen äußern. Rosi ist oft in einer anderen Zeit gefangen; sie glaubt, Franko sei ihr Sohn. Liebevoll nennt sie ihn „mein Junge", und an manchen Tagen versucht sie, sich um ihn zu kümmern, ihm seine Jacke zurechtzulegen oder ihm liebevolle Ratschläge zu geben. Ihre Fürsorge berührt Franko tief, und er spürt, wie die Demenz sie zwar in die Vergangenheit zieht, aber auch ihr warmes Herz zum Vorschein bringt. Reinhard hingegen ist anders. Seine Alzheimer-Erkrankung hat ihn wütend gemacht, und oft reagiert er aggressiv auf Franko. Er verwechselt ihn mit seinem alten Chemielehrer, einem Mann, den er aus tiefstem Herzen hasste, weil er das Fach nie verstand. „Warum bist du wieder hier? Willst du mich schon wieder quälen?", schreit er manchmal und Franko muss Ruhe bewahren, auch wenn ihn die scharfen Worte treffen. In der Pflegeschule hat Franko die Aufgabe erhalten, die Methode der Biografiearbeit zu erproben und narrative Interviews mit den Bewohnern zu führen. Stück für Stück erfuhr er so, dass Rosi früher eine hingebungsvolle Mutter war, die sich ein Leben lang um ihre Kinder sorgte, und dass Reinhard als junger Mann voller Ehrgeiz eine Ausbildung in der Chemie abbrechen musste – eine Wunde, die ihn bis heute schmerzt. Mit jedem Interview wuchs in Franko die Erkenntnis, wie facettenreich das Leben ist. Rosi und Reinhard schienen eine besondere Verbindung zu haben. Es stellte sich heraus, dass sie früher oft im Garten der WG saßen und sich einfach schweigend die Hände hielten. Vielleicht erkannte Rosi in Reinhard den Sohn, den sie nie loslassen konnte, und Reinhard spürte in ihr die mütterliche Wärme, die ihm half, in den guten Momenten Ruhe zu finden. Durch die Biografiearbeit verstand Franko, dass ihre besondere Beziehung nicht nur von der Demenz geprägt war, sondern von einer tiefen menschlichen Verbindung, die jenseits von Vergessen und Verlust liegt.

9.2 Fachwissen zum Fall

Erklärung

Demenz ist ein erworbener Verlust von Gehirnfunktionen. Die Erkrankung verläuft progredient, das heißt, die Symptome verschlechtern sich mit der Zeit. Für die Diagnose müssen die Symptome länger als sechs Monate bestehen. Es gibt verschiedene Formen der Demenz, wobei die Alzheimer-Demenz die häufigste ist. Diese tritt überwiegend bei Menschen über 65 Jahren auf und wird als neurodegenerative Erkrankung charakterisiert.

Ursachen und Risikofaktoren

Nicht alle Ursachen der unterschiedlichen Demenzformen sind bis heute vollständig geklärt. Häufig stehen jedoch neurodegenerative Erkrankungen oder Durchblutungsstörungen des Gehirns im Vordergrund. Seltener sind Stoffwechselerkrankungen oder Gefäßerkrankungen beteiligt. Risikofaktoren sind Alter, genetische Veranlagung, Bluthochdruck, Diabetes sowie Rauchen und Bewegungsmangel.

Demenzformen

Primäre Demenzformen entstehen durch den fortschreitenden Verlust von Nervenzellen wie bei der Alzheimer-Demenz, der Lewy-Körperchen-Demenz oder der frontotemporalen Demenz. Dazu kommen noch die vaskuläre Demenzformen wie Multi-Infarkt-Demenz, Morbus Binswanger oder die gemischte Demenz.
Sekundäre Demenzformen resultieren aus anderen Erkrankungen oder Einflüssen wie z. B. Stoffwechselstörungen, Schilddrüsenerkrankungen, Depressionen, Alkoholsucht, Herzinsuffizienz, Vitaminmangel, Einwirkung von Medikamenten usw.

Symptome

Zu den Symptomen der Demenz gehören hauptsächlich kognitive Störungen wie Gedächtnisverlust, Orientierungsprobleme, Sprachstörungen und Schwierigkeiten im Denkvermögen. Betroffene zeigen oft ein verändertes Sozialverhalten, Persönlichkeitsveränderungen und Probleme bei alltäglichen Aktivitäten. Mit fortschreitender Erkrankung können auch motorische Störungen und Wahnvorstellungen auftreten.

WICHTIG

In der Pflegetheorie nach Böhm spielt die **Biografiearbeit** eine zentrale Rolle. Hierbei werden Erinnerungen und Lebensereignisse der Betroffenen genutzt, um das Verhalten und die Bedürfnisse der Person besser zu verstehen. Eine Methode hierbei ist das narrative Interview, bei dem Menschen mit Demenz ermutigt werden, Geschichten aus ihrem Leben zu erzählen, um eine emotionale Verbindung herzustellen und ihre Identität zu stärken. Das psychobiografische Modell nach Böhm bezieht sowohl die psychischen als auch die biografischen Aspekte in die Pflege mit ein, um individuelle Pflege zu entwickeln. Durch diese ganzheitliche Betrachtung wird auch die emotionale Gesundheit der Betroffenen gefördert. Ziel ist es, ein Gefühl der Sicherheit und Vertrautheit zu schaffen, denn das ist im Umgang mit Demenzerkrankten besonders wichtig ist.

9.3 Arbeitsaufträge zum Fall

Aufgabe 1

Aus dem vorliegenden Fall ergeben sich Aufgaben in Diagnostik und Therapie und mögliche Handlungsoptionen. Berücksichtigen Sie dabei den beschriebenen Zustand und die daraus abzuleitenden Pflegemaßnahmen für Rosemarie Burkhardt und Reinhard Förster.

Aufgaben in Diagnostik und Therapie bei Demenz und Alzheimer	
Diagnostik und Therapie zum Zustand	Handlungsoption, Pflegemaßnahmen

Aufgabe 2

Erörtern Sie die Anwendung der Validationstechniken nach Naomi Feil in den Fällen von Frau Burkhardt und Herrn Förster.
Validation ist ein Ansatz, der darauf abzielt, die Gefühle und Wahrnehmungen von Menschen mit Demenz zu respektieren und zu bestätigen. Durch empathisches Zuhören und einfühlsame Reaktionen wird versucht, ihre Realität anzuerkennen, anstatt sie zu korrigieren. Ziel ist es, das Selbstwertgefühl der Betroffenen zu stärken und ihnen ein Gefühl von Sicherheit und Wertschätzung zu vermitteln.
Dies bedeutet Folgendes für die Anwendung bei Rosemarie Burkhardt und Reinhard Förster:

Berücksichtigung der Validation bei Demenz und Alzheimer	
Technik	**Anwendungsbeschreibung**
Widerspruch vermeiden	
Bedürfnisse und Gefühle beachten	
Ruhige Kommunikation	
W-Fragen nutzen	
Ehrlichkeit	
Einfache Sätze verwenden	

9.4 Eigene Kompetenzeinordnung zum Fall

Aufgabe 3

Ordnen Sie anhand der Falldarstellung mögliche Wissensbezüge in die jeweiligen Kompetenzbereiche ein.

Eigene Kompetenzeinordnung bei Demenz und Alzheimer	
Kompetenzbereich	Einordnung der Wissensbezüge zur Falldarstellung
Kompetenzbereich 1: Pflegeprozesse und Pflegediagnostik in akuten und dauerhaften Pflegesituationen verantwortlich planen, organisieren, gestalten, durchführen, steuern und evaluieren	
Kompetenzbereich 2: Kommunikation und Beratung personen- und situationsorientiert gestalten	
Kompetenzbereich 3: Intra- und interprofessionelles Handeln in unterschiedlichen systemischen Kontexten verantwortlich gestalten und mitgestalten	
Kompetenzbereich 4: Das eigene Handeln auf der Grundlage von Gesetzen, Verordnungen und ethischen Leitlinien reflektieren und begründen	
Kompetenzbereich 5: Das eigene Handeln auf der Grundlage von wissenschaftlichen Erkenntnissen und berufsethischen Einstellungen reflektieren und begründen	

9.5 Aufgaben und Tipps für den Praxiseinsatz

Besprechen Sie mit Ihrer praxisanleitenden Person die generelle Behandlung und Diagnostik bei den verschiedenen Demenzformen.
(Empfohlene Anleitungszeit: 1 Stunde)

Erarbeiten Sie jeweils eine spezielle Pflegemaßnahme zur Versorgung oder zum Umgang mit Demenzpatient*innen.
(Empfohlene Anleitungszeit: 1 Stunde)

Wählen Sie mit Ihrer Praxisanleitung eine/n Pflegeempfänger*in aus, um ein narratives Interview zur Biografiearbeit praktisch durchzuführen.
(Empfohlene Anleitungszeit: 30 Minuten bis 1 Stunde)

Schreiben Sie dazu passend eine Pflegeplanung für eine/n Pflegeempfänger*in mit einer Demenzerkrankung.
(Empfohlene Anleitungszeit: 2 Stunde)

PRAXISTIPP

Geriatrische Assessments beurteilen nicht nur die körperliche Gesundheit, sondern auch die sozialen und psychischen Aspekte des Patienten. Dabei werden Assessment-Instrumente wie Funktionstests (z. B. Mobilität, Gedächtnis) eingesetzt, um ein umfassenderes Bild der Fähigkeiten zu erhalten. Ziel ist es, die Selbstständigkeit der Patient*innen in ihrem Alltag zu bewahren. Der Mini-Mental-Status-Test (MMST) prüft kognitive Fähigkeiten wie Orientierung, Gedächtnis, Aufmerksamkeit und Sprachvermögen. Er besteht aus 30 Fragen/Aufgaben, z. B. Wiederholen von Wörtern, Nachzeichnen von Figuren, einfache Rechenaufgaben. Die Punkteanzahl (0–30) hilft, den Schweregrad einer Demenz einzuschätzen. Werte unter 24 weisen auf kognitive Störungen hin.
Grundsätzlich ist es wichtig, den Betroffenen mit Geduld und Empathie zu begegnen. Der Nutzen von kurzen, klaren Sätzen sowie das Vermeiden einer Überforderung durch mehrere Aufgaben gleichzeitig sind elementare Grundsätze der Pflege von demenzerkrankten Personen. Vermeidung von Korrekturen und Bestätigung der Gefühle des Demenzkranken schaffen hier Vertrauen und reduzieren Unruhe.

KAPITEL

10 Diabetes Typ 1

Lara Demhart: Teenagerin hat Angst um ihren Sport

Hören Sie den Podcast und bearbeiten Sie selbstständig die Mindmap und die Aufgaben in diesem Kapitel.

Zur Unterstützung können Sie die Falldarstellung und das Fachwissen auf den folgenden Seiten nachlesen.

Die Lösungsvorschläge finden Sie in Kapitel 26.

SCAN ME!

Den Podcast finden Sie hinter dem QR-Code oder unter diesem Link: https://www.elsevier.com/books-and-journals/book-companion/9783437252532

10 Diabetes Typ 1

Kontext: ambulante Pflege **Komplexität: mittlere Risikogeneigtheit**

Welche Akteure/beteiligte Personen kommen im Fall vor und wie sind deren Rollen?

Welches Erleben / Deuten / Verarbeiten ergibt sich aus dem Fall?

Lara Demhart, 13 Jahre

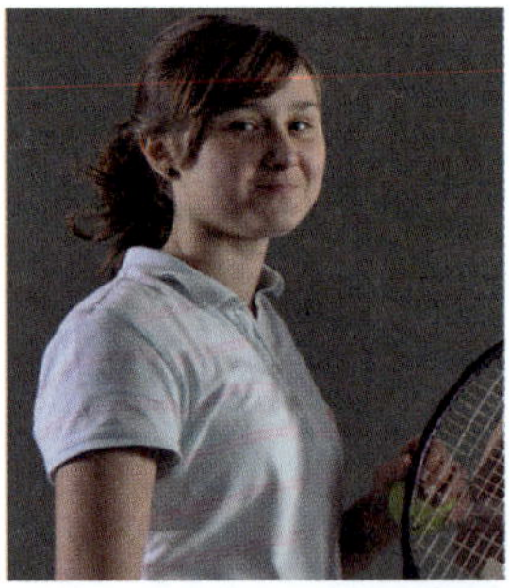

Was sind die Kontextbedingungen aus dem Fall?

Wie sind die Handlungsanlässe aus dem Fall?

Was sind die Handlungsmuster aus dem Fall?

[P1691/L157/J787-293]

10.1 Die Falldarstellung

Lara Demhart: Teenagerin hat Angst um ihren Sport

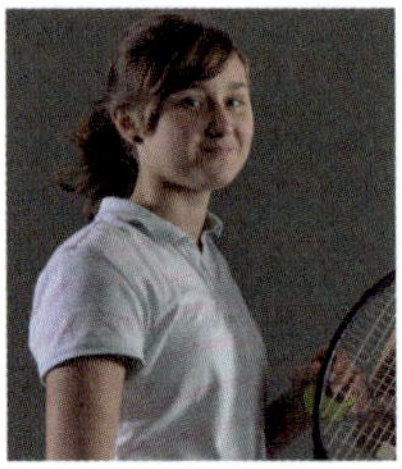
[J787-293]

Die Auszubildende zur Pflegefachfrau im zweiten Ausbildungsjahr, Lena, befindet sich im Praxiseinsatz bei einem ambulanten pädiatrischen Pflegedienst namens „Sonnenschein". Zusammen mit der Pflegefachfrau Irene kümmert sie sich heute hauptsächlich um die 13-jährige Lara. Lara ist eine aufgeweckte Teenagerin, die in die siebte Klasse eines Gymnasiums geht und einen 5 Jahre alten Bruder namens Luca hat.
Ihre Eltern unterstützen sie sehr, aber manchmal fühlt sie sich wegen des Drucks, gute schulische Leistungen zu erbringen, gestresst. In ihrer Freizeit ist Lara eine begeisterte Tennisspielerin und nimmt regelmäßig an lokalen Turnieren teil. Um sich auszupowern und Spaß zu haben, trainiert sie 3-mal pro Woche in einem Tennisverein.
Vor einem Jahr wurde bei Lara Diabetes mellitus Typ 1 diagnostiziert. Bei der Aufnahme ins Krankenhaus war Lara sehr schläfrig und kaum ansprechbar, mit tiefer Atmung. Lena bemerkt, dass Lara seitdem sehr schlank geworden ist. Als sie das Zimmer betreten, erklärt Lara, dass sie keine Lust hat aufzustehen, zu frühstücken oder Insulin zu nehmen.
Sie lehnt ihre Krankheit immer noch ab und äußert ihren Unmut darüber. Irene versucht. Lara zu erklären, warum die Behandlung wichtig ist. Doch Lara reagiert ablehnend und dreht sich weg. Sie ist aber mittlerweile gut im Umgang mit ihrer Insulinpumpe und dem kontinuierlichen Blutzuckermessgerät.
An einem Wochenende nimmt sie an einem wichtigen Tenniswettbewerb teil und vergisst dabei, ausreichend zu essen. Während des Wettkampfes wird ihr übel und sie verliert das Bewusstsein. Der Rettungsdienst wird gerufen, und Lara wird erneut in ein Krankenhaus gebracht. Aufgrund der fehlenden Betten auf der pädiatrischen Station wird sie vorübergehend auf einer Erwachsenenstation aufgenommen. Lara fühlt sich bei der Aufnahme nicht ausreichend ernst genommen und äußert ihre Ängste, nicht mehr an Tenniswettbewerben teilnehmen zu können.

10.2 Fachwissen zum Fall

Erklärung

Typ-1-Diabetes zeigt sich meist in jungen Jahren, während der Kindheit, Jugend und auch im frühen Erwachsenenalter. Die genauen Ursachen sind nicht vollständig verstanden, könnten aber genetische Veranlagung, Umwelteinflüsse wie Virusinfektionen und Autoimmunreaktionen gegen Betazellen in der Bauchspeicheldrüse umfassen.

Symptome

Diabetes Typ 1 äußert sich oft durch Hyperglykämie, verursacht durch mangelnde Insulinproduktion der Betazellen in der Bauchspeicheldrüse. Symptome sind vermehrter Durst, häufiges Wasserlassen, trockene Haut, Müdigkeit, Unkonzentriertheit, Sehstörungen und schlechte Wundheilung. Trotz hoher Kalorienzufuhr können Betroffene Gewicht verlieren und schlank sein. Fortschreitende Stoffwechselstörungen können Übelkeit, Schwäche und Bewusstseinsstörungen, Ohnmacht bis hin zum Koma verursachen. Bei Bewusstlosigkeit und Azetongeruch der Atemluft ist sofortige ärztliche Hilfe erforderlich, um lebensbedrohliche Zustände zu verhindern. Nach Diagnose und Insulinbehandlung kann es auch zu Hypoglykämie durch Sport kommen, gekennzeichnet durch Hunger, Übelkeit, Tremor, Schwindel, Kopfschmerzen, Kaltschweißigkeit, Blässe, Benommenheit oder Bewusstlosigkeit.

WICHTIG

Die **EACH-Charta,** die die Rechte von Kindern im Krankenhaus festlegt, beinhaltet verschiedene wichtige Aspekte. Zunächst wird betont, dass eine Krankenhausaufnahme nur bei medizinischer Notwendigkeit erfolgen sollte und dass die Anwesenheit einer Bezugsperson des Kindes jederzeit erlaubt sein sollte. Des Weiteren legt die Charta fest, dass Eltern über sämtliche Maßnahmen informiert werden sollten und gemeinsam mit dem Kind in Entscheidungen einbezogen werden müssen. Eine altersgerechte Kommunikation mit dem Kind sowie Maßnahmen zur Stressreduktion sind ebenfalls von großer Bedeutung. Die Vermeidung unnötiger Therapien wird gefordert, ebenso wie die Betreuung auf einer Kinderstation, um eine kindgerechte Umgebung und Versorgung durch spezialisiertes Personal sicherzustellen. Zusätzlich wird die Notwendigkeit eines konstanten Betreuungsteams hervorgehoben, damit die Intimsphäre des Kindes respektiert und einen taktvollen Umgang gewährleistet ist.

10.3 Arbeitsaufträge zum Fall

Aufgabe 1

Aus dem vorliegenden Fall ergeben sich Aufgaben in Diagnostik und Therapie. Berücksichtigen Sie mögliche Handlungsoptionen, besonders die beschriebene Notfallsituation und die dazu passende Prävention für Lara.

Aufgaben in Diagnostik und Therapie bei Diabetes Typ 1	
Handlungsoptionen, Notfallmaßnahmen	**Prävention von Hypoglykämien**

Aufgabe 2

Berücksichtigen Sie die wissenschaftlichen Aspekte und erörtern Sie die Auswirkungen von Laras chronischer Erkrankung auf ihre familiäre Situation.

Angesichts der Tatsache, dass Lara ihr ganzes Leben lang mit ihrer chronischen Erkrankung Diabetes Typ 1 leben wird, wären das Corbin-Strauss-Modell, das Trajektmodell oder das Phasenmodell der Bewältigung chronischer Erkrankungen wichtige wissenschaftliche Grundlagen:

Berücksichtigung der wissenschaftlichen Aspekte bei Diabetes Typ 1	
Stadien	**Phasenbeschreibung**
Stadium 1	
Stadium 2	
Stadium 3	
Stadium 4	
Stadium 5	
Stadium 6	
Stadium 7	
Stadium 8	

10.4 Eigene Kompetenzeinordnung zum Fall

Aufgabe 3

Ordnen Sie anhand der Falldarstellung mögliche Wissensbezüge in die jeweiligen Kompetenzbereiche ein.

Eigene Kompetenzeinordnung bei Diabetes Typ 1	
Kompetenzbereich	**Einordnung der Wissensbezüge zur Falldarstellung**
Kompetenzbereich 1: Pflegeprozesse und Pflegediagnostik in akuten und dauerhaften Pflegesituationen verantwortlich planen, organisieren, gestalten, durchführen, steuern und evaluieren	
Kompetenzbereich 2: Kommunikation und Beratung personen- und situationsorientiert gestalten	
Kompetenzbereich 3: Intra- und interprofessionelles Handeln in unterschiedlichen systemischen Kontexten verantwortlich gestalten und mitgestalten	
Kompetenzbereich 4: Das eigene Handeln auf der Grundlage von Gesetzen, Verordnungen und ethischen Leitlinien reflektieren und begründen	
Kompetenzbereich 5: Das eigene Handeln auf der Grundlage von wissenschaftlichen Erkenntnissen und berufsethischen Einstellungen reflektieren und begründen	

10.5 Aufgaben und Tipps für den Praxiseinsatz

Besprechen Sie Ihrer praxisanleitenden Person die generelle Behandlung und Diagnostik von Diabetes Typ 1.
(Empfohlene Anleitungszeit: 1 Stunde)

Erarbeiten Sie jeweils einen Vertreter pro Insulinart mit Arzneimittelübergruppe, Wirkstoff, Handelsname, Wirkungsweise, Nebenwirkungen und Einnahmehinweisen.
(Empfohlene Anleitungszeit: 1 Stunde)

Wählen Sie zusammen mit Ihrer praxisanleitenden Person eine/n Pflegeempfänger*in aus, um eine Insulininjektion praktisch durchzuführen. Bereiten Sie sich im Vorfeld gut auf die einzelnen Teilschritte vor (Beratung, Vorbereitung, Durchführung, Nachbereitung).
(Empfohlene Anleitungszeit: 30 Minuten bis 1 Stunde)

Nennen Sie die Maßnahmen bei Hyperglykämie und bei Hypoglykämie. Schreiben Sie dazu passend eine Pflegeplanung für eine/n Pflegeempfänger*in mit Diabetes Typ 1.
(Empfohlene Anleitungszeit: 2 Stunde)

PRAXISTIPP

Auch ohne ärztliche Anordnung darf in Notfällen der Blutzucker gemessen werden. Dabei gibt es keine konkreten Kontraindikationen für diese Maßnahme. Bedenken Sie allerdings immer, dass es sich um eine invasive Pflegemaßnahme handelt und dabei eine kleine Einstichwunde entsteht. Im ambulanten Pflegesetting besitzt jede Person mit Diabetes ein eigenes Blutzucker-Messgerät und/oder ein Notfallset. Lassen Sie sich dieses von der Pflegempfänger*in zeigen und lesen Sie ggf. die individuelle Bedienungsanleitung des Gerätes, denn diese können alle sehr unterschiedlich sein. Bedenken Sie, dass die Gefahr einer Blutzuckerentgleisung relevant sein kann für eine zu erstellende Pflegeplanung.

KAPITEL

11 Asthma

Nico Schuster: Spannungsreicher Geschwisterstreit unter Brüdern

Hören Sie den Podcast und bearbeiten Sie selbstständig die Mindmap und die Aufgaben in diesem Kapitel.

Zur Unterstützung können Sie die Falldarstellung und das Fachwissen auf den folgenden Seiten nachlesen.

Die Lösungsvorschläge finden Sie in Kapitel 26.

SCAN ME!

Den Podcast finden Sie hinter dem QR-Code oder unter diesem Link: https://www.elsevier.com/books-and-journals/book-companion/9783437252532

11 Asthma

Kontext: akute Krankenhauspflege

Komplexität: mittlere Risikogeneigtheit

Welche Akteure/beteiligte Personen kommen im Fall vor und wie sind deren Rollen?

Welches Erleben / Deuten / Verarbeiten ergibt sich aus dem Fall?

Nico und Merlin Schuster, 17 und 5 Jahre

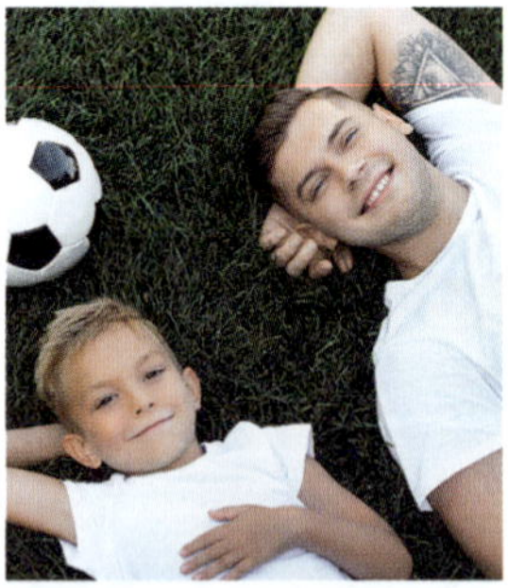

Was sind die Kontextbedingungen aus dem Fall?

Wie sind die Handlungsanlässe aus dem Fall?

Was sind die Handlungsmuster aus dem Fall?

[P1691/L157/J787-248]

11.1 Die Falldarstellung

Nico Schuster: Spannungsreicher Geschwisterstreit unter Brüdern

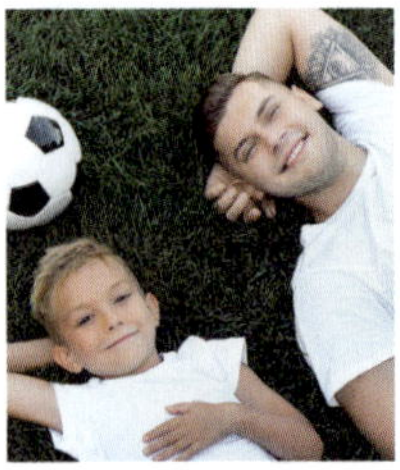

[J787-248]

Nico Schuster, 17 Jahre alt, macht eine Lehre zum Bäcker. Nico spielt seit seinem 12. Lebensjahr leidenschaftlich gerne Fußball und leidet seit seiner Kindheit unter Heuschnupfen und Asthma. Seine Familie besteht aus seinen Eltern Ramona und Wilfried Schuster, seinem Bruder Merlin (5 Jahre) und der Katze Luna. Obwohl Nico dank einer Hyposensibilisierung seit Längerem keine Asthmaanfälle mehr hatte, haben sich in letzter Zeit während seiner Bäckerlehre wieder Beschwerden in den unteren Atemwegen gezeigt. Er wird mit einem schweren Asthmaanfall ins Krankenhaus eingeliefert. Er zeigt Symptome wie starke Atemnot mit Husten, Lippenzyanose und Tachykardie. Trotz Sauerstoffgabe hat er Probleme, zähen Schleim abzuhusten, und äußert Erstickungsangst.

Sein Hausarzt hatte im Vorfeld schon eine Krankenhauseinweisung zur Therapieeinstellung und eine Asthma-Schulung für die ganze Familie empfohlen, die nun von Pflegefachmann Robert Busalaska in der Klinik durchgeführt wird. Robert ist besorgt um Nicos Zustand und erkundigt sich nach den Dosieraerosolen. Doch Nico hatte das Rezept des Hausarztes nicht eingelöst. Während der Schulung kommt es zu einem Streit zwischen den Geschwistern über die Katze und Nicos Fußballhobby.

Nico fürchtet, dass ihm das Fußballspielen untersagt wird, besonders beim Training, da es seine Lunge belastet, aber er liebt diesen Sport. Merlin befürchtet, dass die Katze Luna Probleme verursachen könnte, möchte sie aber behalten. Die Eltern hoffen auf eine Besserung von Nicos Gesundheitszustand. Frau Schuster würde sogar ihre Arbeit im Gartencenter aufgeben, um Nico vor allergieauslösenden Pollen zu schützen. Als die Katze im Gespräch mit Pflegefachmann Robert und der Familie erneut erwähnt wird, entbrennt ein Streit zwischen den Geschwistern. „Luna ist mein Haustier, nicht deins! Verzichte doch lieber auf Fußball, dann kannst du wieder richtig atmen!“, ruft Merlin aufgebracht. Plötzlich wirkt alles etwas chaotisch, und Nico bekommt erneut starke Luftnot.

11.2 Fachwissen zum Fall

Erklärung

Asthma ist eine chronisch-entzündliche Erkrankung der Atemwege, die durch eine gesteigerte Überempfindlichkeit des Bronchialsystems entsteht. Typischerweise verläuft Asthma anfallsartig und manifestiert sich mit akuter Atemnot. Die wichtigsten Merkmale während eines Asthmaanfalls sind Schleimhautödeme, bei denen die Schleimhäute der Atemwege anschwellen, und Bronchospasmen, bei denen die glatte Muskulatur der Lunge sich verkrampft. Und es entsteht die Dyskrinie, also eine krankhaft gesteigerte Schleimproduktion. Diese führt zu Atemwegsobstruktion, bei der die Atemwege verengt sind und somit die Atmung erschwert ist.

Symptome

Während eines Asthma-Anfalls können verschiedene Symptome auftreten. Zum Beispiel Lippenzyanose, sichtbare Veränderungen der Atmung, bis hin zu Angst und Panik bei den betroffenen Personen. Die Sprache ist normal, aber die Atemfrequenz kann erhöht oder verringert sein (wobei sie normalerweise bei +/– 25 Atemzügen pro Minute liegt). Die Herzfrequenz kann auf ca. 100–110 Schlägen pro Minute (Tachykardie) ansteigen. Weitere Symptome sind Dyspnoe (Atemnot), Hautblässe und Hustenanfälle, die oft unproduktiv sind. Beim Ausatmen kann ein pfeifendes Geräusch auftreten, das auf eine Verengung der Atemwege hinweist.

WICHTIG

Die **„Theorie des systemischen Gleichgewichts" von Friedemann** betont die Betrachtung der Familie als ein System, das aus verschiedenen Subsystemen besteht. Wenn ein Familienmitglied erkrankt ist, hat dies Auswirkungen auf das gesamte Familiengefüge. Daher ist es wichtig, nicht nur das erkrankte Individuum, sondern die gesamte Familie als System zu betrachten. Das bedeutet, dass nicht nur die Bedürfnisse des erkrankten Familienmitglieds berücksichtigt werden müssen, sondern auch die Bedürfnisse aller anderen Familienmitglieder, einschließlich derer, die möglicherweise in der Rolle von Pflegefachpersonen oder Unterstützern agieren. Dies beinhaltet beispielsweise auch die Geschwister. Das Ziel ist es, die Kongruenz und Gesundheit im gesamten Familiensystem wiederherzustellen.

11.3 Arbeitsaufträge zum Fall

Aufgabe 1

Benennen und bewerten Sie die Beobachtungen zum Zustand von Nico und leiten Sie pflegerischen Maßnahmen für Nico ab.

Krankenbeobachtung und Pflegemaßnahmen bei Asthma	
Krankenbeobachtung	**Pflegemaßnahmen bei Asthma**

Aufgabe 2

Erklären und begründen Sie den Beratungsbedarf, der sich aus der Falldarstellung für Nico ergibt und machen Sie dazu Lösungsvorschläge.
Beraten Sie Nico zum Umgang mit Dosieraerosolen:

Beratungs- und Anleitungsbedarfe bei Asthma je nach Krankheitsphase	
Beratungsphasen	**Beratungsbeschreibung**
1	
2	
3	
4	
5	
6	

11.4 Eigene Kompetenzeinordnung zum Fall

Aufgabe 3

Ordnen Sie anhand der Falldarstellung mögliche Wissensbezüge in die jeweiligen Kompetenzbereiche ein.

Eigene Kompetenzeinordnung bei Asthma	
Kompetenzbereich	**Einordnung der Wissensbezüge zur Falldarstellung**
Kompetenzbereich 1: Pflegeprozesse und Pflegediagnostik in akuten und dauerhaften Pflegesituationen verantwortlich planen, organisieren, gestalten, durchführen, steuern und evaluieren	
Kompetenzbereich 2: Kommunikation und Beratung personen- und situationsorientiert gestalten	
Kompetenzbereich 3: Intra- und interprofessionelles Handeln in unterschiedlichen systemischen Kontexten verantwortlich gestalten und mitgestalten	
Kompetenzbereich 4: Das eigene Handeln auf der Grundlage von Gesetzen, Verordnungen und ethischen Leitlinien reflektieren und begründen	
Kompetenzbereich 5: Das eigene Handeln auf der Grundlage von wissenschaftlichen Erkenntnissen und berufsethischen Einstellungen reflektieren und begründen	

11.5 Aufgaben und Tipps für den Praxiseinsatz

Besprechen Sie mit Ihrer praxisanleitenden Person Maßnahmen bei Atemnot und zur Pneumonieprophylaxe sowie die generelle Behandlung und Diagnostik von Asthma.
(Empfohlene Anleitungszeit: 1 Stunde)

Erarbeiten Sie jeweils einen Vertreter pro Dosieraerosol mit Arzneimittelübergruppe, Wirkstoff, Handelsname, Wirkungsweise, Nebenwirkungen und der Einnahmehinweise.
(Empfohlene Anleitungszeit: 1 Stunde)

Wählen Sie zusammen mit Ihrer praxisanleitenden Person eine/n Pflegeempfänger*in aus, um eine Inhalation praktisch durchzuführen. Bereiten Sie sich im Vorfeld gut auf die einzelnen Teilschritte vor (Vorbereitung aller Materialien, Durchführung, Nachbereitung).
(Empfohlene Anleitungszeit: 30 Minuten bis 1 Stunde)

Nennen Sie im Anschluss die Maßnahmen bei einer Atemnot. Schreiben Sie dazu passend eine Pflegeplanung für eine/n Pflegeempfänger*in mit Asthma.
(Empfohlene Anleitungszeit: 2 Stunde)

PRAXISTIPP

Das Gefühl eines Asthmaanfalls oder Atemnot kann nicht nur für den Betroffenen schrecklich sein, sondern auch für andere bedrohlich wirken. Aus diesem Grund ist es entscheidend, Ruhe zu bewahren. Bei Luftnot ist es also besonders wichtig, ruhig zu bleiben und die betroffene Person nicht allein zu lassen. Durch regelmäßiges Üben von Atemtechniken und den Umgang mit Notfallmedikamenten kann Sicherheit für diese Notfallsituationen gewonnen werden. Ein gut kontrolliertes Asthma ermöglicht ein nahezu normales Leben und steigert die Lebensqualität.

KAPITEL

12 Neurodermitis

Amira Abdullah: Die Hürden und Wege zur Linderung

Hören Sie den Podcast und bearbeiten Sie selbstständig die Mindmap und die Aufgaben in diesem Kapitel.

Zur Unterstützung können Sie die Falldarstellung und das Fachwissen auf den folgenden Seiten nachlesen.

Die Lösungsvorschläge finden Sie in Kapitel 26.

Den Podcast finden Sie hinter dem QR-Code oder unter diesem Link: https://www.elsevier.com/books-and-journals/book-companion/9783437252532

12 Neurodermitis

Kontext: akute Krankenhauspflege

Komplexität: mittlere Risikogeneigtheit

Welche Akteure/beteiligte Personen kommen im Fall vor und wie sind deren Rollen?

Welches Erleben / Deuten / Verarbeiten ergibt sich aus dem Fall?

Amira Abdullah, 5 Jahre

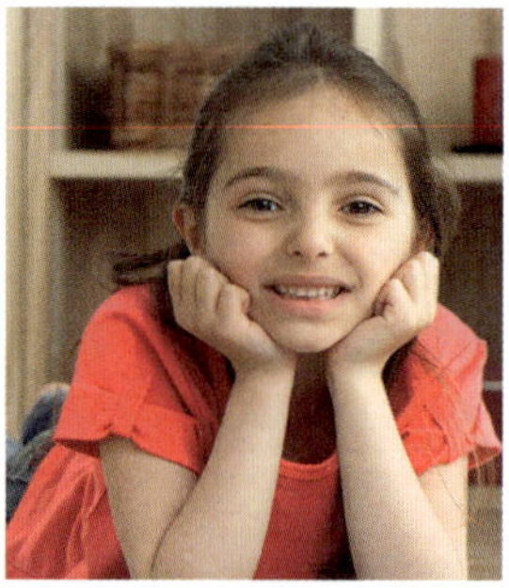

Was sind die Kontextbedingungen aus dem Fall?

Wie sind die Handlungsanlässe aus dem Fall?

Was sind die Handlungsmuster aus dem Fall?

[P1691/L157/J787-190]

12.1 Die Falldarstellung

Amira Abdullah: Die Hürden und Wege zur Linderung

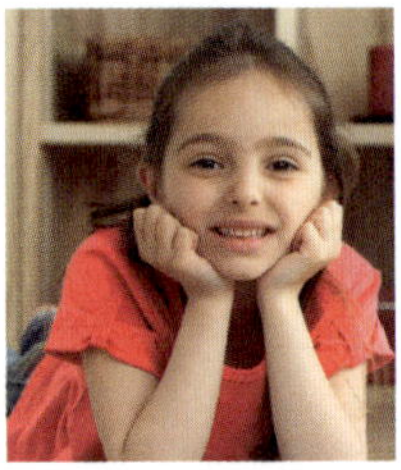
[J787-190]

Die zuständige Pflegefachfrau, Lisa Schneider, betreut Amira Abdullah auf einer Kinderstation. Das kleine Mädchen kam über die Notaufnahme. Amira kann nachts nicht gut schlafen. Sie wacht immer wieder aufgrund eines starken Juckreizes auf und ist dann sehr unruhig. Ihre Haut ist trocken, gerötet und schuppig. Beim Eincremen der Haut beobachtet die Pflegefachkraft, Frau Schneider, dass Amira sich ständig kratzt und bereits mehrere kleine Wunden entstanden sind. Sie versucht, das Mädchen vom Kratzen abzuhalten und versorgt die offenen Stellen. Amira versteht jedoch anscheinend den Sinn der Maßnahmen kaum. Sie mag das Eincremen nicht, es scheint ihr unangenehm zu sein und ihr fehlt die Geduld. Es kommt erschwerend dazu, dass die Mutter kein Deutsch spricht, und auch Amiras Sprachverständnis ist noch sehr eingeschränkt.
In den letzten Tagen hat Lisa aber trotz der Sprachbarriere einiges herausfinden können: Amira Abdullah ist fünf Jahre alt und lebt mit ihrer Mutter und zwei Geschwistern in einer Mietwohnung. Der Vater lebt noch in Afghanistan. Ihre Geschwister sind 2 und 8 Jahre alt. Familie Abdullah ist vor einem Jahr nach Deutschland gekommen. Seit kurzem leidet Amira an einer Neurodermitis. Diese chronische Erkrankung stellt die Familie vor große Herausforderungen.
Heute Morgen versucht die Pflegefachkraft eine Beratung für Amiras Mutter, die gerade zu Besuch ist, zu gestalten: Sie erklärt, wie, wann und womit das Eincremen durchzuführen ist. Zudem gibt sie Alternativen zum Kratzen, wie sanftes Drücken auf die juckenden Stellen. Dabei merkt sie, dass Amira einen ängstlichen Eindruck macht. Die Mutter nickt oft und lächelt. Aber ständig dreht sie sich weg, um nachzusehen, was die anderen Kinder gerade machen. Es ist wichtig, dass Amira sich nicht mehr kratzt, aber die Mutter scheint von der Beratung kaum etwas verstanden zu haben. Lisa Schneider ist etwas frustriert. Sie hat das Gefühl, nicht das leisten zu können, was die Familie benötigt. Sie überlegt, ob die Familie zusätzliche Leistungen der Familienhilfe in Anspruch nehmen könnte. Diese Gedanken teilt sie dem Spätdienst mit. Gemeinsam besprechen sie die aktuelle Situation und mögliche Hilfen.

12.2 Fachwissen zum Fall

Erklärung

Neurodermitis, auch bekannt als atopisches Ekzem oder atopische Dermatitis, ist eine entzündliche, chronische und nicht ansteckende Hauterkrankung. Die genauen Ursachen der Neurodermitis sind noch nicht vollständig geklärt. Man geht jedoch von einem multifaktoriellen Geschehen aus, das genetische Veranlagung, Allergien und Umwelteinflüsse umfasst. Diese Erkrankung beginnt häufig im Kindesalter.

Symptome

Typische Symptome von Neurodermitis sind:
- Starker Juckreiz und Rötungen
- Trockene, schuppige Haut, Hautrisse, bis hin zu Bläschenbildung und Verkrustungen

- Nässende Hautstellen
- Kleine Knötchen (Papeln), Verdickung der Haut an den betroffenen Stellen

Diese Symptome können variieren und treten oft schubweise auf, wobei sie durch verschiedene Auslöser wie Stress, Allergene oder klimatische Veränderungen verstärkt werden können.

WICHTIG

Piagets Theorie der kognitiven Entwicklung beschreibt die fortschreitende geistige Entwicklung von Kindern in Stufen. Piaget beschreibt die kognitive Entwicklung als einen Prozess der Anpassung (Adaption) und Organisation. Kinder durchlaufen dabei verschiedene Stufen, wobei sie kontinuierlich neue Erkenntnisse in ihre bestehenden Denkmuster integrieren (Assimilation) oder ihre Denkmuster verändern, um neuen Erfahrungen gerecht zu werden (Akkommodation). Diese Prozesse helfen dem Kind, ein Gleichgewicht herzustellen und in Harmonie mit seiner Umgebung zu leben. Die Entwicklung verläuft durch vier Hauptphasen: In der sensomotorischen Phase (0–2 Jahre) erleben Kinder die Welt durch Sinne und Handlungen. In der präoperationalen Phase (2–7 Jahre) entwickeln sie Sprache und beginnen, Symbole zu nutzen, können aber noch nicht logisch denken. Die Phase der konkreten Operationen (7–12 Jahre) ist durch logisches Denken und die Fähigkeit zur Kategorisierung gekennzeichnet. Ab 12 Jahren in der Phase der formalen Operationen entwickeln Jugendliche hypothetisches Denken und wissenschaftliche Rationalität.

Diese Stufen der kognitiven Entwicklung ermöglichen es Kindern und Jugendlichen, ihre Denkfähigkeiten kontinuierlich zu erweitern und sich an ihre Umgebung anzupassen.

12.3 Arbeitsaufträge zum Fall

Aufgabe 1

Benennen und bewerten Sie die Beobachtungen zum Zustand von Amira und leiten Sie pflegerische Maßnahmen für Amira ab.

Krankenbeobachtung und Pflegemaßnahmen bei Neurodermitis	
Krankenbeobachtung	**Pflegemaßnahmen**

Aufgabe 2

Erklären Sie die Entwicklungsstufen nach Erikson und analysieren Sie die Einordnung für Amira.
Menschen durchlaufen acht verschiedene Altersphasen vom Zeitpunkt ihrer Geburt an, in denen sie unterschiedliche Entwicklungsprozesse erleben, die prägend sind und ihr weiteres Leben beeinflussen. In jeder Phase gibt es zwei konkurrierende Ebenen, von denen eine am Ende des Prozesses die Oberhand gewinnt und die Persönlichkeit dominiert. Diese Stufen und Altersangaben sind als ungefähre Richtlinien zu verstehen, da individuelle Unterschiede bestehen können.
Für Amira lautet die Analyse folgendermaßen:

Berücksichtigung der Entwicklungsstufen nach Erikson

Entwicklungsstufen	Erklärung und Analyse
1	
2	
3	
4	
5	
6	
7	
8	

12.4 Eigene Kompetenzeinordnung zum Fall

Aufgabe 3

Ordnen Sie anhand der Falldarstellung mögliche Wissensbezüge in die jeweiligen Kompetenzbereiche ein.

Eigene Kompetenzeinordnung bei Neurodermitis	
Kompetenzbereich	Einordnung der Wissensbezüge zur Falldarstellung
Kompetenzbereich 1: Pflegeprozesse und Pflegediagnostik in akuten und dauerhaften Pflegesituationen verantwortlich planen, organisieren, gestalten, durchführen, steuern und evaluieren	
Kompetenzbereich 2: Kommunikation und Beratung personen- und situationsorientiert gestalten	
Kompetenzbereich 3: Intra- und interprofessionelles Handeln in unterschiedlichen systemischen Kontexten verantwortlich gestalten und mitgestalten	
Kompetenzbereich 4: Das eigene Handeln auf der Grundlage von Gesetzen, Verordnungen und ethischen Leitlinien reflektieren und begründen	
Kompetenzbereich 5: Das eigene Handeln auf der Grundlage von wissenschaftlichen Erkenntnissen und berufsethischen Einstellungen reflektieren und begründen	

12.5 Aufgaben und Tipps für den Praxiseinsatz

Besprechen Sie mit Ihrer praxisanleitenden Person die generelle Behandlung, Diagnostik und Pflege bei Neurodermitis, speziell für Ihren Einsatzort.
(Empfohlene Anleitungszeit: 1 Stunde)

Beobachten Sie den Hautzustand einer Person mit Neurodermitis über eine Woche hinweg. Dokumentieren Sie die Veränderungen der Haut, insbesondere in Bezug auf Feuchtigkeit, Rötung und Juckreiz.
(Empfohlene Anleitungszeit: 1 Stunde)

Wählen Sie zusammen mit Ihrer praxisanleitenden Person ein Kind aus, bei dem Sie die Hautpflege praktisch durchführen. Bereiten Sie sich im Vorfeld gut auf die einzelnen Teilschritte vor (Vorbereitung aller Materialien, Durchführung, Nachbereitung).
(Empfohlene Anleitungszeit: 30 Minuten bis 1 Stunde)

Schreiben Sie im Anschluss eine Pflegeplanung für ein Kind mit Neurodermitis oder zur kultursensiblen Pflege.
(Empfohlene Anleitungszeit: 2 Stunde)

PRAXISTIPP

Im Falle einer Neurodermitis-Erkrankung müssen Kleinkinder die Pflege- und Behandlungsmaßnahmen verstehen lernen. Es ist daher wichtig, dass Sie als Pflegefachperson die Erklärungen und Anleitungen kindgerecht und symbolhaft gestalten, sodass die Kleinkinder die Bedeutung und den Zweck der Maßnahmen besser nachvollziehen können. Bei der Pflege von Neurodermitis ist es entscheidend, die Haut regelmäßig mit feuchtigkeitsspendenden Cremes zu versorgen und milde, parfümfreie Reinigungsmittel zu verwenden. Grundsätzlich sollte Kratzen vermieden werden, um Infektionen vorzubeugen. Stressmanagement und eine angemessene Luftfeuchtigkeit im Raum tragen ebenfalls zur Linderung der Symptome bei.

KAPITEL

13 Blinddarmentzündung

Mila Sophie Schuster: Wenn der Bauchschmerz nicht nachlässt

Hören Sie den Podcast und bearbeiten Sie selbstständig die Mindmap und die Aufgaben in diesem Kapitel.

Zur Unterstützung können Sie die Falldarstellung und das Fachwissen auf den folgenden Seiten nachlesen.

Die Lösungsvorschläge finden Sie in Kapitel 26.

SCAN ME!

Den Podcast finden Sie hinter dem QR-Code oder unter diesem Link: https://www.elsevier.com/books-and-journals/book-companion/9783437252532

13 Blinddarmentzündung

Kontext: Kinder- und Jugendpflege (Notaufnahme und Pädiatrie)

Komplexität: mittlere Risikogeneigtheit

Welche Akteure/beteiligte Personen kommen im Fall vor und wie sind deren Rollen?

Welches Erleben / Deuten / Verarbeiten ergibt sich aus dem Fall?

Mila Sophie Schuster, 8 Jahre

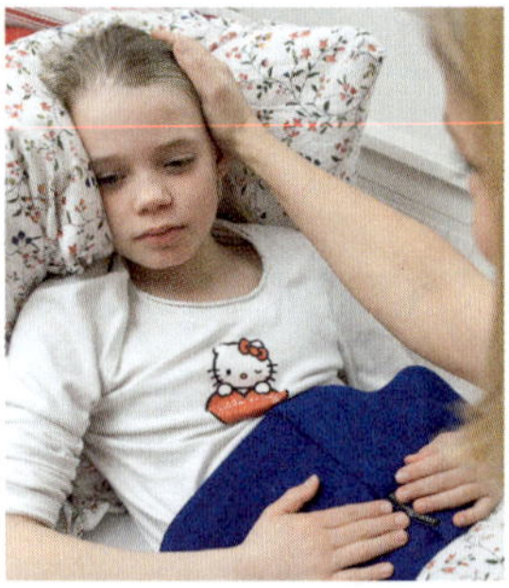

Was sind die Kontextbedingungen aus dem Fall?

Wie sind die Handlungsanlässe aus dem Fall?

Was sind die Handlungsmuster aus dem Fall?

[P1691/L157/J787-193]

13.1 Die Falldarstellung

Mila Sophie Schuster: Wenn der Bauchschmerz nicht nachlässt

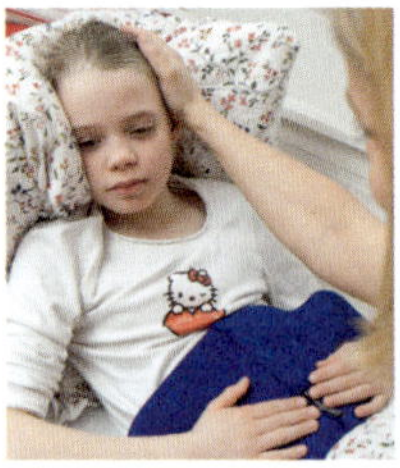

[J787-193]

Mila Sophie Schuster, 8 Jahre alt, hat seit einigen Wochen immer wieder Bauchschmerzen, besonders in der Schule. Anfangs konnte sie die Beschwerden mit einer Wärmflasche lindern, doch am Wochenende werden die Schmerzen stärker und halten mehrere Stunden an. Mila kann sich jetzt kaum noch bewegen. Ihre Mutter, Maria Schuster, eine 36-jährige alleinerziehende Mutter, macht sich zunehmend Sorgen. Am Samstagabend werden die Schmerzen so heftig, dass Mila nicht mehr zur Ruhe kommt. Ihre Temperatur steigt auf 38,2 °C, und da die Schmerzen nicht nachlassen, entscheidet sich Maria, mit ihr in die Notaufnahme zu fahren.

Im Krankenhaus angekommen, wird Mila sofort von einem Kinderarzt untersucht. Schnell wird eine Appendizitis vermutet. Die Blutuntersuchung bestätigt erhöhte Entzündungswerte und eine Sonografie zeigt, dass der Blinddarm entzündet ist. Mila muss sofort operiert werden und wird schnell für die Appendektomie vorbereitet. Eine i. v.-Kanüle wird gelegt, um Flüssigkeit und Schmerzmittel zu verabreichen. Die Ärztin spricht mit Mila, erklärt ihr in einfachen Worten, was passieren wird, und beruhigt sie. Mila klammert sich an ihre Mutter, die ihr versichert, dass sie in guten Händen ist.

In den nächsten Tagen nach der Operation wird Mila auf der Pädiatrie von Pflegeschüler Oscar Winter, 18 Jahre alt, betreut. Er leistet Sophia sehr gerne Gesellschaft und liest ihr etwas vor, wenn ihre Mutter tagsüber arbeiten ist. Es erfolgt ein stufenweiser Kostaufbau mit anfänglich flüssiger und später mit leichter Kost. Ihre Mobilisation erfolgt ebenso schrittweise und wird von Oscar unterstützt. Sie wird ermutigt, sich langsam wieder zu bewegen, um auch die Darmtätigkeit zu fördern und eine Verstopfung zu vermeiden.

Nach einigen Tagen im Krankenhaus wird Mila entlassen, jedoch mit klaren Anweisungen zur Wundpflege, zur Beobachtung von Symptomen, zum weiterem Kostaufbau und zur körperlichen Aktivität. Mila ist erschöpft, aber erleichtert, dass der schlimmste Teil vorbei ist. Ihre Mutter ist dankbar für die schnelle und kompetente Behandlung und freut sich darauf, ihre Tochter bald wieder gesund und fröhlich zu sehen.

13.2 Fachwissen zum Fall

Erklärung

Die Appendizitis (= Wurmfortsatzentzündung) ist eine Entzündung des Wurmfortsatzes am Ende des Blinddarms. Wenn der gesamte Blinddarm entzündet ist, spricht man von einer Typhlitis. Umgangssprachlich wird die Appendizitis oft einfach als Blinddarmentzündung bezeichnet. Eine akute Appendizitis ist ein medizinischer Notfall. Der Krankheitsverlauf kann unterschiedlich sein. Er reicht von einer leichten Reizung über eine starke Entzündung mit der Bildung eines Abszesses bis hin zu einem Wanddurchbruch (Perforation). Bei einem Durchbruch in die Bauchhöhle kann eine lebensgefährliche Bauchfellentzündung (Peritonitis) entstehen. Breitet sich die Entzündung im Bauchraum aus, kann sie gefährlich werden und zu einer Blutvergiftung (Sepsis) führen. Eine akute Blinddarmentzündung muss meist operiert werden.

Symptome

Typische Anzeichen einer Blinddarmentzündung sind Bauchschmerzen, die beim Bauchnabel beginnen und in den rechten Unterbauch wandern können. Die Schmerzen verschlimmern sich oft bei Bewegung, Husten oder Niesen. Begleitende Symptome sind Übelkeit, Erbrechen, Appetitlosigkeit und leichtes Fieber. Auch Druckschmerzen, Verstopfung oder Durchfall können auftreten. Bei Kindern, älteren Menschen und Schwangeren sind die Symptome oft untypisch, was die Diagnose erschwert. Kinder mit länger anhaltenden Bauchschmerzen sollten sicherheitshalber in medizinische Behandlung, da sie ihre Beschwerden oft nicht genau beschreiben können.

WICHTIG

Ein häufiger Test zur **Untersuchung von Schmerzen bei Verdacht auf eine Blinddarmentzündung** ist der Loslassschmerz *(Blumberg-Zeichen):* Man drückt langsam auf den rechten Unterbauch und lässt dann plötzlich los. Wenn das Loslassen stärkere Schmerzen verursacht, spricht dies für eine Reizung des Bauchfells, wie sie bei einer Blinddarmentzündung auftreten kann. Weitere Tests sind:

- *McBurney-Punkt:* Druckschmerz am Übergang zwischen dem rechten vorderen Beckenkamm und dem Bauchnabel, etwa auf der Hälfte dieser Linie.
- *Rovsing-Zeichen:* Schmerzen im rechten Unterbauch, die beim Abtasten vom linken Unterbauch entstehen.
- *Psoas-Zeichen:* Schmerzen im rechten Unterbauch, wenn das rechte Bein gegen Widerstand nach hinten gestreckt wird. Dies deutet auf eine Entzündung nahe dem Psoas-Muskel hin.

Diese Tests helfen dabei, eine Blinddarmentzündung zu erkennen, ersetzen aber keine weiteren Verfahren zur endgültigen Diagnose.

13.3 Arbeitsaufträge zum Fall

Aufgabe 1

Aus dem vorliegenden Fall ergeben sich diagnostische und therapeutische Aufgaben. Notieren Sie passende Pflegemaßnahmen, basierend auf dem beschriebenen Zustand.

Aufgaben in Diagnostik und Therapie bei Blinddarmentzündung

Diagnostik und Therapie zum Zustand	Handlungsoption, Pflegemaßnahmen

Aufgabe 2

Erörtern Sie das KASPERLE-Betreuungskonzept für die Anwendung zur vorliegenden Falldarstellung von Mila Sophie Schuster.

Das KASPERLE-Betreuungskonzept wurde entwickelt, um Kinder in Notfallsituationen psychisch bestmöglich zu betreuen. Kinder benötigen gerade in belastenden Ausnahmesituationen eine umfassende Zuwendung, und dabei ist es wichtig, dem kognitiven Entwicklungsstand des Kindes angepasst zu handeln.
Dies bedeutet Folgendes für die Anwendung bei Mila:

Berücksichtigung zum KASPERLE-Betreuungskonzept bei Appendizitis	
Akronym-Erklärung	**Anwendungsbeschreibung**
K: Kontakt aufnehmen und vorsichtig Körperkontakt herstellen	
A: für Ablenkung sorgen	
S: Situation erklären	
P: Personen einbeziehen, die dem Kind nahestehen	
E: Entscheidungsfreiheit lassen	
R: Ruhe bewahren	
L: Lieblingsstofftier holen und dem Kind geben	
E: Kind ernst nehmen	

13.4 Eigene Kompetenzeinordnung zum Fall

Aufgabe 3

Ordnen Sie anhand der Falldarstellung mögliche Wissensbezüge in die jeweiligen Kompetenzbereiche ein.

Eigene Kompetenzeinordnung bei Blinddarmentzündung	
Kompetenzbereich	**Einordnung der Wissensbezüge zur Falldarstellung**
Kompetenzbereich 1: Pflegeprozesse und Pflegediagnostik in akuten und dauerhaften Pflegesituationen verantwortlich planen, organisieren, gestalten, durchführen, steuern und evaluieren	
Kompetenzbereich 2: Kommunikation und Beratung personen- und situationsorientiert gestalten	
Kompetenzbereich 3: Intra- und interprofessionelles Handeln in unterschiedlichen systemischen Kontexten verantwortlich gestalten und mitgestalten	
Kompetenzbereich 4: Das eigene Handeln auf der Grundlage von Gesetzen, Verordnungen und ethischen Leitlinien reflektieren und begründen	
Kompetenzbereich 5: Das eigene Handeln auf der Grundlage von wissenschaftlichen Erkenntnissen und berufsethischen Einstellungen reflektieren und begründen	

13.5 Aufgaben und Tipps für den Praxiseinsatz

Besprechen Sie mit Ihrer praxisanleitenden Person die allgemeinen Vorgehensweisen bei der Behandlung und Diagnostik bei Appendizitis.
(Empfohlene Anleitungszeit: 1 Stunde)

Erarbeiten Sie jeweils eine spezielle Maßnahme zur präoperativen und postoperativen Pflege bei Kindern.
(Empfohlene Anleitungszeit: 1 Stunde)

Wählen Sie zusammen mit Ihrer praxisanleitenden Person ein Kind aus, um die präoperative und postoperative Pflege durchzuführen.
(Empfohlene Anleitungszeit: 30 Minuten bis 1 Stunde)

Schreiben Sie dann eine Pflegeplanung für ein Kind nach einer Operation oder mit einer Appendizitis.
(Empfohlene Anleitungszeit: 2 Stunde)

PRAXISTIPP

Nach einer Operation benötigen Kinder besonders emotionale Unterstützung. Bei einer Blinddarmentzündung sollten Sie zusätzlich den Bauch des Kindes auf Schmerzen oder Verhärtungen hin untersuchen. Flatulenzen (Blähungen) sind nach einer Appendizitis und deren Behandlung, insbesondere nach einer Appendektomie (Blinddarmentfernung), ein wichtiger Aspekt der Pflege und Nachbeobachtung. Nach der Operation kann es zu einer verlangsamten Darmmotilität kommen, was häufig zu Blähungen und Völlegefühl führt. Flatulenz kann ein Zeichen dafür sein, dass der Darm nach der Operation wieder zur normalen Funktion zurückkehrt. Es ist wichtig, dass der Patient bzw. das Kind nach der Operation frühzeitig mobilisiert wird, da Bewegung die Darmbewegungen anregt und hilft, Blähungen zu lösen. Eine verzögerte Flatulenz (also das Fehlen von Blähungen oder Stuhlgang) kann auf Darmverschluss oder postoperative Darmträgheit hinweisen, was ärztlich abgeklärt werden sollte. Die frühzeitige Beobachtung und Behandlung von Flatulenz sind daher wichtig, um Komplikationen zu vermeiden und den Heilungsprozess zu unterstützen.

KAPITEL

14 Ulcus cruris

Wolfram Gerlach: Die Wunde, ein zäher Weg zur Heilung

Hören Sie den Podcast und bearbeiten Sie selbstständig die Mindmap und die Aufgaben in diesem Kapitel.

Zur Unterstützung können Sie die Falldarstellung und das Fachwissen auf den folgenden Seiten nachlesen.

Die Lösungsvorschläge finden Sie in Kapitel 26.

SCAN ME!

Den Podcast finden Sie hinter dem QR-Code oder unter diesem Link: https://www.elsevier.com/books-and-journals/book-companion/9783437252532

14 Ulcus cruris

Kontext: ambulante Pflege (ambulanter Dienst)

Komplexität: höhere Risikogeneigtheit

Welche Akteure/beteiligte Personen kommen im Fall vor und wie sind deren Rollen?

Welches Erleben / Deuten / Verarbeiten ergibt sich aus dem Fall?

Wolfram Gerlach, 78 Jahre

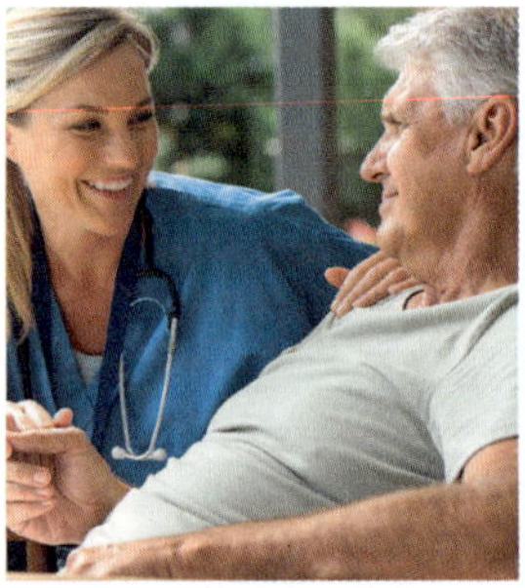

Was sind die Kontextbedingungen aus dem Fall?

Wie sind die Handlungsanlässe aus dem Fall?

Was sind die Handlungsmuster aus dem Fall?

[P1691/L157/J787-190]

14.1 Die Falldarstellung

Wolfram Gerlach: Die Wunde, ein zäher Weg zur Heilung

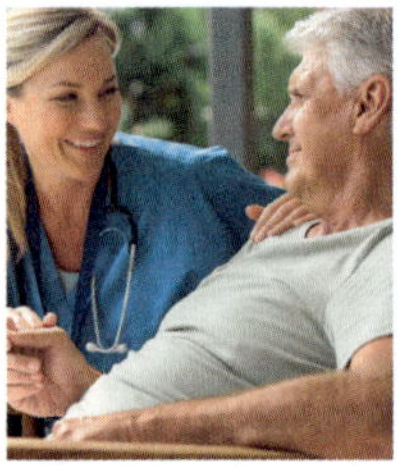
[J787-190]

Es war ein trüber Nachmittag, als Liselotte Reinhards, Pflegeschülerin im 2. Ausbildungsjahr, zusammen mit ihrem Praxisanleiter Benno Krämer Herrn Wolfram Gerlach im ambulanten Pflegedienst besuchte. Der 71-jährige Pflegeempfänger litt seit Jahren an einer zunehmenden venösen Insuffizienz, welche ihn zwang, täglich Kompressionsstrümpfe zu tragen. Im Sommer waren Herrn Gerlach diese aber zu warm und lästig und deswegen lehnte er sie dann trotz umfangreicher Beratung der Pflegefachpersonen häufig ab. Dies hatte massive Ödeme der Unterschenkel zur Folge. Schlimmer noch, es entstand ein venöser Ulcus cruris am linken Innenknöchel, nachdem eine oberflächliche Hautläsion durch einen Stoß gegen eine scharfe Kante nicht verheilen wollte. Nun wurde ein täglicher Verbandswechsel und Wundreinigung notwendig. Aber die Heilung schritt bisher kaum voran, woran der Typ-2-Diabetes, den Herr Gerlach seit 10 Jahren hatte, sicher nicht unschuldig war. Heute sollte Liselotte zum ersten Mal beim Verbandswechsel zusehen. Als ihr Anleiter den durchnässten Verband entfernte, stockte ihr der Atem. Der Wunddefekt am Knöchel zeigte sich größer und tiefer, als Liselotte gedacht hatte, und deutliche Zeichen einer Entzündung wurden sichtbar. Der Anblick der nässenden, geröteten Wunde war erschütternd und ein süßlich-fauliger Geruch lag nun in der Luft. Obwohl Benno routiniert arbeitete, stieg in Liselotte plötzlich ein starker Ekel auf. Ein Schwindelgefühl kam ebenso unerwartet dazu und so murmelte sie hastig: „Entschuldigung, ich muss kurz raus.“ Draußen lehnte sie sich gegen die Wand und atmete tief durch. Das war zu viel für sie gewesen, doch Benno beruhigte sie später. „Das ist am Anfang normal. Es wird leichter mit der Zeit.“ Liselotte wusste, dass es nicht nur der Anblick der Wunde war, sondern auch das Leid von Herrn Gerlach, das sie bewegte.
Trotz täglichem Verbandswechsel und Kompressionstherapie gestaltete sich die Heilung weiterhin zäh. Aufgeben war jedoch keine Option. Herr Gerlach verabschiedete sich trotz Schmerzen jeden Tag mit einem Lächeln bei den Pflegekräften und blieb stets zuversichtlich. Deshalb hatte sich Liselotte geschworen, weiter zu lernen, um eines Tages genauso stark zu sein wie er.

14.2 Fachwissen zum Fall

Erklärung

Ulcus cruris ist ein chronisches, schlecht heilendes Geschwür am Unterschenkel, welches durch Durchblutungsstörungen in den Venen oder Arterien verursacht wird. Es tritt häufig bei älteren Menschen auf und kann durch Krankheiten wie Diabetes oder Veneninsuffizienz begünstigt werden. Die Wunde neigt zum Nässen, heilt schlecht und kann stark schmerzen.

Einteilung der Formen von Ulcus cruris

Venöses Ulcus cruris (Ulcus cruris venosum):

- **Ursache:** Chronische venöse Insuffizienz, eine unzureichende Funktion der Venen
- **Symptome:** Starke Schwellung (Ödem), nässende Hautdefekte, die typischerweise am Innenknöchel auftreten, können chronifizieren, hohe Rezidivneigung

Arterielles Ulcus cruris (Ulcus cruris arteriosum):
- **Ursache:** Arterielle Durchblutungsstörungen, z. B. Arteriosklerose, Stenosen
- **Symptome:** Tiefere, trockene Wunden, oft mit Schmerzen, besonders bei Belastung (z. B. beim Gehen), die typischerweise am Außenknöchel oder Fußrücken auftreten, hohe Gefahr für Rezidive

Gemischtes Ulcus cruris (Ulcus cruris mixtum):
- **Ursache:** Kombination aus venösen und arteriellen Durchblutungsstörungen
- **Symptome:** Merkmale beider Typen, schwer behandelbar, schlechtere Prognose

Diabetisches Ulcus cruris:
- **Ursache:** Diabetes-mellitus-Spätschäden und dadurch schlechte Wundheilung
- **Symptome:** Wunden an Füßen oder Unterschenkeln, oft ohne Schmerzen aufgrund der Nervenstörung, durch diabetische Neuropathie

Jede Form erfordert eine spezifische Therapie, um die Heilung zu fördern.

WICHTIG

Die **fünf klassischen lokalen Entzündungszeichen** (Kardinalsymptome) sind Rötung (rubor), Schwellung (tumor), Schmerz (dolor), Überwärmung (calor) und eingeschränkte Funktion (functio laesa). Wobei sich die Wundheilungsphasen in drei Hauptphasen unterteilen lassen:

1. *Exsudationsphase (Entzündungsphase):* Reinigung der Wunde durch Blutgerinnung und Sekret, Abbau von totem Gewebe und Bakterien. Die Wunde produziert viel Sekret, um sich sauber zu spülen.
2. *Proliferationsphase (Granulationsphase):* Neubildung von Gewebe und Blutgefäßen, viel weniger Sekret, Bildung von Granulationsgewebe mit einem rotem Wundgrund, die Wunde beginnt sich zu schließen, aber sie blutet schneller, da das Gewebe empfindlicher ist.
3. *Regenerationsphase (Epithelisierungsphase):* Wundrand wird durch neue Hautzellen geschlossen, Narbengewebe bildet sich, die Wunde ist auf Hautniveau und die Haut stabilisiert sich.

14.3 Arbeitsaufträge zum Fall

Aufgabe 1

Notieren Sie die Aufgaben für Diagnostik und Therapie, die sich aus der vorliegenden Falldarstellung ergeben. Erarbeiten Sie mögliche Handlungsoptionen und die Pflegemaßnahmen, die aus dem beschriebenen Zustand für Herrn Gerlach abzuleiten sind.

Aufgaben in Diagnostik und Therapie bei Ulcus cruris

Diagnostik und Therapie zum Zustand	Handlungsoption, Pflegemaßnahmen

Aufgabe 2

Beschreiben Sie die Kriterien des Expertenstandards zur Pflege von Menschen mit chronischen Wunden in Bezug auf Herrn Gerlach.

Der Expertenstandard zur Pflege von Menschen mit chronischen Wunden legt fest, wie eine systematische Wundbeurteilung, eine geeignete Wundversorgung und eine Prävention von Komplikationen erfolgen sollen. Ziel ist es, die Lebensqualität der Betroffenen zu verbessern und die Wundheilung durch evidenzbasierte Maßnahmen zu fördern.

Dies bedeutet Folgendes für die Anwendung bei Herrn Gerlach:

Berücksichtigung des Expertenstandards zur Pflege von Menschen mit chronischen Wunden bei Ulcus cruris	
Kriterien	**Anwendungsbeschreibung**
Strukturkriterien	
Prozesskriterien	
Ergebniskriterien	

14.4 Eigene Kompetenzeinordnung zum Fall

Aufgabe 3

Ordnen Sie anhand der Falldarstellung mögliche Wissensbezüge in die jeweiligen Kompetenzbereiche ein.

Eigene Kompetenzeinordnung bei Ulcus cruris	
Kompetenzbereich	**Einordnung der Wissensbezüge zur Falldarstellung**
Kompetenzbereich 1: Pflegeprozesse und Pflegediagnostik in akuten und dauerhaften Pflegesituationen verantwortlich planen, organisieren, gestalten, durchführen, steuern und evaluieren	
Kompetenzbereich 2: Kommunikation und Beratung personen- und situationsorientiert gestalten	
Kompetenzbereich 3: Intra- und interprofessionelles Handeln in unterschiedlichen systemischen Kontexten verantwortlich gestalten und mitgestalten	
Kompetenzbereich 4: Das eigene Handeln auf der Grundlage von Gesetzen, Verordnungen und ethischen Leitlinien reflektieren und begründen	
Kompetenzbereich 5: Das eigene Handeln auf der Grundlage von wissenschaftlichen Erkenntnissen und berufsethischen Einstellungen reflektieren und begründen	

14.5 Aufgaben und Tipps für den Praxiseinsatz

Besprechen Sie mit Ihrer praxisanleitenden Person die generelle Behandlung und Diagnostik bei Ulcus cruris, speziell für Ihren Einsatzort.
(Empfohlene Anleitungszeit: 1 Stunde)

Erarbeiten Sie jeweils eine spezielle Pflegemaßnahme zur Wundversorgung bei Ulcus cruris für die verschiedenen Versorgungsmöglichkeiten.
(Empfohlene Anleitungszeit: 1 Stunde)

Wählen Sie zusammen mit Ihrer praxisanleitenden Person eine/n Pflegeempfänger*in aus, um eine pflegerische Maßnahme zum Wundmanagement praktisch durchzuführen. Bereiten Sie sich im Vorfeld gut auf die einzelnen Teilschritte des Verbandswechsels vor (Vorbereitung, Durchführung, Nachbereitung).
(Empfohlene Anleitungszeit: 30 Minuten bis 1 Stunde)

Nennen Sie die weiteren passenden pflegerischen Maßnahmen zum ganzheitlichen Wundmanagement und schreiben Sie dazu passend eine Pflegeplanung für eine/n Pflegeempfänger*in mit einer Wunderkrankung.
(Empfohlene Anleitungszeit: 2 Stunde)

PRAXISTIPP

Die Vermeidung oder Reduktion von ekelerregenden Situationen sind beim Wundmanagement relevant. Die vier Ebenen des Ekelmanagements umfassen:

1. Eine gute Pflegeplanung und -durchführung, um ekelerregende Situationen zu minimieren.
2. Schutzmaßnahmen wie Handschuhe und Mundschutz für maximalen Schutz.
3. Einen Perspektivwechsel, der durch Empathie und Konzentration Ekelgefühle reduziert.
4. Auszeiten wie Pausen und Entspannung nach ekligen Tätigkeiten, um sich zu erholen.

KAPITEL 15 Dekubitus

Birgit Döring: Wie gezielte Pflegeberatung zum Rettungsanker wird

Hören Sie den Podcast und bearbeiten Sie selbstständig die Mindmap und die Aufgaben in diesem Kapitel.

Zur Unterstützung können Sie die Falldarstellung und das Fachwissen auf den folgenden Seiten nachlesen.

Die Lösungsvorschläge finden Sie in Kapitel 26.

SCAN ME!

Den Podcast finden Sie hinter dem QR-Code oder unter diesem Link: https://www.elsevier.com/books-and-journals/book-companion/9783437252532

15 Dekubitus

Kontext: ambulante Pflege
(Pflegeberatung und Angehörigenschulungen)

Komplexität: höhere Risikogeneigtheit

Welche Akteure/beteiligte Personen kommen im Fall vor und wie sind deren Rollen?

Welches Erleben / Deuten / Verarbeiten ergibt sich aus dem Fall?

Birgit Döring, 76 Jahre

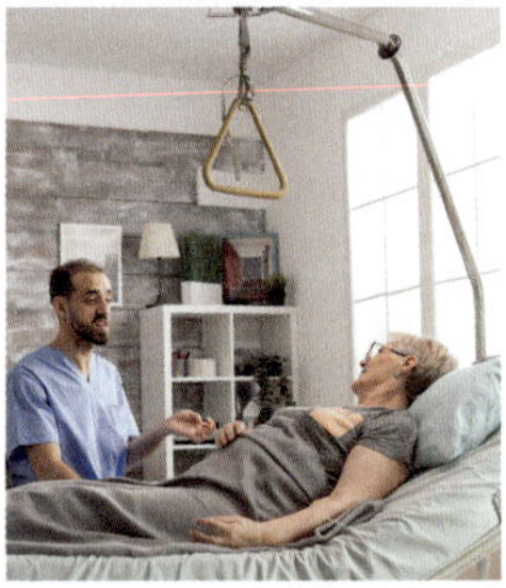

Was sind die Kontextbedingungen aus dem Fall?

Wie sind die Handlungsanlässe aus dem Fall?

Was sind die Handlungsmuster aus dem Fall?

[P1691/L157/J787-294]

15.1 Die Falldarstellung

Birgit Döring: Wie gezielte Pflegeberatung zum Rettungsanker wird

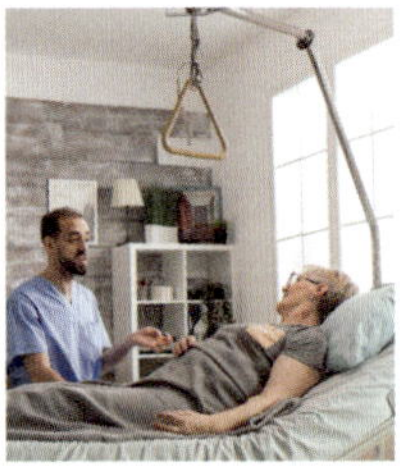

[J787-294]

Frau Birgit Döring ist 76 Jahre alt und lebt in ihrer eigenen Wohnung, wo sie von ihrer Tochter Petra betreut wird. Aufgrund ihrer gesundheitlichen Einschränkungen hat sie den Pflegegrad 3 und benötigt Unterstützung im Alltag. In den letzten Wochen hat sich ihr Zustand jedoch verschlechtert. Sie wird zunehmend unbeweglicher und hat Schwierigkeiten, aus dem Bett aufzustehen. Diese Veränderungen belasten nicht nur Frau Döring, sondern auch ihre Tochter, die zunehmend überfordert ist und selbst unter starken Rückenschmerzen leidet.

Heute besucht Pflegeberater Mustafa Öztürk die beiden, um die gesetzlich verpflichtende Pflegeberatung nach § 37.3 SGB XI durchzuführen. Er stellt bei seiner Ankunft fest, dass Frau Döring in einem schlechten Zustand ist und berät Petra über die Notwendigkeit, eine Höherstufung des Pflegegrades zu beantragen. Mustafa empfiehlt außerdem, einen ambulanten Pflegedienst hinzuzuziehen, der mindestens einmal täglich zur Körperpflege kommt, um die Tochter zu entlasten. Während des Gesprächs berichtet diese, dass sie bei ihrer Mutter vor drei Tagen eine merkwürdige Blase an der linken Ferse bemerkt hat, obwohl Frau Döring seit einer Woche nicht mehr das Bett verlassen hat und somit auch keine zu engen Schuhe getragen hat. Mustafa untersucht die Blase. Er dokumentiert den Zustand der Haut auf einem Wundprotokoll und macht Fotos davon. Angesichts der Risikofaktoren und der hohen Punktzahl auf der Braden-Skala ermittelt er ein erhöhtes Dekubitusrisiko. Petra äußert sich besorgt über den Hautzustand ihrer Mutter und macht sich Vorwürfe, nicht genug getan zu haben. Mustafa nimmt sich Zeit, um Petra zu beruhigen und erklärt ihr, dass die Pflege oft eine Herausforderung darstellt. Er zeigt ihr auch Hilfestellungen zur besseren Positionierung der Fersen im Bett, um weitere Hautschäden zu vermeiden. Darüber hinaus empfiehlt er, an einem Kurs zur Angehörigenschulung teilzunehmen, damit sie mehr über die Grundpflege und das Pflegehandling lernt. Durch die umfassende Beratung von Mustafa erhält Petra nicht nur wertvolle Informationen zur Pflege ihrer Mutter, sondern auch praktische Tipps zur Verbesserung ihrer eigenen Gesundheit und zur Vermeidung von Überlastung.

15.2 Fachwissen zum Fall

Erklärung

Dekubitus, auch bekannt als Druckgeschwür, beschreibt eine Schädigung von Haut und darunterliegendem Gewebe, die durch länger anhaltenden Druck oder Reibung entsteht. Diese Verletzung tritt häufig an Stellen auf, an denen die Knochen wenig von Muskel- oder Fettgewebe gepolstert sind, wie etwa an den Fersen, dem Steißbein und den Hüften. Besonders gefährdet sind Bettlägerige, da mangelnde Bewegung den Druck erhöht und die Blutzirkulation einschränkt, was zu diesen Gewebeschäden führt.

Ursachen und Risikofaktoren

Dekubitus entsteht durch längeren Druck oder Reibung, was die Durchblutung behindert. Wichtige Risikofaktoren sind Immobilität, Feuchtigkeit (z. B. durch Inkontinenz), Mangelernährung, bestimmte Erkrankungen (z. B. Diabetes) und ein extremes Körpergewicht (Über- oder Untergewicht). Diese Faktoren beanspruchen die Haut und erhöhen die Anfälligkeit für Druckgeschwüre.

Stadien

Dekubitus wird in vier Stadien eingeteilt, je nach Tiefe und Schwere der Gewebeschädigung:
- *Stadium I:* Hautrötung ohne Hautdefekt, die bei Druckentlastung nicht verschwindet. Die Haut kann sich verhärtet oder wärmer anfühlen.
- *Stadium II:* Teilverlust der Hautschichten. Es bilden sich offene, oberflächliche Wunden oder Blasen.
- *Stadium III:* Verlust aller Hautschichten, das Geschwür reicht bis in das Unterhautfettgewebe, jedoch ohne Muskel- oder Knochenbeteiligung.
- *Stadium IV:* Tiefes Druckgeschwür mit Schädigung von Muskeln, Knochen oder unterstützenden Strukturen wie Sehnen. Hier besteht ein hohes Infektionsrisiko.

Diese Stadien geben Hinweise für die Behandlung, da jede Stufe spezifische Maßnahmen zur Wundversorgung und Druckentlastung erfordert.

WICHTIG

Braden-Skala, Norton-Skala und Waterlow-Skala sind **Assessment-Instrumente** zur Einschätzung des Risikos für Dekubitus.
- Die Braden-Skala bewertet Faktoren wie Mobilität, Feuchtigkeit und Ernährungszustand, um das Risiko zu quantifizieren.
- Die Norton-Skala erfasst fünf Kategorien, darunter den körperlichen Zustand und Inkontinenz.
- Die Waterlow-Skala ist umfassender, sie berücksichtigt zusätzliche Faktoren wie Alter, Gewicht und spezifische Hautmerkmale.

Alle drei Skalen dienen dazu, das Dekubitusrisiko frühzeitig zu erkennen und präventive Maßnahmen einzuleiten. Sie werden häufig in der Pflege verwendet, um gezielte und individuelle Maßnahmen zur Druckentlastung und Hautpflege zu planen.

15.3 Arbeitsaufträge zum Fall

Aufgabe 1

Aus der vorliegenden Falldarstellung ergeben sich Aufgaben für Diagnose und Therapie. Notieren Sie die möglichen Handlungsmöglichkeiten und die Pflegemaßnahmen, die aus dem beschriebenen Zustand von Frau Döring abzuleiten sind.

Aufgaben in Diagnostik und Therapie bei Dekubitus	
Diagnostik und Therapie zum Zustand	**Handlungsoption, Pflegemaßnahmen**

Aufgabe 2

Analysieren Sie pflegerische Maßnahmen zur Vorbeugung eines Dekubitus auf der Grundlage des Expertenstandards Dekubitusprophylaxe in der Pflege passend für die Falldarstellung.

Der Expertenstandard Dekubitusprophylaxe in der Pflege dient als Leitlinie zur systematischen Dekubitusprävention und legt spezifische Maßnahmen zur Risikominimierung fest. Die zentrale Zielsetzung ist es, einen Dekubitus durch strukturiertes Vorgehen, individuelle Risikoanalyse und gezielte Maßnahmen zu verhindern. Dies bedeutet Folgendes für die Anwendung bei Frau Döring:

Anwendung des Expertenstandards Dekubitusprophylaxe in der Pflege	
Kriterien	**Pflegerische Interventionen**
Strukturkriterien	
Prozesskriterien	
Ergebniskriterien	

15.4 Eigene Kompetenzeinordnung zum Fall

Aufgabe 3

Ordnen Sie anhand der Falldarstellung mögliche Wissensbezüge in die jeweiligen Kompetenzbereiche ein.

Eigene Kompetenzeinordnung bei Dekubitus

Kompetenzbereich	Einordnung der Wissensbezüge zur Falldarstellung
Kompetenzbereich 1: Pflegeprozesse und Pflegediagnostik in akuten und dauerhaften Pflegesituationen verantwortlich planen, organisieren, gestalten, durchführen, steuern und evaluieren	
Kompetenzbereich 2: Kommunikation und Beratung personen- und situationsorientiert gestalten	
Kompetenzbereich 3: Intra- und interprofessionelles Handeln in unterschiedlichen systemischen Kontexten verantwortlich gestalten und mitgestalten	
Kompetenzbereich 4: Das eigene Handeln auf der Grundlage von Gesetzen, Verordnungen und ethischen Leitlinien reflektieren und begründen	
Kompetenzbereich 5: Das eigene Handeln auf der Grundlage von wissenschaftlichen Erkenntnissen und berufsethischen Einstellungen reflektieren und begründen	

15.5 Aufgaben und Tipps für den Praxiseinsatz

Besprechen Sie mit Ihrer praxisanleitenden Person die generelle Behandlung und Diagnostik bei einem Dekubitus.
(Empfohlene Anleitungszeit: 1 Stunde)

Wenden Sie eines der spezifischen Assessment-Instrumente (z.B. Braden-Skala, Norton-Skala oder Waterlow-Skala) exemplarisch an Ihrem Praxiseinsatzort an.
(Empfohlene Anleitungszeit: 1 Stunde)

Wählen Sie gemeinsam mit Ihrer praxisanleitenden Person eine/n Pflegeempfänger*in aus, um die Dekubitusprophylaxe praktisch durchzuführen. Bereiten Sie sich gründlich auf die einzelnen Schritte vor.
(Empfohlene Anleitungszeit: 1 bis 2 Stunden)

Erstellen Sie eine Pflegeplanung für eine/n Pflegeempfänger*in mit einem bestehenden Dekubitus oder zur Dekubitusprophylaxe.
(Empfohlene Anleitungszeit: 2 Stunde)

PRAXISTIPP

Um Dekubitus effektiv vorzubeugen, sollten Pflegekräfte regelmäßige Mobilisation und Positionswechsel im Rahmen eines festgelegten Zeitplans durchführen. Ebenso sollten druckentlastende Hilfsmittel fachgerecht verwendet werden, und die Haut der Pflegeempfänger*innen sollte regelmäßig inspiziert und gepflegt werden. Ein entstandener Dekubitus kann als Pflegefehler angesehen werden, da er oft durch Vernachlässigung der empfohlenen präventiven Maßnahmen verursacht wird. Ein Pflegefehler liegt vor, wenn die Pflegekraft ihre Sorgfaltspflicht verletzt und es dadurch bei Patient*innen zu gesundheitlichen Schäden kommt. Dies kann rechtliche Konsequenzen nach sich ziehen, darunter Schadenersatzforderungen oder strafrechtliche Haftung, wenn nachgewiesen wird, dass die Pflegekraft fahrlässig gehandelt hat. Um rechtlichen Problemen vorzubeugen, sind eine umfassende Dokumentation aller durchgeführten Maßnahmen und Krankenbeobachtungen unerlässlich. Regelmäßige Schulungen und die Sensibilisierung des Pflegefachpersonals sind ebenfalls entscheidend, um die Pflegequalität zu verbessern und das Risiko für Dekubitus zu minimieren.

KAPITEL

16 Thrombose

Renate Seefeld: Ein aufmerksamer Blick rettet Leben

Hören Sie den Podcast und bearbeiten Sie selbstständig die Mindmap und die Aufgaben in diesem Kapitel.

Zur Unterstützung können Sie die Falldarstellung und das Fachwissen auf den folgenden Seiten nachlesen.

Die Lösungsvorschläge finden Sie in Kapitel 26.

SCAN ME!

Den Podcast finden Sie hinter dem QR-Code oder unter diesem Link: https://www.elsevier.com/books-and-journals/book-companion/9783437252532

16 Thrombose

Kontext: ambulante Pflege (Tagespflege)

Komplexität: mittlere Risikogeneigtheit

Welche Akteure/beteiligte Personen kommen im Fall vor und wie sind deren Rollen?

Welches Erleben / Deuten / Verarbeiten ergibt sich aus dem Fall?

Renate Seefeld, 77 Jahre

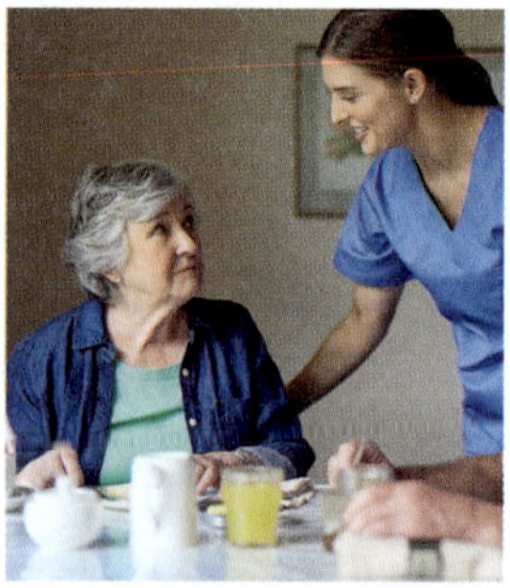

Was sind die Kontextbedingungen aus dem Fall?

Wie sind die Handlungsanlässe aus dem Fall?

Was sind die Handlungsmuster aus dem Fall?

[P1691/L157/J787-183]

Ambulante Pflege

16.1 Die Falldarstellung

Renate Seefeld: Ein aufmerksamer Blick rettet Leben

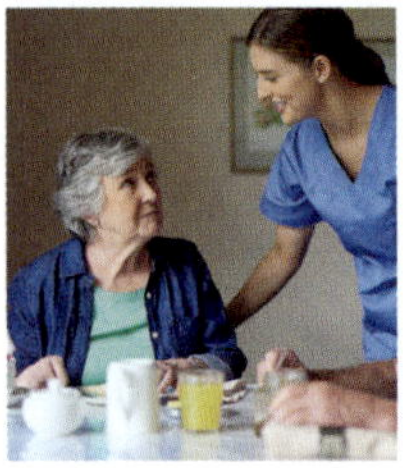

[J787-183]

An einem Nachmittag in der Tagespflege „Wolkentraum" bemerkt die Pflegeschülerin Stefanie Arnold während des Kaffeetrinkens, dass etwas mit der Klientin Frau Seefeld nicht stimmt. Die sonst so lebhaft an Gesprächen teilnehmende Dame ist ungewöhnlich still und Stefanie sieht, wie sie immer wieder unruhig auf ihrem Stuhl hin und her rutscht. Ihr rechtes Bein scheint geschwollen und gerötet zu sein, und Stefanie meint glänzende und gespannte Haut am rechten Knöchel zu erkennen. Kurzentschlossen bittet Stefanie Frau Seefeld, mit ihr zur Toilette zu kommen, um das Bein genauer anzusehen. Im Waschraum angekommen, hebt Frau Seefeld das Hosenbein vorsichtig an. Stefanie erschrickt, denn das Bein ist nicht nur stark geschwollen, sondern rötlich verfärbt und fühlt sich heiß an. An manchen Stellen scheint die Haut kurz vor dem Reißen zu stehen und kleine Adern treten sichtbar hervor. „Es zieht schon eine Weile", gibt Frau Seefeld zögerlich zu. „Vor allem nachts kann ich kaum schlafen." Ihre Stimme zittert und Stefanie bemerkt, wie müde und angespannt Frau Seefeld aussieht. Die tapfere, bescheidene Frau scheint den Schmerz schon länger zu ertragen.

Stefanie erinnert sich, dass Frau Seefeld seit Wochen ihre Kompressionsstrümpfe nicht mehr trägt. „Zu eng, viel zu eng", hatte sie oft gesagt. Doch bei der Ankunft mit dem Transportdienst am Morgen war nichts von Schmerzen oder einer Schwellung erwähnt worden. Besorgt und alarmiert meldet Stefanie ihre Beobachtungen sofort der Pflegeleitung. Nach kurzer Absprache wird klar, dass sofortiger Handlungsbedarf besteht und der Rettungsdienst wird gerufen.

Dieser trifft wenige Minuten später ein und begutachtet Frau Seefelds Bein ausführlich. Die Haut wirkt nun noch straffer und ist fast lila verfärbt. Frau Seefeld zuckt bei der kleinsten Berührung zusammen. Da der Verdacht auf eine tiefe Beinvenenthrombose besteht, wird die alte Dame sofort mit hoher Dringlichkeit in die Klinik transportiert. Stefanie denkt die ganze Zeit daran, wie sehr Frau Seefeld versucht hatte, stark zu bleiben. Nachdem der Krankenwagen losgefahren ist, wird auch ihre Tochter informiert. Diese ist schockiert und sorgt sich sehr um ihre Mutter. Sie macht sich Vorwürfe, die Anzeichen nicht bemerkt zu haben.

16.2 Fachwissen zum Fall

Erklärung

Die Thrombose ist eine Erkrankung, bei der sich ein Blutgerinnsel in einem Blutgefäß bildet. Dies kann in Venen oder Arterien passieren. Das Blutgerinnsel kann dann in dem betreffenden Gefäß den Blutfluss blockieren. Die häufigste Form ist die Beinvenenthrombose, auch „tiefe Venenthrombose" (= TVT) genannt. Sie betrifft vor allem die tiefen Beinvenen der Waden oder Oberschenkel. Eine Thrombose kann lebensgefährlich sein, weil das Gerinnsel sich lösen und mit dem Blutfluss in andere Organe wandern kann. Dieses Phänomen betrifft aufgrund der Gefäßanatomie oft die Lunge und wird dann Embolie bzw. Lungenembolie genannt. Da durch Prävention von Thrombosen auch Embolien vorgebeugt werden, wird auch der Begriff Thromboembolie-Prophylaxe verwendet.

Ursachen und Risikofaktoren

Die Ursachen für eine Thrombose sind vielfältig. Häufig entsteht sie durch Verletzungen der Blutgefäße, etwa durch Unfälle oder Operationen. Auch eine verlangsamte Blutzirkulation spielt eine Rolle, besonders wenn langes Sitzen oder Liegen die Beweglichkeit einschränkt. In solchen Fällen kommt es zu längeren Phasen der Inaktivität, was den venösen Rückfluss verlangsamt. Lange Reisen können somit das Risiko ebenfalls erhöhen. Zudem tragen Erkrankungen des Herz-Kreislauf-Systems, Diabetes und Faktoren wie Übergewicht, Rauchen und genetische Veranlagung zu einem erhöhten Risiko bei. Mit zunehmendem Alter verlieren die Blutgefäße an Elastizität. Frauen haben während der Schwangerschaft oder durch die Einnahme der Antibabypille ein höheres Risiko.

Symptome

Die Hauptsymptome einer Thrombose sind Schwellungen und Schmerzen im Gerinnselbereich des betroffenen Gefäßes, z. B. in den Beinvenen. Oft fühlt sich die Haut warm an und kann rötlich oder bläulich verfärbt sein. Betroffene berichten häufig von einem Druckgefühl oder einem Ziehen in der Wade. Manchmal ist auch die Beweglichkeit des Beins eingeschränkt. In schweren Fällen kann es zu Atembeschwerden kommen. Dies deutet dann bereits auf schwerwiegende Komplikationen hin (z. B. eine Lungenembolie).

WICHTIG

Die Frowein-Skala ist ein wichtiges Instrument zur **Einschätzung des Thromboserisikos** bei Menschen in der ambulant-pflegerischen Versorgung. Sie bewertet verschiedene Risikofaktoren wie Mobilität, Hautzustand und bestehende Krankheiten (z. B. Diabetes). Durch die Punktevergabe für diese Faktoren wird das individuelle Risiko für eine Thrombose ermittelt. Basierend auf den Ergebnissen können gezielte Vorsichtsmaßnahmen empfohlen werden, wie etwa vermehrte körperliche Aktivität oder das Tragen von Kompressionsstrümpfen. Dadurch soll das Risiko von Thrombosen und thromboembolischen Komplikationen verringert werden. Die Anwendung der Frowein-Skala verbessert somit die Qualität der pflegerischen Versorgung erheblich.

16.3 Arbeitsaufträge zum Fall

Aufgabe 1

Notieren Sie die Aufgaben für Diagnostik und Therapie, die sich aus der vorliegenden Falldarstellung ergeben. Erarbeiten Sie mögliche Handlungsoptionen und die Pflegemaßnahmen, die aus dem beschriebenen Zustand für Frau Seefeld abzuleiten sind.

Aufgaben in Diagnostik und Therapie bei Thrombose	
Diagnostik und Therapie zum Zustand	**Handlungsoption, Pflegemaßnahmen**

Aufgabe 2

Nutzen Sie die Virchow-Trias, um pflegerische Maßnahmen zur Vorbeugung einer Thrombose festzulegen, hier speziell im Fall von Frau Seefeld.

Die Virchow-Trias beschreibt drei Faktoren für Thrombose: 1. Blutfluss-Faktor (= venöse Stase), 2. Gefäßwand-Faktor (= Schädigung der Gefäßwand), 3. Gerinnungs-Faktor. Das Verständnis der Virchow-Trias ist wichtig, um Thrombosen besser vorzubeugen und zu behandeln.

Dies bedeutet Folgendes für die Anwendung bei Frau Seefeld:

Anwendung der Thromboseprophylaxe in der Pflege	
Virchow-Trias	**pflegerische Interventionen**
1. Blutfluss-Faktor (venöse Stase, verlangsamte Blutzirkulation)	
2. Gefäßwand-Faktor (Gefäßwand-Schäden)	
3. Gerinnungs-Faktor (Blutzusammensetzung, Veränderung der Blutzusammensetzung mit erhöhter Gerinnungsneigung)	

16.4 Eigene Kompetenzeinordnung zum Fall

Aufgabe 3

Ordnen Sie anhand der Falldarstellung mögliche Wissensbezüge in die jeweiligen Kompetenzbereiche ein.

Eigene Kompetenzeinordnung bei Thrombose	
Kompetenzbereich	**Einordnung der Wissensbezüge zur Falldarstellung**
Kompetenzbereich 1: Pflegeprozesse und Pflegediagnostik in akuten und dauerhaften Pflegesituationen verantwortlich planen, organisieren, gestalten, durchführen, steuern und evaluieren	
Kompetenzbereich 2: Kommunikation und Beratung personen- und situationsorientiert gestalten	
Kompetenzbereich 3: Intra- und interprofessionelles Handeln in unterschiedlichen systemischen Kontexten verantwortlich gestalten und mitgestalten	
Kompetenzbereich 4: Das eigene Handeln auf der Grundlage von Gesetzen, Verordnungen und ethischen Leitlinien reflektieren und begründen	
Kompetenzbereich 5: Das eigene Handeln auf der Grundlage von wissenschaftlichen Erkenntnissen und berufsethischen Einstellungen reflektieren und begründen	

16.5 Aufgaben und Tipps für den Praxiseinsatz

Besprechen Sie mit Ihrer praxisanleitenden Person die generelle Behandlung und Diagnostik bei Thrombose.
(Empfohlene Anleitungszeit: 1 Stunde)

Erarbeiten Sie für jeden Faktor der Virchow-Trias eine spezifische Pflegemaßnahme zur Thromboseprophylaxe.
(Empfohlene Anleitungszeit: 1 Stunde)

Wählen Sie gemeinsam mit Ihrer praxisanleitenden Person eine/n Pflegeempfänger*in aus, um eine Pflegeübergabe praktisch durchzuführen. Bereiten Sie sich gründlich auf die einzelnen Schritte vor. Dazu gehört auch, die Pflegedokumentation im Vorfeld zu überprüfen.
(Empfohlene Anleitungszeit: 1 bis 2 Stunden)

Erstellen Sie eine Pflegeplanung für eine/n Pflegeempfänger*in mit einer Thromboseerkrankung oder zur Thromboseprophylaxe.
(Empfohlene Anleitungszeit: 2 Stunde)

PRAXISTIPP

Die Durchführung einer Pflegeübergabe ist ein essenzieller Bestandteil der professionellen Pflegepraxis und gewährleistet die Kontinuität der Versorgung. Zu Beginn der Übergabe sollte der aktuelle Zustand der Pflegeempfänger*in sorgfältig besprochen werden. Dabei ist es wichtig, den Gesundheitszustand präzise zu beschreiben. Auch mögliche Risikofaktoren wie potenzielle Thromboserisiken oder präventive Maßnahmen sollten übergeben werden. Pflegefachpersonen sollten dabei auch die angewandten Assessment-Instrumente zur Risikobewertung einbeziehen, um sicherzustellen, dass alle relevanten Informationen über den Pflegebedarf und die eingesetzten Maßnahmen übermittelt werden. Die Übergabe ermöglicht es dem Team, auf Veränderungen des Zustands der Pflegeempfänger*innen zu reagieren und erforderliche Anpassungen in den Pflegeplänen vorzunehmen. Abschließend ist die Dokumentation der Übergabe unerlässlich, z. B. in einem ambulantem Übergabebuch oder in einem digitalen Tool oder einer App. Dies ermöglicht Transparenz und hilft somit, die Qualität der Pflege kontinuierlich zu verbessern. Eine strukturierte Übergabe fördert die Zusammenarbeit im Pflegeteam und sichert die bestmögliche Versorgung der Pflegeempfänger.

KAPITEL

17 Pneumonie

Fabian Richard: Einatmen, Ausatmen – Wege zur Lungenstärkung

Hören Sie den Podcast und bearbeiten Sie selbstständig die Mindmap und die Aufgaben in diesem Kapitel.

Zur Unterstützung können Sie die Falldarstellung und das Fachwissen auf den folgenden Seiten nachlesen.

Die Lösungsvorschläge finden Sie in Kapitel 26.

SCAN ME!

Den Podcast finden Sie hinter dem QR-Code oder unter diesem Link: https://www.elsevier.com/books-and-journals/book-companion/9783437252532

17 Pneumonie

Kontext: ambulante Pflege
(ambulanter Kinder-Intensiv-Pflegedienst)

Komplexität: höhere Risikogeneigtheit

Welche Akteure/beteiligte Personen kommen im Fall vor und wie sind deren Rollen?

Welches Erleben / Deuten / Verarbeiten ergibt sich aus dem Fall?

Fabian Richard, 9 Jahre

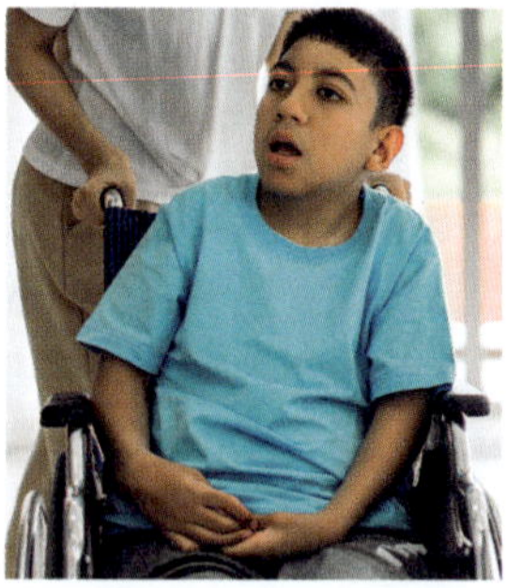

Was sind die Kontextbedingungen aus dem Fall?

Wie sind die Handlungsanlässe aus dem Fall?

Was sind die Handlungsmuster aus dem Fall?

[P1691/L157/J787-287]

17.1 Die Falldarstellung

Fabian Richard: Einatmen, Ausatmen – Wege zur Lungenstärkung

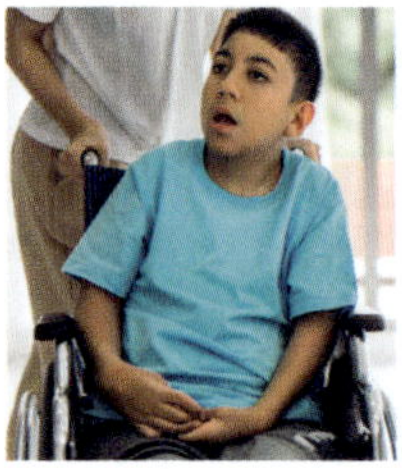
[J787-287]

Frau Insida Hamali ist Pflegefachfrau im ambulanten Kinder-Intensiv-Pflegedienst und betreut die Familie Richard. Der 9-jährige Sohn Fabian hat eine schwere Gehirnschädigung und besucht eine Inklusionsschule. Er erhält Unterstützung im Rahmen eines 24-Stunden-Dienstes, der auf seine speziellen Bedürfnisse abgestimmt ist. Eines Abends bemerkt Insida, dass Fabian Symptome einer Pneumonie zeigt. Er hat trockenen Husten, Atemnot und Fieber über 39 Grad. Besorgt über seinen Zustand ruft sie den ärztlichen Bereitschaftsdienst unter 116 117. Ein Arzt kommt schnell und behandelt Fabian mit einer Infusion, fiebersenkenden Zäpfchen und Antibiotika. In den folgenden Tagen beobachtet Insida eine Verschlechterung von Fabians Zustand. Sein Fieber steigt häufig über 40 Grad und er wird zunehmend lethargisch. Er hat Schwierigkeiten beim Essen und Trinken, da er sich oft verschluckt. Insida macht sich Sorgen, weil Fabian zunehmend schwächer wird und kaum noch Energie zum Ein- und Ausatmen hat. Der Arzt entscheidet schließlich, Fabian ins Krankenhaus einzuweisen, wo er intensive medizinische Betreuung und eine angepasste Antibiotikatherapie erhält. Nach mehreren Tagen stabilisiert sich sein Zustand, und er kann schließlich nach Hause zurückkehren. Vor der Rückkehr in die Schule setzt sich Insida mit der Familie zusammen, um die LISA-Ziele zur Pneumonieprophylaxe zu erklären. Sie berichtet, dass Fabian auf der Atemerfassungsskala nach Bienstein 25 Punkte erreicht hat, was eine starke Gefährdung anzeigt, die sofortige Maßnahmen erfordert. Insida empfiehlt der Familie, die Lungenbelüftung durch regelmäßige Atemübungen zu fördern. Sie schlägt vor, mit Fabian Spiele zu machen, bei denen er tief durch die Nase einatmen und dann durch den Mund ausatmen muss, um seine Atemmuskulatur zu stärken. Zudem betont sie die Wichtigkeit der Infektionsprophylaxe. Insida rät der Familie, verstärkt auf Hygienemaßnahmen zu achten. Hierzu gehören häufiges Händewaschen und das Desinfizieren von Oberflächen, insbesondere in der Küche und im Bad. Insida rät außerdem dazu, dass Fabian täglich zweimal inhalieren sollte, um seine Lungenfunktion zu unterstützen und künftige Atemprobleme zu vermeiden. Die Familie ist dankbar für die hilfreichen Tipps und fühlt sich sicher, Fabians Gesundheit auch präventiv fördern zu können.

17.2 Fachwissen zum Fall

Erklärung

Eine Pneumonie wird auch Lungenentzündung genannt. Es ist eine entzündliche Erkrankung des Lungengewebes, die in der Regel durch Infektionen verursacht wird. Die Pathophysiologie der Pneumonie beginnt mit der Invasion von Mikroben wie Bakterien, Viren oder Pilzen. Diese Mikroben gelangen oft über die Atemwege in die Alveolen (Lungenbläschen) und rufen eine Immunreaktion hervor. Immunzellen infiltrieren somit das Gewebe, um die Infektion zu bekämpfen. Dies führt zu einer Entzündung und Ansammlung von Flüssigkeit in den Alveolen. Der Gasaustausch wird dadurch beeinträchtigt und dies kann eine verminderte Sauerstoffversorgung des Körpers zur Folge haben.

Ursachen und Risikofaktoren

Die **Ursachen** von Pneumonie sind vielfältig und können infektiöse wie nicht-infektiöse Faktoren umfassen:

- **Infektiöse Pneumonien** werden häufig durch Bakterien, Viren oder Pilze ausgelöst. Häufige bakterielle Erreger sind der *Streptococcus pneumoniae* und der *Staphylococcus aureus*. Virale Pneumonien entstehen oft durch Influenza- oder Coronaviren. Pilzinfektionen sind seltener und treten meist bei immungeschwächten Personen auf.
- **Nicht-infektiöse Ursachen** können durch Aspiration von Nahrungsmitteln oder Flüssigkeiten entstehen, die in die Lunge gelangen und eine Entzündung auslösen. Auch chemische Reizstoffe wie Rauch oder Dämpfe können eine Pneumonie auslösen.

Risikofaktoren sind ein geschwächtes Immunsystem, z. B. durch chronische Erkrankungen oder im höheren Alter. Weitere Risikofaktoren sind Rauchen, Alkoholmissbrauch und bestehende Lungenerkrankungen wie COPD oder Asthma. Auch längere Krankenhausaufenthalte und Beatmung erhöhen das Risiko für eine Pneumonie.

Symptome

Die Hauptsymptome sind Husten (trockener oder produktiver Husten), Dyspnoe (Atemnot), Tachypnoe (schnelles Atmen), thorakale Schmerzen (Brustschmerzen), Fieber (Pyrexie), Schüttelfrost oder Fieberfrost, Müdigkeit, Hyperhidrose (exzessives Schwitzen), bis hin zur akuten vorübergehenden Verwirrtheit (delirante Zustände, besonders bei älteren Menschen).

WICHTIG

Die **Atemerfassungs-Skala nach Bienstein** ist ein Bewertungsinstrument zur Einschätzung der Atemnot und des Atemmusters betroffener Personen. Sie reicht von 0 bis 45 Punkten:
- 0–6 Punkte zeigen an, dass die Person nicht gefährdet ist.
- 7–15 Punkte deuten auf eine Gefährdung hin, die prophylaktische Maßnahmen erfordert.
- 16–45 Punkte zeigen eine starke Gefährdung an, die ebenfalls sofortige prophylaktische Maßnahmen notwendig macht.

17.3 Arbeitsaufträge zum Fall

Aufgabe 1

Notieren Sie die Aufgaben zur Diagnose und Therapie, die sich aus der Falldarstellung ergeben. Berücksichtigen Sie mögliche Handlungsmöglichkeiten und erarbeiten Sie die passenden Pflegemaßnahmen für Fabian Richard.

Aufgaben in Diagnostik und Therapie bei Pneumonie	
Diagnostik und Therapie zum Zustand	**Handlungsoption, Pflegemaßnahmen**

Aufgabe 2

Nutzen Sie die LISA-Ziele, um pflegerische Maßnahmen zur Vorbeugung von Pneumonie für Fabian Richard festzulegen.

Die Pneumonieprophylaxe orientiert sich an den LISA-Zielen. Hierbei werden die Lungenbelüftung, die Infektionsprophylaxe, die Sekretförderung und die Aspirationsprophylaxe gezielt miteinander verknüpft, um die Atemwegsgesundheit zu optimieren und Pneumonie-Risiken zu minimieren.

Dies bedeutet Folgendes für die Anwendung bei Fabian Richard:

Anwendung der Pneumonieprophylaxe in der Pflege

LISA-Ziele	Anwendungsbeschreibung
L: Lungenbelüftung	
I: Infektionsprophylaxe	
S: Sekretförderung	
A: Aspirationsprophylaxe	

17.4 Eigene Kompetenzeinordnung zum Fall

Aufgabe 3

Ordnen Sie anhand der Falldarstellung mögliche Wissensbezüge in die jeweiligen Kompetenzbereiche ein.

Eigene Kompetenzeinordnung bei Pneumonie	
Kompetenzbereich	**Einordnung der Wissensbezüge zur Falldarstellung**
Kompetenzbereich 1: Pflegeprozesse und Pflegediagnostik in akuten und dauerhaften Pflegesituationen verantwortlich planen, organisieren, gestalten, durchführen, steuern und evaluieren	
Kompetenzbereich 2: Kommunikation und Beratung personen- und situationsorientiert gestalten	
Kompetenzbereich 3: Intra- und interprofessionelles Handeln in unterschiedlichen systemischen Kontexten verantwortlich gestalten und mitgestalten	
Kompetenzbereich 4: Das eigene Handeln auf der Grundlage von Gesetzen, Verordnungen und ethischen Leitlinien reflektieren und begründen	
Kompetenzbereich 5: Das eigene Handeln auf der Grundlage von wissenschaftlichen Erkenntnissen und berufsethischen Einstellungen reflektieren und begründen	

17.5 Aufgaben und Tipps für den Praxiseinsatz

Besprechen Sie mit Ihrer praxisanleitenden Person die generelle Behandlung und Diagnostik bei Pneumonie.
(Empfohlene Anleitungszeit: 1 Stunde)

Erarbeiten Sie jeweils eine spezielle Pflegemaßnahme zu den LISA-Zielen für die Pneumonieprophylaxe mit verschiedenen Möglichkeiten in der Versorgung.
(Empfohlene Anleitungszeit: 1 Stunde)

Wählen Sie zusammen mit Ihrer praxisanleitenden Person eine/n Pflegeempfänger*in aus, um eine Maßnahme aus der Pneumonieprophylaxe praktisch durchzuführen. Bereiten Sie sich im Vorfeld gut auf die einzelnen Teilschritte vor (z. B. Vorbereitung aller Materialien). Evaluieren Sie im Vorfeld die Pflegedokumentation.
(Empfohlene Anleitungszeit: 1 bis 2 Stunden)

Schreiben Sie eine Pflegeplanung für eine/n Pflegeempfänger*in mit einer Pneumonie oder für die Anwendung der Pneumonieprophylaxe.
(Empfohlene Anleitungszeit: 2 Stunde)

PRAXISTIPP

Die regelmäßige Inhalation fördert die Sekretlösung in den Atemwegen. Dies ist besonders wichtig, um einer Lungenentzündung (Pneumonie) vorzubeugen. Durch das Lösen und Abhusten des Schleims wird die Lunge besser belüftet und das Risiko von Infektionen verringert. Bei der Vorbereitung einer Inhalation für Kinder ist es wichtig, das Gerät regelmäßig zu reinigen und die benötigten Materialien hygienisch bereitzulegen. Während der Durchführung sollte darauf geachtet werden, dass das Kind bequem sitzt und ruhig atmet, damit die Wirkung der Inhalation optimal ist. Besonders bei kleinen Kindern kann es hilfreich sein, die Inhalation spielerisch in den Alltag zu integrieren, etwa durch Geschichten oder das Nachahmen von Tieren. Die Dauer der Inhalation sollte altersgerecht sein und nie länger als vom Arzt empfohlen. Nach der Anwendung sollte das Gerät gründlich gereinigt werden. Loben Sie das Kind, um eine positive Routine zu fördern.

KAPITEL

18 Lungenkrebs

Gerhard Berger: Die letzte Lebensphase braucht Luft zum Leben

Hören Sie den Podcast und bearbeiten Sie selbstständig die Mindmap und die Aufgaben in diesem Kapitel.

Zur Unterstützung können Sie die Falldarstellung und das Fachwissen auf den folgenden Seiten nachlesen.

Die Lösungsvorschläge finden Sie in Kapitel 26.

SCAN ME!

Den Podcast finden Sie hinter dem QR-Code oder unter diesem Link: https://www.elsevier.com/books-and-journals/book-companion/9783437252532

18 Lungenkrebs

Kontext: stationäre Langzeitpflege-einrichtung (Hospiz)

Komplexität: mittlere Risikogeneigtheit

Welche Akteure/beteiligte Personen kommen im Fall vor und wie sind deren Rollen?

Welches Erleben / Deuten / Verarbeiten ergibt sich aus dem Fall?

Gerhard Berger, 59 Jahre

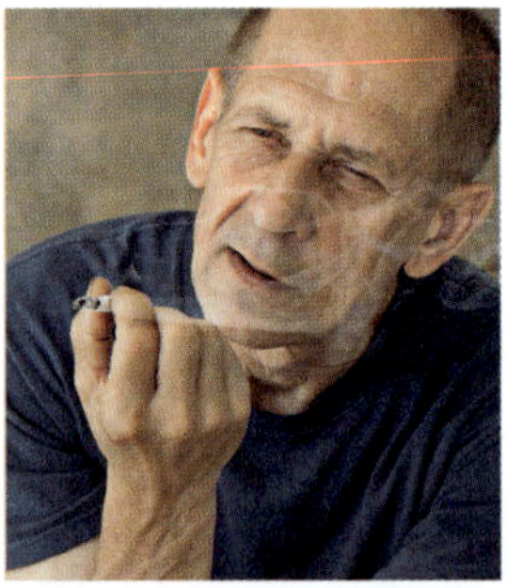

Was sind die Kontextbedingungen aus dem Fall?

Wie sind die Handlungsanlässe aus dem Fall?

Was sind die Handlungsmuster aus dem Fall?

[P1691/L157/J787-291]

18.1 Die Falldarstellung

Gerhard Berger: Die letzte Lebensphase braucht Luft zum Leben

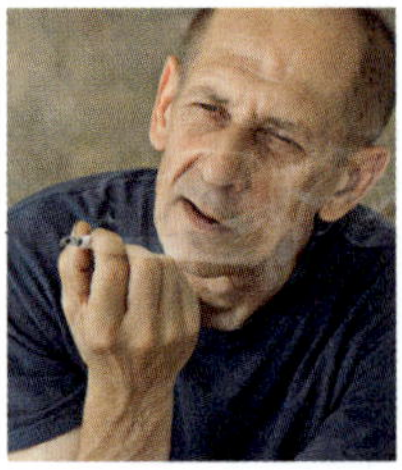

[J787-291]

Die 24-jährige Juliane Scholz ist im zweiten Ausbildungsjahr und hat gerade den ersten Tag ihres Langzeitpflegeeinsatzes im Hospiz „Sonnenblick". Sie wird von ihrer Praxisanleiterin Anna Richter sehr herzlich begrüßt. Nach einer kurzen Führung durch das Hospiz gehen beide schließlich zu dem Bewohner Herrn Gerhard Berger, der in Bezugspflege betreut wird.
Herr Berger ist 59 Jahre alt und leidet an Lungenkrebs im Endstadium. Er wohnt seit vier Wochen im Hospiz, nachdem die Chemotherapie erfolglos abgebrochen wurde. Herr Berger hat Hirn- und Knochenmetastasen. Anna hatte Juliane im Vorfeld informiert, dass Herr Berger manchmal wesensverändert ist. Seine Lebensgefährtin Sabine Weber (52 Jahre, Friseurin) sagt, dass er in den letzten Monaten oft Stimmungsschwankungen gehabt hat. Teilweise war er sehr vergesslich und wurde sogar aggressiv. Er raucht seit Jahren und möchte darauf auch jetzt nicht verzichten. Als Juliane und Anna ins Zimmer kommen, läuft Herr Berger unruhig umher. Er ist wütend, weil er starke Kopfschmerzen sowie Luftnot hat. Anna Richter gibt ihm schnell einen zusätzlichen Bolus Morphin über die Schmerzpumpe, denn er hat einen Port. Als Juliane Herrn Berger sieht, fühlt sie sich sofort an ihren Opa erinnert, der nur wenig älter war. Juliane hatte lange überlegt, ob sie ihren Ausbildungsträger um einen Tausch des Einsatzes bitten sollte, da vor zwei Monaten ihr Opa an Krebs verstorben ist. Juliane hat der Tod von ihrem Opa sehr getroffen, denn ihr Großvater war für sie einfach großartig.
Und so ist Juliane beim Anblick von Herrn Berger kaum in der Lage, ein Gespräch aufzubauen. Herr Berger wirkt verwirrt und sucht sein Portemonnaie, weil er ja hier alles noch bezahlen möchte. Juliane weiß keine Antwort, denn sie ist erschrocken, wie blass und abgemagert Herr Berger aussieht. Später im Dienstzimmer besprechen die beiden diese Situation. Anna erklärt Juliane viel. Sie reden über geeignete Pflegekonzepte zur Behandlung von Sterbenden und auch über den Umgang mit Betäubungsmitteln. Sie ermuntert Juliane, ihre Trauer um ihren Opa zu zulassen.

Hospiz- und Palliativpflege

18.2 Fachwissen zum Fall

Erklärung

Lungenkrebs, auch als Bronchialkarzinom bezeichnet, ist eine bösartige Erkrankung, die von den Zellen des Lungengewebes oder der Bronchien ausgeht. Es handelt sich dabei um eine der häufigsten und tödlichsten Krebserkrankungen weltweit. Es gibt zwei Haupttypen von Lungenkrebs:

- *Nicht-kleinzelliger Lungenkrebs (NSCLC):* Dies ist die häufigste Form und umfasst verschiedene Subtypen wie Adenokarzinom, Plattenepithelkarzinom und großzelliges Karzinom.
- *Kleinzelliger Lungenkrebs (SCLC):* Dieser Typ ist weniger häufig, wächst aber schneller und neigt eher zur Metastasierung.

Ursachen und Risikofaktoren

Die Hauptursache für Lungenkrebs ist das Rauchen sowie das Passivrauchen. Tabakrauch enthält zahlreiche krebserregende Substanzen, die das Lungengewebe schädigen und zu Zellmutationen führen können. Andere

Risikofaktoren sind: Exposition gegenüber Asbest, Radon und anderen krebserregenden Stoffen sowie die Luftverschmutzung.

Symptome

Lungenkrebs kann im Frühstadium symptomlos sein. Zu den häufigsten Symptomen im fortgeschrittenen Stadium gehören: anhaltender Husten, oft mit Blutauswurf, Brustschmerzen, Atemnot, Heiserkeit, Gewichtsverlust und Appetitlosigkeit sowie Müdigkeit.

WICHTIG

Die **Trauerphasen nach Verena Kast** bieten einen hilfreichen Rahmen, um den individuellen Trauerprozess von An- und Zugehörige bzw. Hinterbliebenen zu verstehen und zu begleiten. Es ist wichtig zu beachten, dass diese Phasen nicht linear verlaufen müssen und die Dauer jeder Phase von Person zu Person unterschiedlich sein kann:

- Phase 1: Nicht-wahrhaben-Wollen, wie erstarrt, in einem Schockzustand.
- Phase 2: aufbrechende Emotionen wie Traurigkeit, Wut, Verlassenheit, Schuldgefühle, Ohnmacht oder Angst.
- Phase 3: Suchen und sich trennen, Trauernde suchen in dieser Zeit immer wieder Orte auf, an denen sie sich mit Verstorbenen aufhielten, hören deren Lieblingsmusik usw.
- Phase 4: neuer Selbst- und Weltbezug, hier wird ein neuer Lebensmut gefunden, ohne die Verstorbenen dabei zu vergessen

18.3 Arbeitsaufträge zum Fall

Aufgabe 1

Notieren Sie die Aufgaben in Diagnostik und Therapie, die sich aus der Falldarstellung ergeben. Berücksichtigen Sie mögliche Handlungsoptionen und erarbeiten Sie die passenden Pflegemaßnahmen für Gerhard Berger.

Aufgaben in Diagnostik und Therapie bei Lungenkrebs	
Diagnostik und Therapie zum Zustand	**Handlungsoption, Pflegemaßnahmen**

Aufgabe 2

Erklären Sie die vier Phasen des Krisenmodells nach Caplan in Bezug auf Gerhard Berger.
Das Krisenmodell nach Caplan verdeutlicht, dass die Art und Weise, wie eine Person auf eine Krise reagiert, von den verfügbaren Ressourcen und Unterstützungssystemen abhängt. Durch die Identifizierung der spezifischen Phase, in der sich eine Person befindet, können gezielte Maßnahmen ergriffen werden, um die Bewältigung der Krise zu erleichtern.
Dies bedeutet Folgendes für die Anwendung bei Gerhard Berger:

Berücksichtigung des Krisenmodells nach Caplan bei Lungenkrebs

Krisenmodell-Phasen	Anwendungsbeschreibung
1. Phase: Konfrontation	
2. Phase: Versagen der üblichen Bewältigungsstrategien	
3. Phase: Mobilisierung zusätzlicher Ressourcen	
4. Phase: Vollbild der Krise	

18.4 Eigene Kompetenzeinordnung zum Fall

Aufgabe 3

Ordnen Sie anhand der Falldarstellung mögliche Wissensbezüge in die jeweiligen Kompetenzbereiche ein.

Eigene Kompetenzeinordnung bei Lungenkrebs	
Kompetenzbereich	Einordnung der Wissensbezüge zur Falldarstellung
Kompetenzbereich 1: Pflegeprozesse und Pflegediagnostik in akuten und dauerhaften Pflegesituationen verantwortlich planen, organisieren, gestalten, durchführen, steuern und evaluieren	
Kompetenzbereich 2: Kommunikation und Beratung personen- und situationsorientiert gestalten	
Kompetenzbereich 3: Intra- und interprofessionelles Handeln in unterschiedlichen systemischen Kontexten verantwortlich gestalten und mitgestalten	
Kompetenzbereich 4: Das eigene Handeln auf der Grundlage von Gesetzen, Verordnungen und ethischen Leitlinien reflektieren und begründen	
Kompetenzbereich 5: Das eigene Handeln auf der Grundlage von wissenschaftlichen Erkenntnissen und berufsethischen Einstellungen reflektieren und begründen	

18.5 Aufgaben und Tipps für den Praxiseinsatz

Besprechen Sie mit Ihrer praxisanleitenden Person die generelle Behandlung und Diagnostik bei Lungenkrebs, speziell für Ihren Einsatzort.
(Empfohlene Anleitungszeit: 1 Stunde)

Erarbeiten Sie jeweils eine spezielle Pflegemaßnahme zur Portversorgung oder zum Umgang mit Schmerzpatienten für die verschiedenen Möglichkeiten der palliativen Versorgung.
(Empfohlene Anleitungszeit: 1 Stunde)

Wählen Sie zusammen mit Ihrer praxisanleitenden Person eine/n Pflegeempfänger*in aus, um eine pflegerische Maßnahme zum Schmerzmanagement oder zur palliativen Versorgung praktisch durchzuführen. Bereiten Sie sich im Vorfeld gut auf die einzelnen Teilschritte vor (Vorbereitung aller Materialien, Durchführung, Nachbereitung).
(Empfohlene Anleitungszeit: 30 Minuten bis 1 Stunde)

Nennen Sie weitere pflegerische Maßnahmen zum Schmerzmanagement. Schreiben Sie dazu passend eine Pflegeplanung für eine/n Pflegeempfänger*in mit einer Krebserkrankung.
(Empfohlene Anleitungszeit: 2 Stunde)

PRAXISTIPP

Die Prognose bei Lungenkrebs variiert stark und hängt von vielen Faktoren ab, z. B. der Krebsart, dem Stadium bei der Diagnose und dem allgemeinen Gesundheitszustand des/der Patient*in. Die Überlebensraten sind bei frühzeitiger Erkennung und Behandlung am höchsten. Die wirksamste Maßnahme zur Prävention von Lungenkrebs ist das Nichtrauchen. Regelmäßige Vorsorgeuntersuchungen können ebenfalls helfen, die Krankheit frühzeitig zu erkennen und zu behandeln. Personen mit einer nicht heilbaren Erkrankung brauchen jedoch Freiheiten und Lebensqualität bis zum Schluss. Deshalb ist es im Falle von Herrn Berger auch zu gewähren, dass er wie gewünscht weiterhin raucht.

KAPITEL

19 Amyotrophe Lateralsklerose

Hugo Zeppelin: Zwischen Hoffnung und Unsicherheit am Lebensende

Hören Sie den Podcast und bearbeiten Sie selbstständig die Mindmap und die Aufgaben in diesem Kapitel.

Zur Unterstützung können Sie die Falldarstellung und das Fachwissen auf den folgenden Seiten nachlesen.

Die Lösungsvorschläge finden Sie in Kapitel 26.

SCAN ME!

Den Podcast finden Sie hinter dem QR-Code oder unter diesem Link: https://www.elsevier.com/books-and-journals/book-companion/9783437252532

19 Amyotrophe Lateralsklerose

Kontext: ambulante Intensiv-Langzeitpflege-einrichtung (Heimbeatmungs-Intensiv-Pflege)

Komplexität: höhere Risikogeneigtheit

Welche Akteure/beteiligte Personen kommen im Fall vor und wie sind deren Rollen?

Welches Erleben / Deuten / Verarbeiten ergibt sich aus dem Fall?

Hugo Zeppelin, 63 Jahre

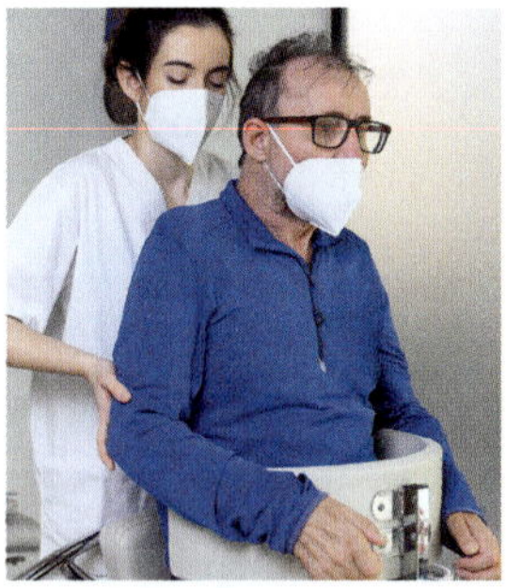

Was sind die Kontextbedingungen aus dem Fall?

Wie sind die Handlungsanlässe aus dem Fall?

Was sind die Handlungsmuster aus dem Fall?

[P1691/L157/J787-290]

19.1 Die Falldarstellung

Hugo Zeppelin: Zwischen Hoffnung und Unsicherheit am Lebensende

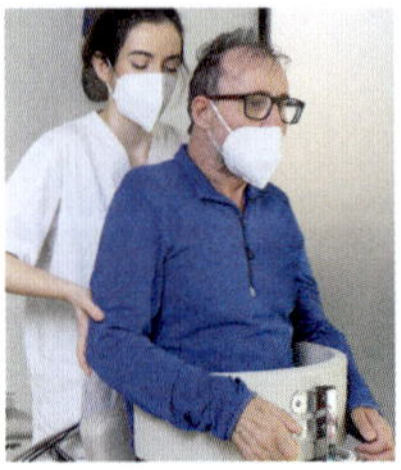
[J787-290]

Hugo Zeppelin ist 63 Jahre alt und lebt mit der Diagnose Amyotrophe Lateralsklerose (ALS). Er ist zu Hause auf die Unterstützung der ambulanten Intensivpflege angewiesen, die ihn rund um die Uhr betreut, denn seine Familie kann dies nicht leisten. Zum betreuenden Pflegeteam gehört auch die Praxisanleiterin Berta Klose, die regelmäßig 12-Stunden-Dienste an 7 bis 10 Tagen am Stück übernimmt. Tatjana Kellermann, eine Pflegefachschülerin im 2. Ausbildungsjahr, beginnt ihren Einsatz bei Herrn Zeppelin. Sie ist zunächst wegen der Arbeitszeitgesetze und des Arbeitsschutzes besorgt, da die Arbeit in einem 24-Stunden-Pflegeumfeld sehr anspruchsvoll ist. Schnell muss sie sich mit verschiedenen medizinischen Maßnahmen vertraut machen, die sie bisher nicht kannte. Sie lernt, wie Herr Zeppelin täglich mehrmals inhaliert und danach oral-nasal abgesaugt wird. Zudem erhält er eine Sauerstofftherapie und trägt in der Nacht eine unterstützende Maskenbeatmung. Tatjana ist zunächst unsicher, ob die Praxisanleiterin ihr diese Aufgaben überhaupt delegieren darf, doch mit den täglichen Aufgaben wachsen ihre Fähigkeiten.

Besonders beeindruckt Tatjana die familiäre Pflegeatmosphäre, denn Hugo bleibt trotz seiner Krankheit aktiv und lässt sich regelmäßig zu Trabrennen begleiten – eine Leidenschaft, die er viele Jahre lang selbst betrieben hat. Trotz Rollstuhl, medizinischer Geräte und Sauerstoffflasche genießt er die Ausflüge. Während eines dieser Rennen erzählt er Tatjana, dass ihn die Besuche beim Trabrennsport sehr aufmuntern. Doch Hugo Zeppelin hat zunehmend mit der Unsicherheit über seine verbleibende Lebenszeit zu kämpfen. Er äußert Angst darüber, wie lange er seinen körperlichen Zustand noch aushalten wird. Die Fragen, ob er einfach sterben möchte oder ob er sich doch eine invasive Beatmung wünscht, beschäftigen ihn zunehmend. Er ist unsicher, wie er sich entscheiden soll. Tatjana fühlt sich mit diesen Fragen überfordert und weiß nicht, wie sie auf seine Ängste angemessen reagieren soll. Sie spürt, wie schwer es für Herrn Zeppelin ist, mit seiner Entscheidung zu leben. Tatjana lernt in diesem Praxiseinsatz, dass palliative Pflege neben behandlungspflegerischen Maßnahmen auch die Wahrung der Würde, der Autonomie und der Lebensqualität des Klienten in der letzten Lebensphase umfasst.

19.2 Fachwissen zum Fall

Erklärung

Die Amyotrophe Lateralsklerose (= ALS) ist eine schwerwiegende, fortschreitende Erkrankung des Nervensystems, bei der die motorischen Nervenzellen im Gehirn und Rückenmark degenerieren. Diese Nervenzellen sind für die Steuerung der Muskeln verantwortlich, die willkürliche Bewegungen ermöglichen. Wenn diese Zellen nach und nach ihre Funktion verlieren, können die betroffenen Muskeln nicht mehr angesteuert werden, was zu einem schrittweisen Verlust der Muskelkontrolle führt. Die genauen Mechanismen, die zu ALS führen, umfassen zelluläre Fehlfunktionen, und trotz intensiver Forschung bleibt die Pathogenese der Krankheit komplex und multifaktoriell. ALS ist bislang also nicht heilbar und die Behandlung zielt darauf ab, die Lebensqualität der Betroffenen zu verbessern. Obwohl die ALS in ihrer Entwicklung und im Fortschreiten unterschiedlich verlaufen kann, führt sie langfristig zu einem vollständigen Verlust der Selbstständigkeit.

Ursachen und Risikofaktoren

Es gibt zwei Hauptformen:

- Die familiäre ALS (fALS) wird verursacht durch genetische Mutationen (5–10 %).
- Die sporadische ALS (sALS) ohne erkennbare Vorbelastung und Auslöser (90–95 %). Hier werden folgende Faktoren diskutiert: fortgeschrittenes Alter (50 bis 70 Jahre), männliches Geschlecht, Umweltgifte (Schwermetalle oder Pestizide), Rauchen, übermäßige sportliche oder körperliche Aktivität und berufliche Expositionen wie Militärdienst.

Symptome

Die Erkrankung ALS führt zu langfristigen Einschränkungen grundlegender motorischer Fähigkeiten. Zu den Symptomen gehören Muskelzuckungen und -krämpfe, Muskelschwäche bis hin zur Muskelsteifheit vorwiegend beim Gehen oder Greifen, ungewolltes Lachen, Schwierigkeiten beim Sprechen, Schluckstörungen und zunehmende Einschränkungen beim Atmen.

WICHTIG

Das **Adaptionsmodell nach Callista Roy** (1984) dient als pflegetheoretische Grundlage für das pflegerische Handeln bei Menschen mit ALS. Dieses Modell beschreibt den Anpassungsprozess als eine positive Reaktion auf Veränderungen, die es dem Individuum ermöglicht, auf neue Herausforderungen zu reagieren. Es geht darum, dass Personen bewusst ihre Wahrnehmung und Selbstreflexion nutzen, um sinnvolle Entscheidungen zu treffen und mit ihrer Umwelt sowie anderen Menschen zu interagieren. Bei Menschen mit ALS ist diese Anpassung besonders wichtig, da die fortschreitende Krankheit einen Bruch mit früheren Routinen und Ritualen mit sich bringt. Der sich stetig verändernde Krankheitsverlauf erfordert kontinuierliche Anpassungen, sowohl in der persönlichen Lebensführung als auch in der Umwelt, um den Herausforderungen des Alltags gerecht zu werden. Nur durch eine konstante und bewusste Anpassung können die Betroffenen ihre Lebensqualität erhalten und mit der Krankheit umgehen.

19.3 Arbeitsaufträge zum Fall

Aufgabe 1

Notieren Sie die Aufgaben in Diagnostik und Therapie, die sich aus der Falldarstellung ergeben. Berücksichtigen Sie mögliche Handlungsoptionen und erarbeiten Sie die passenden Pflegemaßnahmen für Herrn Zeppelin.

Aufgaben in Diagnostik und Therapie bei Amyotropher Lateralsklerose	
Diagnostik und Therapie zum Zustand	**Handlungsoption, Pflegemaßnahmen**

Aufgabe 2

Unterscheiden Sie die Sekundär- und Tertiärprävention sowie die Verhaltens- und Verhältnisprävention im Fall von Herrn Zeppelin.

Die Sekundärprävention bezieht sich auf die Früherkennung, während die Tertiärprävention die Folgen und Verschlechterungen bestehender Krankheiten eindämmt. Die Verhaltensprävention setzt beim Einzelnen an (Änderung des Lebensstils), während Verhältnisprävention die Umwelt verändert, um gesundheitsfördernde Bedingungen zu schaffen.

Dies bedeutet Folgendes für die Anwendung bei Herrn Zeppelin:

Berücksichtigung der Präventionsarten bei Amyotropher Lateralsklerose

Präventionsarten	Anwendungsbeschreibung
Sekundärprävention	
Tertiärprävention	
Verhaltensprävention	
Verhältnisprävention	

19.4 Eigene Kompetenzeinordnung zum Fall

Aufgabe 3

Ordnen Sie anhand der Falldarstellung mögliche Wissensbezüge in die jeweiligen Kompetenzbereiche ein.

Eigene Kompetenzeinordnung bei Amyotropher Lateralsklerose	
Kompetenzbereich	**Einordnung der Wissensbezüge zur Falldarstellung**
Kompetenzbereich 1: Pflegeprozesse und Pflegediagnostik in akuten und dauerhaften Pflegesituationen verantwortlich planen, organisieren, gestalten, durchführen, steuern und evaluieren	
Kompetenzbereich 2: Kommunikation und Beratung personen- und situationsorientiert gestalten	
Kompetenzbereich 3: Intra- und interprofessionelles Handeln in unterschiedlichen systemischen Kontexten verantwortlich gestalten und mitgestalten	
Kompetenzbereich 4: Das eigene Handeln auf der Grundlage von Gesetzen, Verordnungen und ethischen Leitlinien reflektieren und begründen	
Kompetenzbereich 5: Das eigene Handeln auf der Grundlage von wissenschaftlichen Erkenntnissen und berufsethischen Einstellungen reflektieren und begründen	

19.5 Aufgaben und Tipps für den Praxiseinsatz

Besprechen Sie mit Ihrer praxisanleitenden Person die allgemeine Behandlung und Diagnostik der Amyotrophen Lateralsklerose.
(Empfohlene Anleitungszeit: 1 Stunde)

Entwickeln Sie eine spezifische Pflegemaßnahme zur Prävention oder zum Umgang mit intensiv ambulant betreuten Klienten.
(Empfohlene Anleitungszeit: 1 Stunde)

Wählen Sie gemeinsam mit Ihrer praxisanleitenden Person eine/n Klient*in aus, um eine präventive Maßnahme (Prophylaxe) oder eine behandlungspflegerische Intervention im Bereich der ambulanten Intensivpflege praktisch durchzuführen.
(Empfohlene Anleitungszeit: 30 Minuten bis 1 Stunde)

Nennen Sie weitere geeignete pflegerische Maßnahmen zur Prävention und erstellen Sie dazu passend eine Pflegeplanung für eine/n Klient*in mit einer progredient verlaufenden Erkrankung in der ambulanten Intensivpflege.
(Empfohlene Anleitungszeit: 2 Stunde)

PRAXISTIPP

In der ambulanten Intensivpflege von Klient*innen mit ALS ist der Umgang mit der eingeschränkten Lebenserwartung von zentraler Bedeutung. Es ist wichtig, die Wünsche des/der Klient*in zu respektieren und eine offene Kommunikation zu pflegen, um die Vorstellungen von Lebensqualität und Therapieentscheidungen zu verstehen. Ethisch relevant ist hierbei die Frage, ob eine invasive Beatmung notwendig ist. Die Entscheidung hängt nicht nur von der medizinischen Indikation, sondern auch von den persönlichen Werten des/der Klient*in ab, etwa von der Frage, ob das Weiterleben trotz der Belastungen gewünscht ist. Der Umgang mit dem Wunsch zu sterben erfordert Sensibilität und die Bereitschaft, den Klienten in seiner Autonomie zu unterstützen, ohne ihn zu drängen. Hierbei kann eine palliative Begleitung helfen, Entscheidungen zu treffen.

KAPITEL

20 Leukämie

Elternbericht: Unser Weg durch die Dunkelheit

Hören Sie den Podcast und bearbeiten Sie selbstständig die Mindmap und die Aufgaben in diesem Kapitel.

Zur Unterstützung können Sie die Falldarstellung und das Fachwissen auf den folgenden Seiten nachlesen.

Die Lösungsvorschläge finden Sie in Kapitel 26.

SCAN ME!

Den Podcast finden Sie hinter dem QR-Code oder unter diesem Link: https://www.elsevier.com/books-and-journals/book-companion/9783437252532

20 Leukämie

Kontext: stationäres Akutkrankenhaus (Kinder-Onkologie-Station)

Komplexität: mittlere Risikogeneigtheit

Welche Akteure/beteiligte Personen kommen im Fall vor und wie sind deren Rollen?

Welches Erleben / Deuten / Verarbeiten ergibt sich aus dem Fall?

Lukas Haller, 3 ½ Jahre

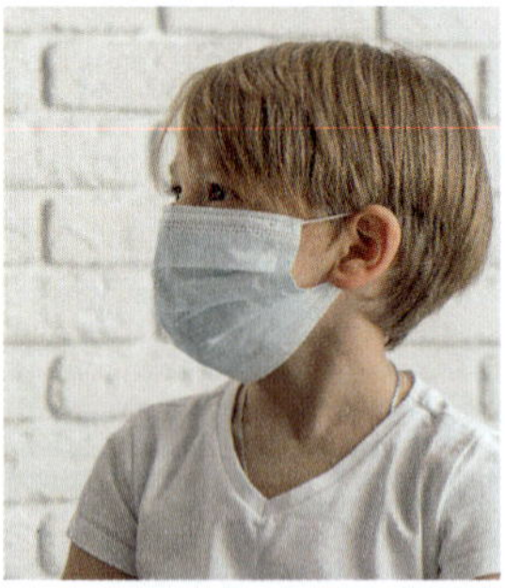

Was sind die Kontextbedingungen aus dem Fall?

Wie sind die Handlungsanlässe aus dem Fall?

Was sind die Handlungsmuster aus dem Fall?

[P1691/L157/J787-234]

20.1 Die Falldarstellung

Elternbericht: Unser Weg durch die Dunkelheit

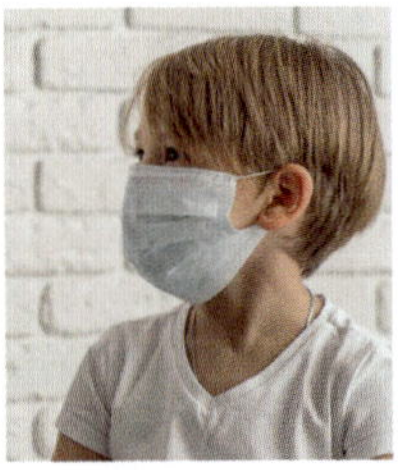
[J787-234]

Als bei unserem dreieinhalbjährigen Sohn, Lukas Haller, die Diagnose Leukämie gestellt wurde, brach für uns eine Welt zusammen. Es fühlte sich an, als würde uns der Boden unter den Füßen weggezogen und alles, was wir bisher als wichtig erachtet hatten, war plötzlich bedeutungslos. Dabei fing alles so harmlos an. Zunächst vermuteten die Ärzte eine Grippe mit Gelenkschmerzen, später stand der Verdacht auf eine Lungenentzündung im Raum. Doch das Wechselspiel der Vermutungen endete abrupt, als eine Blutuntersuchung das endgültige und niederschmetternde Ergebnis lieferte. Plötzlich standen wir vor einem Abgrund. Die Fertigstellung unseres Eigenheims und der bevorstehende Umzug, auf den wir uns so gefreut hatten, wurden zur bloßen Nebensache. Die täglichen Sorgen und Ärgernisse, die uns zuvor beschäftigt hatten, erschienen uns plötzlich lächerlich. Unser einziges Anliegen war nun das Wohl unseres Kindes. Die Frage „Warum unser Kind?“ schwebte wie ein dunkler Schatten über uns. Doch gerade jetzt musste unser Kleiner unsere Stärke spüren.

Das Einzige, was wir tun konnten: Ihm unsere Nähe in dieser fremden und furchteinflößenden Umgebung, dem Krankenhaus, zu geben. Als wir langsam begannen, uns an die neue Realität zu gewöhnen, wechselten wir uns mit der Betreuung ab. Die Ärzte, Schwestern und Sozialarbeiter*innen standen uns jederzeit zur Seite und waren stets bereit für ein Gespräch. Gerade in den ersten Tagen, als alles noch so neu und überwältigend war, gab uns das ein Gefühl von Sicherheit und Geborgenheit. Es entstand eine fast familiäre Atmosphäre, in der sich jeder kannte und sich über das Befinden des anderen austauschte. Die Kinder spielten miteinander und wir Eltern fanden Trost in den Gesprächen mit anderen Betroffenen. Mittlerweile haben wir den zweiten von drei Blöcken der Chemotherapie fast hinter uns gebracht und blicken hoffnungsvoll nach vorn. Lukas Stimmungslage ist gereizt durch die Schmerzen. Ebenso zeigt er einen reduzierten Ernährungszustand durch die vorherige Chemo. Er wog mal 16 kg, aktuell sind es nur noch 10 kg bei einer Körpergröße 102 cm.

Aber jeder kleine Fortschritt ist ein Schritt in Richtung Heilung, und wir haben gelernt von Tag zu Tag zu leben und uns über die kleinen Erfolge zu freuen.

20.2 Fachwissen zum Fall

Erklärung

Leukämie ist eine Art von Blutkrebs, der die weißen Blutkörperchen betrifft. Diese Zellen entstehen normalerweise im Knochenmark und sind ein wichtiger Teil des Immunsystems. Bei Leukämie produziert das Knochenmark jedoch eine abnorm hohe Anzahl unreifer oder fehlerhafter weißer Blutkörperchen, die die normalen Blutfunktionen stören. Dies führt zu einer Schwächung des Immunsystems, zu Anämie und einer erhöhten Blutungsneigung. Es gibt verschiedene Arten von Leukämie, die sich nach Verlauf (akut oder chronisch) und Art der betroffenen Zellen (Lymphozyten oder myeloische Zellen) unterscheiden:

- akute lymphatische Leukämie (= ALL)
- akute myeloische Leukämie (= AML)
- chronische lymphatische Leukämie (= CLL)
- chronische myeloische Leukämie (= CML).

Ursachen und Risikofaktoren

Die genauen Ursachen von Leukämie sind oft unbekannt, aber genetische Veränderungen und bestimmte Umweltfaktoren wie Strahlenbelastung oder der Kontakt mit bestimmten Chemikalien können das Risiko erhöhen. Bestimmte genetische Syndrome und eine familiäre Vorgeschichte von Leukämie können ebenfalls das Risiko steigern. Rauchen und eine frühere Chemotherapie sind weitere mögliche Risikofaktoren.

Symptome

Zu den häufigsten Symptomen von Leukämie gehören anhaltende Müdigkeit, blasse Haut, häufige Infektionen und unerklärliche Blutungen oder blaue Flecken. Auch Fieber, Gewichtsverlust und geschwollene Lymphknoten können auftreten. Die Symptome entstehen durch den Mangel an gesunden Blutzellen.

WICHTIG

Das **Trajektmodell** beschreibt den Verlauf chronischer Krankheiten als dynamischen Prozess, der verschiedene Phasen durchläuft, von der Diagnosestellung bis zur Bewältigung oder dem Ende der Krankheit. Es betont die Anpassung und das Management durch Patient*innen/Pflegeempfänger*innen/Kinder und das Umfeld über die Zeit hinweg. Bei einer Leukämieerkrankung im Kindesalter beginnt das Trajektmodell mit der Diagnosestellung, die oft einen tiefen Einschnitt im Leben der gesamten Familie bedeutet. Die nachfolgenden Phasen umfassen die intensive Behandlungszeit, in der das Kind und die Familie lernen, mit der Erkrankung und den Therapieanforderungen umzugehen. Später, während der Remission oder langfristigen Nachsorge, geht es darum, den Alltag neu zu gestalten und mit der Unsicherheit über die Zukunft zu leben. Das Modell hilft, die sich verändernden Bedürfnisse und Herausforderungen von Patienten/Pflegeempfänger*innen/Kindern und deren Familien, An- sowie Zugehörigen zu verstehen und gezielte Unterstützung anzubieten.

20.3 Arbeitsaufträge zum Fall

Aufgabe 1

Notieren Sie die Aufgaben in Diagnostik und Therapie, die sich aus der Falldarstellung ergeben. Berücksichtigen Sie mögliche Handlungsoptionen und erarbeiten Sie die passenden Pflegemaßnahmen für Lukas Haller.

Aufgaben in Diagnostik und Therapie bei Leukämie	
Diagnostik und Therapie zum Zustand	**Handlungsoption, Pflegemaßnahmen**

Aufgabe 2

Unterscheiden Sie die Kriterien aus dem Expertenstandard Schmerzmanagement in der Pflege im Fall von Lukas Haller.

Der Expertenstandard Schmerzmanagement in der Pflege legt fest, wie Pflegefachkräfte Schmerzen systematisch erkennen, bewerten und behandeln sollen, um die Lebensqualität der Patienten zu verbessern. Ziel ist es, Schmerzen frühzeitig zu erkennen und individuell angepasste Pflegemaßnahmen durchzuführen.

Dies bedeutet Folgendes für die Anwendung bei Lukas Haller:

Berücksichtigung des Expertenstandards Schmerzmanagement bei Leukämie

Kriterien	Anwendungsbeschreibung
Strukturkriterien	
Prozesskriterien	
Ergebniskriterien	

20.4 Eigene Kompetenzeinordnung zum Fall

Aufgabe 3

Ordnen Sie anhand der Falldarstellung mögliche Wissensbezüge in die jeweiligen Kompetenzbereiche ein.

Eigene Kompetenzeinordnung bei Leukämie	
Kompetenzbereich	Einordnung der Wissensbezüge zur Falldarstellung
Kompetenzbereich 1: Pflegeprozesse und Pflegediagnostik in akuten und dauerhaften Pflegesituationen verantwortlich planen, organisieren, gestalten, durchführen, steuern und evaluieren	
Kompetenzbereich 2: Kommunikation und Beratung personen- und situationsorientiert gestalten	
Kompetenzbereich 3: Intra- und interprofessionelles Handeln in unterschiedlichen systemischen Kontexten verantwortlich gestalten und mitgestalten	
Kompetenzbereich 4: Das eigene Handeln auf der Grundlage von Gesetzen, Verordnungen und ethischen Leitlinien reflektieren und begründen	
Kompetenzbereich 5: Das eigene Handeln auf der Grundlage von wissenschaftlichen Erkenntnissen und berufsethischen Einstellungen reflektieren und begründen	

20.5 Aufgaben und Tipps für den Praxiseinsatz

Besprechen Sie mit Ihrer praxisanleitenden Person die allgemeine Behandlung und Diagnostik von Leukämie, abgestimmt auf Ihren Einsatzort.
(Empfohlene Anleitungszeit: 1 Stunde)

Erarbeiten Sie mindestens eine spezifische Pflegemaßnahme zum Schmerzmanagement bei Kindern.
(Empfohlene Anleitungszeit: 1 Stunde)

Wählen Sie gemeinsam mit Ihrer praxisanleitenden Person ein Kind aus, um eine pflegerische Maßnahme zum Schmerzmanagement praktisch umzusetzen. Bereiten Sie sich im Vorfeld gründlich auf alle Teilschritte vor.
(Empfohlene Anleitungszeit: 30 Minuten bis 1 Stunde)

Erstellen Sie eine Pflegeplanung für ein Kind mit Leukämie oder mit einer anderen Krebserkrankung.
(Empfohlene Anleitungszeit: 2 Stunde)

PRAXISTIPP

Umkehrisolation bei Leukämie dient dem Schutz von Menschen mit geschwächtem Immunsystem, oft aufgrund einer Chemotherapie. Da das Immunsystem stark beeinträchtigt ist, besteht ein erhöhtes Infektionsrisiko durch Keime aus der Umgebung. In der Umkehrisolation werden die erkrankten Personen in einer keimarmen Umgebung isoliert, und das medizinische Personal trägt Schutzkleidung, um die Übertragung von Erregern zu verhindern. Dabei ist jedoch zu beachten, dass jedes Kind einzigartig ist, ebenso seine Behandlung und letztendlich auch seine Heilungschancen.
Zum Schluss noch ein paar Zeilen, die diese schwere Zeit von trauernden Eltern beschreiben: *Frage niemals warum und wieso, eine Antwort kann Dir keiner geben. Heute noch glücklich und froh, morgen so sinnlos das Leben. Doch eines, das sei Dir gesagt: verliere nie den MUT. Und bist Du auch noch so verzagt, am Ende wird doch alles gut.*

KAPITEL

21 Der Sterbeprozess

Liva May: Der letzte Abschied

Hören Sie den Podcast und bearbeiten Sie selbstständig die Mindmap und die Aufgaben in diesem Kapitel.

Zur Unterstützung können Sie die Falldarstellung und das Fachwissen auf den folgenden Seiten nachlesen.

Die Lösungsvorschläge finden Sie in Kapitel 26.

SCAN ME!

Den Podcast finden Sie hinter dem QR-Code oder unter diesem Link: https://www.elsevier.com/books-and-journals/book-companion/9783437252532

21 Sterbeprozess

Kontext: spezialisierte ambulante Palliativversorgung (SAPV)

Komplexität: höhere Risikogeneigtheit

Welche Akteure/beteiligte Personen kommen im Fall vor und wie sind deren Rollen?

Welches Erleben / Deuten / Verarbeiten ergibt sich aus dem Fall?

Liva May, 16 Jahre

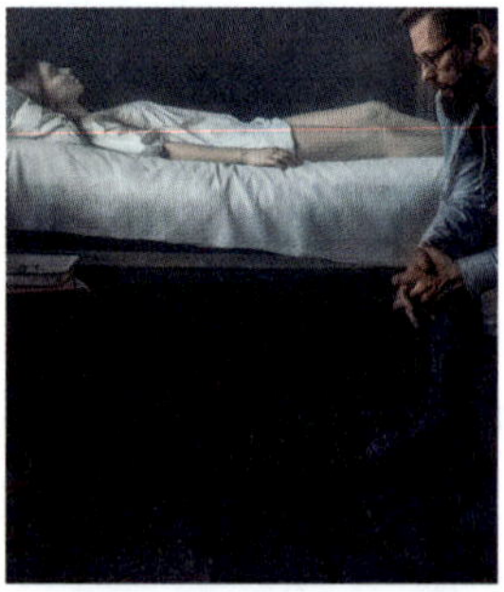

Was sind die Kontextbedingungen aus dem Fall?

Wie sind die Handlungsanlässe aus dem Fall?

Was sind die Handlungsmuster aus dem Fall?

[P1691/L157/J787-239]

21.1 Die Falldarstellung

Liva May: Der letzte Abschied

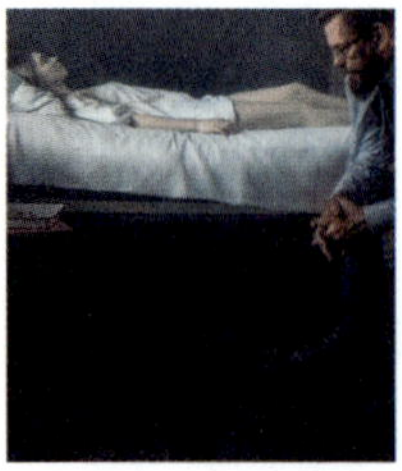
[J787-239]

Liva May, 16 Jahre alt, liegt im Wohnzimmer ihrer Eltern, umgeben von der ruhigen Atmosphäre ihres Zuhauses. Ihre schwere, nicht mehr heilbare Krebserkrankung hat sie in den Sterbeprozess geführt, der nun seinen letzten Abschnitt erreicht. Ihr Kinderzimmer war aufgrund des Platzmangels nicht mehr geeignet, sodass sie in das Wohnzimmer ihrer Eltern verlegt wurde. Seit acht Wochen betreut Fachpfleger Markus Jänke die Familie, im Rahmen der SAPV. Die Worte von Liva May, „Wir haben zwei Leben, aber das zweite Leben beginnt erst, wenn wir merken, dass wir nur eins haben", spiegeln die tiefe Weisheit eines jungen Menschen wider, der sich seiner Lebensbegrenztheit bewusst geworden ist. Liva nutzte bereits den Wünschewagen. Ein speziell ausgestatteter Krankentransportwagen, der eingesetzt wird, um sterbenskranken Menschen letzte Wünsche zu erfüllen. Ausgerechnet heute, während Markus mit der neuen Pflegefachschülerin Rama Yildiz, die sich im 3. Ausbildungsjahr befindet, im Auto unterwegs ist, erhält er den dringenden Anruf: „Es ist so weit, Liva scheint zu gehen." Der Allgemeinzustand von Liva May ist stark reduziert. Ihr Erscheinungsbild zeigt deutliche Zeichen ihrer fortgeschrittenen Erkrankung. Sie ist blass und abgemagert. Ihre Körperfunktionen sind stark beeinträchtigt. Sie hat auch zunehmende Schwierigkeiten beim Sprechen und Verstehen. Ihr Reaktionsvermögen und auch ihre Orientierung scheinen sie zunehmend zu verlassen. Immer öfter starrt sie einfach ins Leere. Ihre Mobilität ist so stark eingeschränkt, dass sie jetzt nicht mehr in der Lage ist, sich selbstständig zu bewegen, was ihre vollständige Abhängigkeit von Pflege und Unterstützung zur Folge hat. Markus Jänke und Rama Yildiz erreichen das Haus der Familie und betreten das Zimmer, in dem Liva auf ihrem letzten Weg begleitet wird. Der Moment ist gekommen, und der letzte Schritt im Leben der jungen Frau steht unmittelbar bevor. In diesem entscheidenden Augenblick spüren alle, wie die Zeit stillsteht. Die Familie ist an ihrer Seite, während die pflegerische Begleitung dazu beiträgt, ihr einen würdevollen Abschied zu ermöglichen. Nach ihrem Tod zeigt Liva May die typischen Todeszeichen: Die Haut ist blass, ihre Körpertemperatur ist gesunken und die Atmung endgültig ausgeblieben. Der Todeszeitpunkt wird auf 14:45 Uhr geschätzt.

21.2 Fachwissen zum Fall

Erklärung

Die spezialisierte ambulante Palliativversorgung (SAPV) ist in § 37b des Sozialgesetzbuches 5 (SGB V) geregelt und richtet sich an Menschen mit schwerwiegenden unheilbaren Erkrankungen mit komplexen Symptomen, die eine spezialisierte Betreuung benötigen. Diese wird von spezialisierten Teams durchgeführt. In der SAPV gibt es eine Pseudo-Arztnummer. Sie stellt sicher, dass die Abrechnung und Dokumentation gegenüber den Krankenkassen korrekt erfolgt, auch wenn die beteiligten Teams nicht in einer regulären Arztpraxis tätig sind. Die allgemeine ambulante Palliativversorgung hingegen (AAPV) ist in dem § 37 SGB V geregelt und bietet eher grundlegende palliative Hilfe für unheilbare Erkrankungen an.

Der Sterbeprozess

Der Sterbeprozess umfasst das allmähliche Versagen der Organe, besonders von Herz, Lunge und Nieren. Die Körperzellen erhalten nicht genug Sauerstoff, was die Funktionsfähigkeit beeinträchtigt. Der Stoffwechsel verlangsamt sich und der Blutdruck sinkt. Am Ende kommt es zum vollständigen Ausfall der Organe und zum klinischen Tod.

Symptome und Todeszeichen

Im Sterbeprozess treten verschiedene Symptome auf.
Sogenannte **sichere Todeszeichen** sind:
- Totenflecken (Beginn ca. 30 Min. nach Herz-Kreislauf-Stillstand)
- Totenstarre und Leichenkälte (2 bis 8 Stunden nach Herz-Kreislauf-Stillstand)
- Verwesung und Fäulnis (z. B. Grünverfärbung am rechten Unterbauch)
- mit dem Leben unvereinbare Verletzungen, z. B. Kopf-Rumpf-Trennung.

Unsichere Todeszeichen sind beispielweise:
- Blässe
- Atemstillstand
- Reflexlosigkeit
- Madenbefall
- Absinken der Körpertemperatur
- starre Pupillen.

Ein blasses Gesicht kurz vor dem Tod wird als Todesdreieck bezeichnet.

WICHTIG

Patricia Benner beschreibt **fünf Stufen der klinischen Kompetenz:**
1. Anfänger (Novice): Neue Pflegefachkräfte folgen festen Regeln und benötigen Anleitungen.
2. Fortgeschrittener Anfänger: Pflegefachkräfte mit ersten Erfahrungen, die einfache Aufgaben selbstständig erledigen können.
3. Kompetent: Pflegefachkräfte können Aufgaben effizient durchführen und Prioritäten setzen.
4. Erfahren: Pflegefachkräfte erkennen komplexe Situationen und treffen selbstständig Entscheidungen.
5. Experte: Pflegefachkräfte handeln intuitiv und souverän in schwierigen Situationen.

21.3 Arbeitsaufträge zum Fall

Aufgabe 1

Notieren Sie die Aufgaben in Diagnostik und Therapie, die sich aus der Falldarstellung ergeben. Berücksichtigen Sie mögliche Handlungsoptionen und erarbeiten Sie die passenden Pflegemaßnahmen für Liva May.

Aufgaben in Diagnostik und Therapie beim Sterbeprozess	
Diagnostik und Therapie zum Zustand	**Handlungsoption, Pflegemaßnahmen**

Aufgabe 2

Analysieren Sie den Allgemeinzustand von Liva May.

Der Allgemeinzustand (AZ) bezeichnet den allgemeinen Gesundheits- und Ernährungszustand, den körperlichen, geistigen und seelischen Zustand einer Person und dessen Einfluss auf die Selbstversorgung. Er ist Teil der pflegerischen und ärztlichen Anamnese und wird nicht nur anhand objektiver Parameter, sondern auch durch Erfahrungswerte beurteilt. Übliche Unterscheidungen sind: guter Allgemeinzustand, leicht reduzierter Allgemeinzustand, reduzierter Allgemeinzustand, stark reduzierter Allgemeinzustand.

Dies bedeutet Folgendes für die Anwendung bei Liva May:

Einschätzung des Allgemeinzustandes	
Kriterien	**Anwendungsbeschreibung**
Erscheinungsbild	
Kognitiven Fähigkeiten	
Kommunikation	
Mobilität	

21.4 Eigene Kompetenzeinordnung zum Fall

Aufgabe 3

Ordnen Sie anhand der Falldarstellung mögliche Wissensbezüge in die jeweiligen Kompetenzbereiche ein.

Eigene Kompetenzeinordnung beim Sterbeprozess	
Kompetenzbereich	Einordnung der Wissensbezüge zur Falldarstellung
Kompetenzbereich 1: Pflegeprozesse und Pflegediagnostik in akuten und dauerhaften Pflegesituationen verantwortlich planen, organisieren, gestalten, durchführen, steuern und evaluieren	
Kompetenzbereich 2: Kommunikation und Beratung personen- und situationsorientiert gestalten	
Kompetenzbereich 3: Intra- und interprofessionelles Handeln in unterschiedlichen systemischen Kontexten verantwortlich gestalten und mitgestalten	
Kompetenzbereich 4: Das eigene Handeln auf der Grundlage von Gesetzen, Verordnungen und ethischen Leitlinien reflektieren und begründen	
Kompetenzbereich 5: Das eigene Handeln auf der Grundlage von wissenschaftlichen Erkenntnissen und berufsethischen Einstellungen reflektieren und begründen	

21.5 Aufgaben und Tipps für den Praxiseinsatz

Besprechen Sie mit Ihrer praxisanleitenden Person die allgemeine Behandlung und Diagnostik im Sterbeprozess.
(Empfohlene Anleitungszeit: 1 Stunde)

Entwickeln Sie jeweils eine spezifische Pflegemaßnahme für die Versorgung Sterbender oder den Umgang mit verstorbenen Personen.
(Empfohlene Anleitungszeit: 1 Stunde)

Wählen Sie mit Ihrer praxisanleitenden Person eine/n Pflegeempfänger*in aus, um eine Maßnahme im Sterbeprozess praktisch durchzuführen.
(Empfohlene Anleitungszeit: 30 Minuten bis 1 Stunde)

Erstellen Sie eine Pflegeplanung für eine/n Pflegeempfänger* in mit einer schwerwiegenden, unheilbaren Erkrankung und komplexer Symptomlage.
(Empfohlene Anleitungszeit: 2 Stunde)

PRAXISTIPP

Die letzte Lebensphase ist ein dynamischer Prozess mit vielen Symptomen und Problemen. Sie bedeutet für Patient*innen den Abschied von geliebten Menschen, Hoffnungen und schließlich vom Leben. In dieser Zeit ist menschliche Zuwendung besonders wichtig, um dem Patienten und seinen Angehörigen zu zeigen, dass sie nicht allein sind. Dies kann in Phasen unterteilt werden:
In der Rehabilitationsphase ist ein weitgehend normales Leben trotz der Erkrankung möglich, mit dem Ziel, die Mobilität und die geistigen Fähigkeiten zu erhalten. Die Terminalphase, in der die Aktivität des Patienten stark eingeschränkt wird, beginnt Wochen bis Monate vor dem Tod. Die (Prä-)Finalphase beschreibt die letzten 72 Stunden vor dem Tod.
Nach dem Tod eines Menschen ist eine respektvolle und hygienische Versorgung der Leiche wichtig. Zunächst sollte der Körper gewaschen und in eine ruhige, respektvolle Position gebracht werden. Alle medizinischen Geräte und Katheter sind zu entfernen. Die Augen und der Mund sollten geschlossen werden, um ein würdiges Erscheinungsbild zu wahren, sonst besteht die Gefahr, dass diese beim Einsetzen der Leichenstarre offenbleiben. Es empfiehlt sich, den Körper mit einem weißen Laken abzudecken. Der Raum sollte für die Angehörigen vorbereitet und ruhig gehalten werden, um ein Abschiednehmen zu ermöglichen. Eine rechtzeitige Information der Familie und das Team muss unbedingt erfolgen. Abschließend sind alle durchgeführten Maßnahmen zu dokumentieren.

KAPITEL

22 Depression

Ingo Beckmann: Alle Tage sind grau und ohne Sinn

Hören Sie den Podcast und bearbeiten Sie selbstständig die Mindmap und die Aufgaben in diesem Kapitel.

Zur Unterstützung können Sie die Falldarstellung und das Fachwissen auf den folgenden Seiten nachlesen.

Die Lösungsvorschläge finden Sie in Kapitel 26.

Den Podcast finden Sie hinter dem QR-Code oder unter diesem Link: https://www.elsevier.com/books-and-journals/book-companion/9783437252532

22 Depression

Kontext: psychiatrische Pflege (stationäre Langzeitpflegeeinrichtung - gerontopsychiatrisch)

Komplexität: höhere Risikogeneigtheit

Welche Akteure/beteiligte Personen kommen im Fall vor und wie sind deren Rollen?

Welches Erleben / Deuten / Verarbeiten ergibt sich aus dem Fall?

Ingo Beckmann, 92 Jahre

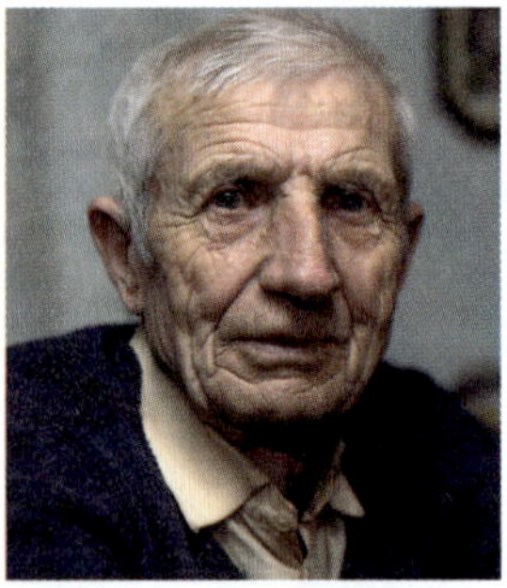

Was sind die Kontextbedingungen aus dem Fall?

Wie sind die Handlungsanlässe aus dem Fall?

Was sind die Handlungsmuster aus dem Fall?

[P1691/L157/J787-289]

22.1 Die Falldarstellung

Ingo Beckmann: Alle Tage sind grau und ohne Sinn

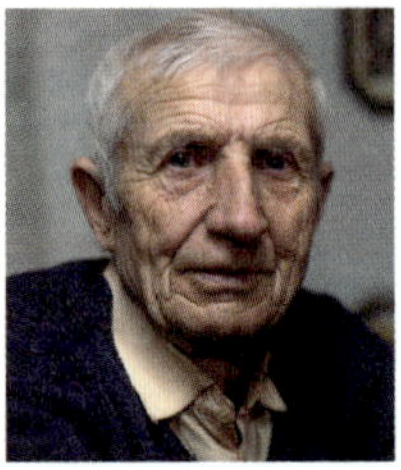

[J787-289]

Herr Ingo Beckmann ist 92 Jahre alt und lebt seit sechs Monaten in einem gerontopsychiatrischen Pflegeheim. Die Bereichsleitung erzählt, der Grund für seine Traurigkeit sei, dass sein Enkel sich umgebracht habe. Deshalb musste Herr Beckmann auch ins Heim. Der Enkel hatte sich immer um ihn gekümmert. Seit einer Woche betreut Franka Meier, Pflegefachkraft, als Bezugspflegeperson Herrn Beckmann, und im heutigen Spätdienst arbeitet sie mit einem Auszubildenden aus dem zweiten Ausbildungsjahr zusammen.
Herr Beckmann wirkte in den ersten Gesprächen sehr zurückhaltend und war oft traurig. Er antwortete oft nur einsilbig auf Fragen und lenkte das Gespräch immer wieder von sich weg. Öfter kam es nun vor, dass Herr Beckmann sich am späten Vormittag noch im Schlafanzug im Bett befand. Auch die Essentabletts wurden voll wieder abgeräumt. Bisher reichte es, wenn die Kleidung für den nächsten Tag bereitlegt war, dann versorgte er sich selbst.
Tim Schröder, der Auszubildende, versuchte beim Spaziergang auf dem Stationsflur viel mit ihm zu reden, doch die meiste Zeit redete der Azubi selbst. Herr Beckmanns Bewegungen glichen dem eines schweren Kartoffelsacks, der sich träge auf dem Flur voranschob. Größtenteils starrte er auf den Boden und versuchte, so schnell wie möglich wieder in sein Zimmer zu kommen. Später fragte Tim die Pflegefachkraft Frau Meier: „Kannst du schnell zu Herrn Beckmann reingehen und nachschauen? Der wirkt komisch.“ Das Zimmer roch nach Urin und ungewaschener Wäsche. Auf Ansprache sagte Herr Beckmann: „Lassen Sie mich doch in Ruhe. Dieser Schmerz. Alle Tage sind grau und ohne Sinn. Ich will dorthin, wo meine Enkel bereits ist.“
Frau Meier bespricht in der nächsten Pflegeübergabe die Äußerungen von Herrn Beckmann. Sie entscheiden zusammen im Team, dass Kontakt mit dem Hausarzt aufgenommen wird. Nach einer weiteren Konsultation eines Psychiaters wird eine Depression diagnostiziert und er wird auf eine psychiatrische Station eingewiesen, um eine medikamentöse Therapie mit Antidepressiva zu beginnen.

22.2 Fachwissen zum Fall

Erklärung

Es ist wichtig zu verstehen, dass Depression keine normale Reaktion ist, sondern eine ernsthafte psychische Erkrankung, die eine angemessene Behandlung erfordert. Die genaue Ursache für Depressionen ist oft komplex und kann von Person zu Person variieren. Es gibt mehrere Faktoren, die eine Rolle spielen können, wie zum Beispiel Genetik oder kritische Lebensereignisse. Die biologischen Faktoren einer Depression sind Veränderungen in der Gehirnchemie mit einem Ungleichgewicht von Neurotransmittern wie Serotonin, Noradrenalin und Dopamin. Die internationale Klassifikation von Krankheiten (ICD-10) unterscheidet Depressionen nach der Verlaufsform und dem Schweregrad. Dabei wird zwischen der depressiven Episode, der rezidivierenden depressiven Störung, einer Zyklothymie (rezidivierende depressive Störung mit mindestens einmaliger manischer Phase) und der Dysthymie (eine leichtere Depression) unterschieden. Es gibt noch verschiedene weitere Depressionsformen, z. B. die Altersdepression, die Winterdepression, die Wochenbettdepression usw.

Symptome

Die auftretenden Symptome bei einer Depression könnten folgende sein:
- Interessensverlust, Freudlosigkeit, Schlafstörungen, Müdigkeit, Unruhe
- Appetitveränderungen, Energiemangel, kaum Hungergefühle
- Konzentrationsprobleme, Schluckstörungen, Denkstörungen, Grübelneigung
- Psychotische Symptome wie zum Beispiel der Wahn (nicht bei allen Depressionen)
- Tiefe Traurigkeit, Hoffnungslosigkeit, die bis hin zu Suizidgedanken reichen können

WICHTIG

Das **Vulnerabilitäts-Stress-Modell** (auch: Diathese-Stress-Modell) besagt, dass psychische Störungen durch das Zusammenspiel von individueller Verletzlichkeit (Vulnerabilität) und belastenden Lebensereignissen (Stress) entstehen. Vulnerabilitätsfaktoren erhöhen die Anfälligkeit, während die Stressfaktoren das Risiko einer Störung auslösen können. Einige Menschen können eine höhere Vulnerabilität aufweisen und daher anfälliger für eine Störung sein. Andere können resilienter sein (niedrige Vulnerabilität) und somit weniger störungsempfänglich, selbst wenn sie Stress erleben. Dieses Modell betont die Bedeutung von Schutzfaktoren wie zum Beispiel soziale Unterstützung, um das Risiko für psychische Störungen in stressigen Situationen zu verringern.

22.3 Arbeitsaufträge zum Fall

Aufgabe 1

Notieren Sie die Aufgaben in Diagnostik und Therapie, die sich aus der Falldarstellung ergeben. Berücksichtigen Sie mögliche Handlungsoptionen und erarbeiten Sie die passenden Pflegemaßnahmen für Herrn Beckmann.

Aufgaben in Diagnostik und Therapie bei Depression und Suizidgefahr	
Diagnostik und Therapie	**Handlungsoption, Pflegemaßnahmen**

Aufgabe 2

Unterscheiden Sie die Stadien des Krisenmodells nach Cullberg in Bezug auf Herrn Beckmann.
Das Krisenmodell nach Cullberg gilt für den Umgang mit Lebenskrisen, dabei gibt es vier verschiedene Stadien für traumatische Krisen. Die Bearbeitung der Krise erfolgt durch inhaltlich-emotionale Auseinandersetzungen, damit eine Distanz zum Problem eintreten kann.
Dies bedeutet Folgendes für die Anwendung bei Herrn Ingo Beckmann:

Berücksichtigung des Krisenmodells nach Cullberg bei Depression

4 Stadien	Anwendungsbeschreibung
1. Schock	
2. Reaktion	
3. Bearbeitung	
4. Neuorientierung	

22.4 Eigene Kompetenzeinordnung zum Fall

Aufgabe 3

Ordnen Sie anhand der Falldarstellung mögliche Wissensbezüge in die jeweiligen Kompetenzbereiche ein.

Eigene Kompetenzeinordnung bei Depression	
Kompetenzbereich	Einordnung der Wissensbezüge zur Falldarstellung
Kompetenzbereich 1: Pflegeprozesse und Pflegediagnostik in akuten und dauerhaften Pflegesituationen verantwortlich planen, organisieren, gestalten, durchführen, steuern und evaluieren	
Kompetenzbereich 2: Kommunikation und Beratung personen- und situationsorientiert gestalten	
Kompetenzbereich 3: Intra- und interprofessionelles Handeln in unterschiedlichen systemischen Kontexten verantwortlich gestalten und mitgestalten	
Kompetenzbereich 4: Das eigene Handeln auf der Grundlage von Gesetzen, Verordnungen und ethischen Leitlinien reflektieren und begründen	
Kompetenzbereich 5: Das eigene Handeln auf der Grundlage von wissenschaftlichen Erkenntnissen und berufsethischen Einstellungen reflektieren und begründen	

22.5 Aufgaben und Tipps für den Praxiseinsatz

Erarbeiten Sie eine Pflegeintervention zum Umgang mit depressiven Personen speziell für Ihren Praxiseinsatzort.
(Empfohlene Anleitungszeit: 1 Stunde)

Erarbeiten Sie jeweils ein Arzneimittel pro Antidepressivum mit Arzneimittelübergruppe, Wirkstoff, Handelsname, Wirkungsweise, Nebenwirkungen und Einnahmehinweisen.
(Empfohlene Anleitungszeit: 1 Stunde)

Wählen Sie zusammen mit Ihrer praxisanleitenden Person eine/n Pflegeempfänger*in aus, um eine pflegerische Beobachtung bei einer depressiv erkrankten Person hinsichtlich der Verhaltensänderungen zu erfassen.
(Empfohlene Anleitungszeit: 30 Minuten bis 1 Stunde)

Nennen Sie die passenden pflegerischen Maßnahmen bei Suizidgefahr. Schreiben Sie dazu passend eine Pflegeplanung für eine/n Pflegeempfänger*in mit einer Depression.
(Empfohlene Anleitungszeit: 2 Stunde)

PRAXISTIPP

Einfühlsames Zuhören und ernsthaftes Nachfragen nach Suizidgedanken sind entscheidend, um das Ernstnehmen der Symptome zu signalisieren. Fördern Sie die Tagesroutine und soziale Interaktionen, um positive Erlebnisse zu ermöglichen. Beobachten und dokumentieren Sie den Schlaf-Wach-Rhythmus, das Essverhalten und das körperliche Verhalten, und achten Sie dabei auf Veränderungen. Bei der Gabe von Antidepressiva ist Folgendes zu beachten: Zu Beginn der Behandlung besteht eine erhöhte Suizidgefahr, da sie zuerst antriebssteigernd und dann stimmungsaufhellend wirken. Es dauert mehrere Tage, bis ein ausreichender Medikamentenspiegel im Blut aufgebaut ist. Bei akuter Suizidgefahr entfernen Sie gefährdende Gegenstände und gewährleisten Sie engmaschige Betreuung mit Sichtkontrollen.

KAPITEL 23 Borderline-Persönlichkeitsstörung

Marisa Schmitz: Zwischen den Extremen am Rand der Emotionen

Hören Sie den Podcast und bearbeiten Sie selbstständig die Mindmap und die Aufgaben in diesem Kapitel.

Zur Unterstützung können Sie die Falldarstellung und das Fachwissen auf den folgenden Seiten nachlesen.

Die Lösungsvorschläge finden Sie in Kapitel 26.

SCAN ME!

Den Podcast finden Sie hinter dem QR-Code oder unter diesem Link: https://www.elsevier.com/books-and-journals/book-companion/9783437252532

23 Borderline-Persönlichkeitsstörung

Kontext: psychiatrische Pflege (akute geschützte Station)

Komplexität: höhere Risikogeneigtheit

Welche Akteure/beteiligte Personen kommen im Fall vor und wie sind deren Rollen?

Welches Erleben / Deuten / Verarbeiten ergibt sich aus dem Fall?

Marisa Schmitz, 28 Jahre

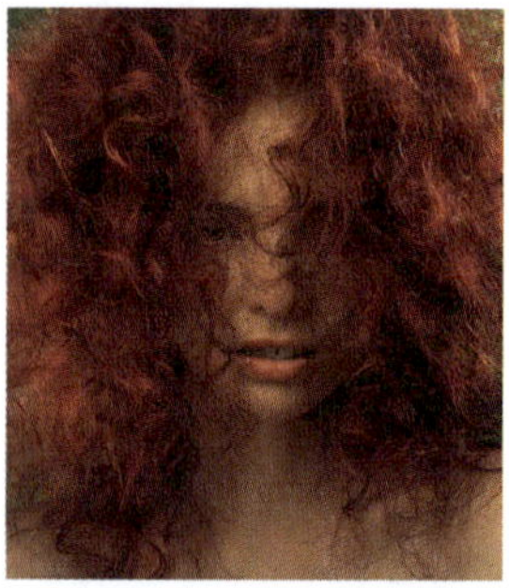

Was sind die Kontextbedingungen aus dem Fall?

Wie sind die Handlungsanlässe aus dem Fall?

Was sind die Handlungsmuster aus dem Fall?

[P1691/L157/J787-243]

23.1 Die Falldarstellung

Marisa Schmitz: Zwischen den Extremen am Rand der Emotionen

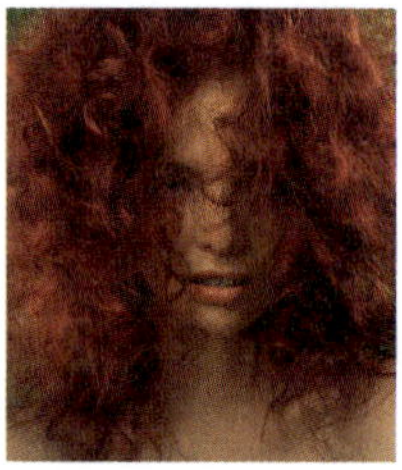

[J787-043]

Marisa Schmitz, 28 Jahre alt und wohnhaft in Hamburg, leidet unter einer Borderline-Persönlichkeitsstörung (BPS). Schon in ihrer Pubertät zeigten sich die ersten Symptome dieser Erkrankung. Momentan befindet sie sich in einem Studium zur Kommunikationsdesignerin. Eines Tages wird Marisa von der Pflegefachperson Ramona Schütte laut lachend und mit blutenden Schnitten an den Unterarmen in einem Hamburger Park aufgefunden. Frau Schütte alarmiert die Notrufnummer und Marisa wird in einem nahegelegenen Krankenhaus in eine geschützte Station eingewiesen.

Hier zeigen sich verstärkte Symptome ihrer BPS. Marisa hat Schwierigkeiten, ihre Emotionen zu kontrollieren, was zu plötzlichen Wutausbrüchen und erneutem selbstverletzenden Verhalten führt. Ihr Selbstbild ist gestört. Sie hat starke Stimmungsschwankungen und unbeständige zwischenmenschliche Beziehungen. Ihre Symptome sind vielseitig, am auffälligsten an Marisas Krankheitsentwicklung ist der beeinträchtigte Familienprozess. Als Einzelkind wuchs sie unter der Obhut einer kalten, depressiven Mutter auf, was ihre psychische Entwicklung stark beeinträchtigte.

Marisa neigt dazu, ihre Probleme zu leugnen oder herunterzuspielen, was die Therapie erschwert. Sie zeigt Unsicherheit und Unentschlossenheit in Bezug auf ihre Behandlung. Zudem leidet sie unter Schlafentzug, chronischer Müdigkeit und geringer Aktivitätstoleranz. Pflegeinterventionen zielen darauf ab, eine stabile und sichere Umgebung zu schaffen. Als ihr Zustand sich verbessert, kommt sie mit einer Pflegeüberleitung in die Tagesklinik. Hier äußert Marisa zur Bezugspflegefachperson Johannis Alber Folgendes: „Ich bin zwischen den Extremen schon seit Jahrzehnten gefangen, und am Rand der Emotionen sehe ich kaum Hoffnung." Johannis weiß, wie wichtig es an dieser Stelle ist, einen individuellen Krisenplan zu entwickeln. Hier hilft auch die Sozialarbeiterin bei der Planung der Entlassung und der Wiedereingliederung in die Gesellschaft. Durch Psychoedukation soll Marisa ihre Erkrankung besser verstehen und Strategien zur Bewältigung entwickeln. Auch ihre Mutter wird einbezogen, um die familiären Beziehungen zu verbessern. Marisa lernt, ihre emotionalen Schwierigkeiten besser zu bewältigen.

23.2 Fachwissen zum Fall

Erklärung

Borderline-Persönlichkeitsstörung (BPS) ist eine schwere psychische Erkrankung, die durch instabile Emotionen, impulsives Verhalten und gestörte zwischenmenschliche Beziehungen gekennzeichnet ist. Menschen mit BPS haben oft ein unsicheres Selbstbild und erleben starke Stimmungsschwankungen. Sie können Schwierigkeiten haben, ihre Emotionen zu regulieren. Das kann zu selbstverletzendem Verhalten und suizidalen Gedanken führen. Die Ursachen der BPS sind vielfältig und können genetische, biologische und umweltbedingte Faktoren umfassen. Eine Behandlung kann durch Psychotherapie, wie die Dialektisch-Behaviorale Therapie (DBT, eine Sprach- und Verhaltenstherapie) und in einigen Fällen durch Medikation erfolgen. Ziel der Behandlung ist es, den Betroffenen zu helfen, ihre Emotionen besser zu steuern, gesündere Beziehungen zu führen und impulsives Verhalten zu reduzieren.

Symptome

Die Symptome der Borderline-Persönlichkeitsstörung umfassen:
- Instabile Beziehungen: Wechsel zwischen Idealisierung und Abwertung
- Starke Stimmungsschwankungen: schnelle und extreme Veränderungen der Stimmung
- Impulsivität: selbstschädigendes oder selbstverletzendes Verhalten
- Gestörtes Selbstbild: Unsicherheiten über Identität und Ziele
- Angst vor Verlassenwerden bzw. übertriebene Bemühungen, nicht verlassen zu werden
- Gefühl der Leere: chronische innere Leere oder Langeweile
- Wut: intensive Wutausbrüche und Schwierigkeiten, die Wut zu kontrollieren
- Paranoia und Dissoziation: paranoide Gedanken oder das Gefühl, von sich selbst losgelöst zu sein
- Suizidgedanken: Suizidäußerungen oder Suizidversuche

WICHTIG

Salutogenese ist ein Konzept, das sich auf die Entstehung und Erhaltung von Gesundheit konzentriert. Es wurde von Aaron Antonovsky entwickelt und betont die Faktoren, die Menschen gesund halten, anstatt sich auf die Ursachen von Krankheit zu konzentrieren. Dabei spielen Ressourcen und Fähigkeiten zur Bewältigung von Stress eine zentrale Rolle. Das Konzept der Salutogenese kann bei der Behandlung der Borderline-Persönlichkeitsstörung hilfreich sein, indem es den Fokus auf die Stärkung der individuellen Ressourcen und Bewältigungsstrategien zur Förderung von Gesundheit und Wohlbefinden legt.

23.3 Arbeitsaufträge zum Fall

Aufgabe 1

Notieren Sie die Aufgaben in Diagnostik und Therapie, die sich aus der Falldarstellung ergeben. Berücksichtigen Sie mögliche Handlungsoptionen, besonders zu der beschriebenen Psychoedukation, und erarbeiten Sie die passenden Pflegemaßnahmen für Marisa Schmitz.

Aufgaben zur Diagnostik und Therapie bei der Borderline-Persönlichkeitsstörung und zur Psychoedukation	
Diagnostik und Therapie zum Zustand	**Handlungsoption, Pflegemaßnahmen**

Aufgabe 2

Wenden Sie das Lazarus-Stress-Modell auf Marisa Schmitz an.

Das Lazarus-Stress-Modell beschreibt Stress als eine Interaktion zwischen einer Person und ihrer Umwelt. Es betont die Bedeutung der individuellen Bewertung einer stressauslösenden Situation (primäre Bewertung) sowie der Einschätzung der eigenen Bewältigungsmöglichkeiten (sekundäre Bewertung). Das Modell hebt hervor, dass unterschiedliche Menschen unterschiedlich auf Stress reagieren, abhängig von ihren individuellen Wahrnehmungen und Ressourcen.

Dies bedeutet Folgendes für die Anwendung bei Marisa Schmitz:

Berücksichtigung des Lazarus-Stress-Modells bei der Borderline-Persönlichkeitsstörung	
Individuelle Bewertung	**Anwendungsbeschreibung**
primäre Bewertung	
sekundäre Bewertung	

23.4 Eigene Kompetenzeinordnung zum Fall

Aufgabe 3

Ordnen Sie anhand der Falldarstellung mögliche Wissensbezüge in die jeweiligen Kompetenzbereiche ein.

Eigene Kompetenzeinordnung bei der Borderline-Persönlichkeitsstörung	
Kompetenzbereich	**Einordnung der Wissensbezüge zur Falldarstellung**
Kompetenzbereich 1: Pflegeprozesse und Pflegediagnostik in akuten und dauerhaften Pflegesituationen verantwortlich planen, organisieren, gestalten, durchführen, steuern und evaluieren	
Kompetenzbereich 2: Kommunikation und Beratung personen- und situationsorientiert gestalten	
Kompetenzbereich 3: Intra- und interprofessionelles Handeln in unterschiedlichen systemischen Kontexten verantwortlich gestalten und mitgestalten	
Kompetenzbereich 4: Das eigene Handeln auf der Grundlage von Gesetzen, Verordnungen und ethischen Leitlinien reflektieren und begründen	
Kompetenzbereich 5: Das eigene Handeln auf der Grundlage von wissenschaftlichen Erkenntnissen und berufsethischen Einstellungen reflektieren und begründen	

23.5 Aufgaben und Tipps für den Praxiseinsatz

Ein individueller Kriseninterventionsplan für die verschieden psychiatrisch erkrankten Personen ist elementar für die Behandlung. Lassen Sie sich diesen an Ihrem Praxiseinsatzort zeigen und erklären.
(Empfohlene Anleitungszeit: 1 Stunde)

Erarbeiten Sie eine individuelle Pflegeintervention zur Entwicklung und Anwendung von Emotionsregulationsstrategien für den Umgang mit Borderline-Persönlichkeitsstörung (BPS) an Ihrem Praxiseinsatzort.
(Empfohlene Anleitungszeit: 1 Stunde)

Wählen Sie zusammen mit Ihrer praxisanleitenden Person eine/n Pflegeempfänger*in aus, um eine pflegerische Beobachtung bei einer erkrankten Person mit Borderline-Persönlichkeitsstörung (BPS) hinsichtlich der Verhaltensänderungen zu erfassen.
(Empfohlene Anleitungszeit: 30 Minuten bis 1 Stunde)

Nennen Sie die passenden pflegerischen Maßnahmen für eine Psychoedukation und schreiben Sie dazu passend eine Pflegeplanung für eine/n Pflegeempfänger*in mit einer Borderline-Persönlichkeitsstörung.
(Empfohlene Anleitungszeit: 2 Stunde)

PRAXISTIPP

Bei der Pflege von Menschen mit einer Borderline-Persönlichkeitsstörung ist es wichtig, eine strukturierte und unterstützende Umgebung zu schaffen. Klare Kommunikation hilft, Missverständnisse zu vermeiden und Vertrauen aufzubauen. Es ist entscheidend, klare Grenzen zu setzen, um Sicherheit zu gewährleisten und impulsives Verhalten zu reduzieren. Unterstützen Sie die Patient*innen aktiv bei der Entwicklung und Anwendung von Emotionsregulationsstrategien wie Atemübungen und Achtsamkeitspraktiken. Ein individueller Kriseninterventionsplan ist unerlässlich, um schnell auf akute Situationen wie Selbstverletzungen zu reagieren. Durch Psychoedukation zur Erkrankung und eine multidisziplinäre Zusammenarbeit mit anderen Fachkräften können langfristige Behandlungsziele unterstützt und kann die Lebensqualität verbessert werden.

KAPITEL

24 Sucht und Alkoholabhängigkeit

Adam James Davis: Zwischen den Trümmern der Sucht

Hören Sie den Podcast und bearbeiten Sie selbstständig die Mindmap und die Aufgaben in diesem Kapitel.

Zur Unterstützung können Sie die Falldarstellung und das Fachwissen auf den folgenden Seiten nachlesen.

Die Lösungsvorschläge finden Sie in Kapitel 26.

SCAN ME!

Den Podcast finden Sie hinter dem QR-Code oder unter diesem Link: https://www.elsevier.com/books-and-journals/book-companion/9783437252532

24 Sucht und Alkoholabhängigkeit

Kontext: stationäre psychiatrische Pflege (geschützte Suchtstation)

Komplexität: höhere Risikogeneigtheit

Welche Akteure/beteiligte Personen kommen im Fall vor und wie sind deren Rollen?

Welches Erleben / Deuten / Verarbeiten ergibt sich aus dem Fall?

Adam James David, 27 Jahre

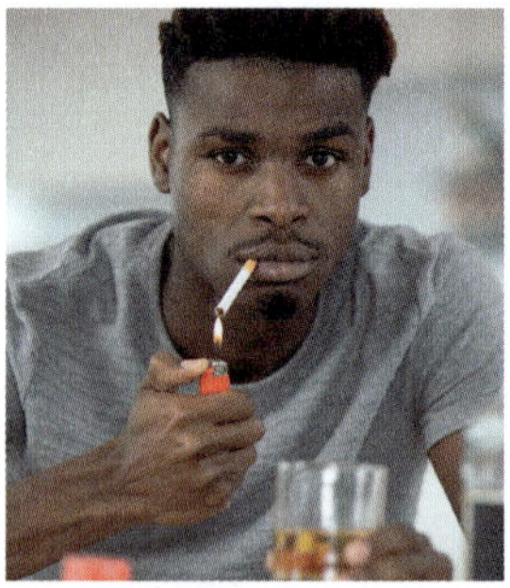

Was sind die Kontextbedingungen aus dem Fall?

Wie sind die Handlungsanlässe aus dem Fall?

Was sind die Handlungsmuster aus dem Fall?

24.1 Die Falldarstellung

Adam James Davis: Zwischen den Trümmern der Sucht

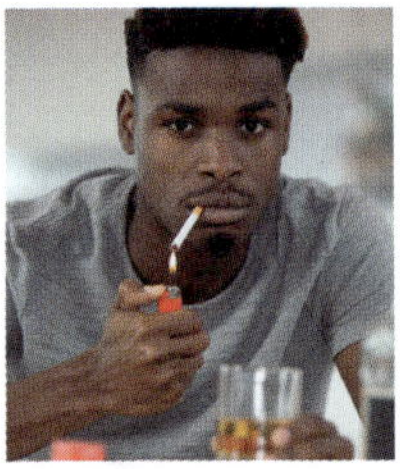
[J787-197]

Adam James Davis, 27 Jahre alt, als US-Soldat in Deutschland stationiert, kämpft auf der geschützten Suchtstation der Psychiatrie mit den Folgen seiner Suchtkarriere. Die Tragödie der langjährigen Alkoholabhängigkeit begann nach einem Einsatz in einem Kriegsgebiet, das ihn psychisch schwer geschädigt hat, er danach aber versäumt hat, seine Erlebnisse professionell aufzuarbeiten.
Ein Delirium tremens, welches durch den Alkoholentzug entstanden war, führte dazu, dass seine Wahrnehmung und Realität stark verändert sind. Dieser Umstand erschwert die Kommunikation und Therapie erheblich. Zusätzlich zeigt Adam Davis Anzeichen wie Schwitzen, Zittern und kardiologische Auffälligkeiten wie eine Tachykardie und einen Hypertonus. Auch seine Leber ist durch den Alkoholmissbrauch bereits geschädigt. Ein weiteres Problem entsteht, als sich Adam sexuell übergriffig gegenüber der weiblichen Pflegeauszubildenden Josephine Finke zeigt. Dabei berührte er sie unsittlich und versuchte sie küssen. Nach diesem Vorfall ist die Beziehung zu seiner schwangeren deutschen Freundin stark belastet. Als weitere Konsequenzen dieses Fehlverhaltens erfolgte eine Anzeige. Eine vorübergehende gesetzliche Betreuung in den Bereichen Gesundheitsversorgung, Aufenthaltsbestimmung und finanzielle Angelegenheiten wurde beim Amtsgericht beantragt.
In der stationären Behandlung liegt der Fokus nun als Erstes in der Entgiftung. Hier betreut ihn der Psychiatriefachpfleger Marco Schuster. Dieser weiß, dass es im Rahmen des Delirium tremens zu lebensbedrohlichen Krampfanfällen kommen kann. Deshalb wird der Entzug von Alkohol engmaschig überwacht. Dafür nutzt Herr Schuster die Alkoholentzugsskala (AES). Diese ermöglicht eine systematische und sichere Betreuung von Patienten während des Alkoholentzugs, insbesondere in kritischen Phasen. Die Behandlung der bereits bestehenden Leberfunktionsstörung von Adam Davis wird durch Vitamin-B1-Substitution ergänzt.
Das nächste Ziel ist, dass die anschließende Entzugstherapie Herrn Davis dabei unterstützt, neue Strategien zu erlernen, um den Kreislauf der Sucht zu durchbrechen und sein Leben zukünftig wieder selbst gestalten zu dürfen.

24.2 Fachwissen zum Fall

Erklärung

Sucht ist ein Zustand, in dem eine Person ein starkes Verlangen oder eine Abhängigkeit von einer bestimmten Substanz oder einem bestimmten Verhalten entwickelt. Sucht kann sowohl körperlich als auch psychisch sein. Suchterkrankungen werden folgendermaßen unterschieden:

- Legale Drogen: Substanzen, die gesetzlich erlaubt sind wie Alkohol oder Nikotin
- Illegale Drogen: Substanzen, deren Besitz, Verkauf und Konsum gesetzlich verboten sind wie Heroin oder Kokain
- Nicht substanzgebundene Sucht: Verhaltenssüchte, bei denen keine Substanz konsumiert wird, sondern ein bestimmtes Verhalten exzessiv ausgeführt wird, z. B. Spielsucht, Internetsucht

Symptome

Symptome der Alkoholabhängigkeit umfassen:

- Starkes Verlangen nach Alkohol (Craving), Kontrollverlust über Menge und Zeitpunkt des Konsums, verminderte Kontrolle über den Alkoholkonsum trotz des Wunsches, aufzuhören oder weniger zu trinken
- Toleranzentwicklung: größere Mengen Alkohol werden benötigt, um die gleiche Wirkung zu erzielen
- Vernachlässigung von Pflichten und sozialen Aktivitäten zugunsten des Trinkens
- Fortgesetzter Konsum trotz negativer körperlicher, psychischer oder sozialer Folgen
- Allgemeine Entzugserscheinungen wie Zittern, Schwitzen, Übelkeit oder Angst bei fehlendem Konsum
- Delirium tremens (DT): Schwere Form des Delirs bei Alkoholentzug, tritt bei abruptem Aufhören nach chronischem Alkoholkonsum auf, Symptome nach 48–96 Stunden

WICHTIG

Die **Alkoholentzugsskala** (AES) ist ein Instrument zur Beurteilung der Schwere von Entzugssymptomen bei Patienten, die sich im Alkoholentzug befinden. Sie dient dazu, den Zustand des Patienten kontinuierlich zu überwachen, um frühzeitig Komplikationen wie das Delirium tremens oder Krampfanfälle zu erkennen. Dieser Score erleichtert es, notwendige medizinische Interventionen wie die Gabe von Beruhigungsmitteln (z. B. Benzodiazepine) zu steuern, Symptome zu reduzieren und Komplikationen zu vermeiden. Bewertete Symptome umfassen verschiedene vegetative Entzugssymptome wie Auffälligkeiten in den Vitalzeichen, Zittern (Tremor), Schweißausbrüche, Übelkeit. Ebenso werden psychische Symptome wie Reizbarkeit, Angst, Unruhe, Auffälligkeiten in der Orientierung, Kontaktfähigkeit und Halluzinationen beurteilt. Die Symptome werden auf einer numerischen Skala erfasst: Je höher die Punktzahl, desto schwerer ist der Entzug.

24.3 Arbeitsaufträge zum Fall

Aufgabe 1

Notieren Sie die Aufgaben in Diagnostik und Therapie, die sich aus der Falldarstellung ergeben. Berücksichtigen Sie mögliche Handlungsoptionen und erarbeiten Sie die passenden Pflegemaßnahmen für Adam James Davis.

Aufgaben zur Diagnostik und Therapie bei Sucht und Alkoholabhängigkeit	
Diagnostik und Therapie zum Zustand	Handlungsoption, Pflegemaßnahmen

Aufgabe 2

Wenden Sie das Corbin-Strauss-Modell auf Adam James Davis an.
Das Corbin-Strauss-Modell ist ein pflegewissenschaftliches Modell. Entwickelt wurde es von den US-amerikanischen Pflegewissenschaftlern Juliet Corbin und Anselm Strauss. Es konzentriert sich auf die Bewältigung von chronischen Krankheiten und untersucht deren Auswirkungen auf das Leben der Betroffenen und ihrer Angehörigen.
Dies bedeutet Folgendes für die Anwendung auf Adam James Davis:

Anwendung des Corbin-Strauss-Modell bei Sucht und Alkoholabhängigkeit

Kernelemente	Anwendungsbeschreibung
Phasen der Alkoholsucht	
Suchtmanagement	
Rollenveränderung	
Selbstmanagement	
Soziale Unterstützung	

24.4 Eigene Kompetenzeinordnung zum Fall

Aufgabe 1

Ordnen Sie anhand der Falldarstellung mögliche Wissensbezüge in die jeweiligen Kompetenzbereiche ein.

Eigene Kompetenzeinordnung bei Sucht und Alkoholabhängigkeit	
Kompetenzbereich	Einordnung der Wissensbezüge zur Falldarstellung
Kompetenzbereich 1: Pflegeprozesse und Pflegediagnostik in akuten und dauerhaften Pflegesituationen verantwortlich planen, organisieren, gestalten, durchführen, steuern und evaluieren	
Kompetenzbereich 2: Kommunikation und Beratung personen- und situationsorientiert gestalten	
Kompetenzbereich 3: Intra- und interprofessionelles Handeln in unterschiedlichen systemischen Kontexten verantwortlich gestalten und mitgestalten	
Kompetenzbereich 4: Das eigene Handeln auf der Grundlage von Gesetzen, Verordnungen und ethischen Leitlinien reflektieren und begründen	
Kompetenzbereich 5: Das eigene Handeln auf der Grundlage von wissenschaftlichen Erkenntnissen und berufsethischen Einstellungen reflektieren und begründen	

24.5 Aufgaben und Tipps für den Praxiseinsatz

Besprechen Sie mi Ihrer praxisanleitenden Person die generelle Behandlung und Diagnostik bei Suchterkrankungen, speziell für Ihren Einsatzort.
(Empfohlene Anleitungszeit: 1 Stunde)

Erarbeiten Sie jeweils eine spezielle Pflegemaßnahme zur Versorgung oder für den Umgang mit Suchtpatienten für die verschiedenen Möglichkeiten zur psychiatrischen pflegerischen Versorgung.
(Empfohlene Anleitungszeit: 1 Stunde)

Wählen Sie zusammen mit Ihrer praxisanleitenden Person eine/n Pflegeempfänger*in aus, um eine pflegerische Maßnahme zum Suchtmanagement praktisch durchzuführen. Bereiten Sie sich im Vorfeld gut auf die einzelnen Teilschritte (Vorbereitung aller Materialien, Durchführung, Nachbereitung) vor.
(Empfohlene Anleitungszeit: 30 Minuten bis 1 Stunde)

Nennen Sie die weiteren passenden pflegerischen Maßnahmen zum Suchtmanagement. Schreiben Sie dazu passend eine Pflegeplanung für eine/n Pflegeempfänger*in mit einer Suchterkrankung.
(Empfohlene Anleitungszeit: 2 Stunde)

PRAXISTIPP

Das Korsakow-Syndrom ist eine chronische Gedächtnisstörung, die meist durch schweren Vitamin-B1-Mangel (Thiaminmangel) verursacht wird, oft infolge langjährigen Alkoholmissbrauchs. Betroffene haben erhebliche Probleme, neue Informationen zu speichern (anterograde Amnesie) und erfinden oft (unbewusst) Geschichten, um Gedächtnislücken zu füllen (Konfabulation). Das Langzeitgedächtnis bleibt dabei teilweise erhalten. Konfabulationen sind also in Abgrenzung zum Delirium tremens unbewusste Falscherinnerungen, bei denen eine Person Geschichten erzählt, die nicht der Realität entsprechen, aber als wahr empfunden werden. Diese treten oft beim Korsakow-Syndrom auf und entstehen, wenn Gedächtnislücken unbewusst mit erfundenen Inhalten gefüllt werden. Im Gegensatz zu Lügen glaubt die betroffene Person an die Richtigkeit ihrer Erzählungen.

KAPITEL

25 Autismus-Spektrum-Störung

Elara Weidling: Zwischen Überforderung und Fixierung

Hören Sie den Podcast und bearbeiten Sie selbstständig die Mindmap und die Aufgaben in diesem Kapitel.

Zur Unterstützung können Sie die Falldarstellung und das Fachwissen auf den folgenden Seiten nachlesen.

Die Lösungsvorschläge finden Sie in Kapitel 26.

SCAN ME!

Den Podcast finden Sie hinter dem QR-Code oder unter diesem Link: https://www.elsevier.com/books-and-journals/book-companion/9783437252532

25 Autismus-Spektrum-Störung

Kontext: psychiatrische Pflege (stationäre Jugendpsychiatrie)

Komplexität: niedrige Risikogeneigtheit

Welche Akteure/beteiligte Personen kommen im Fall vor und wie sind deren Rollen?

Welches Erleben / Deuten / Verarbeiten ergibt sich aus dem Fall?

Elena Weidling, 11 Jahre

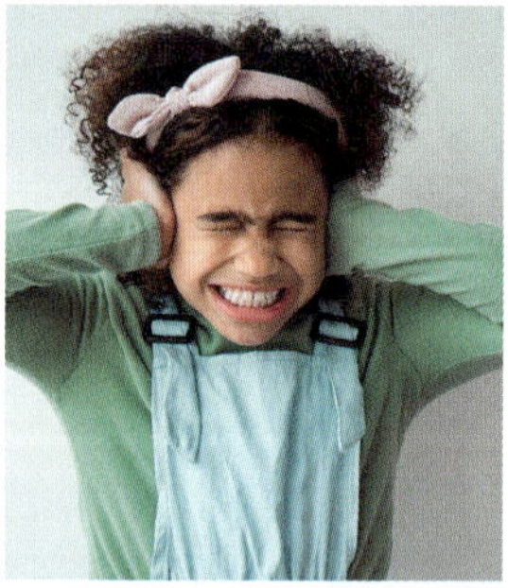

Was sind die Kontextbedingungen aus dem Fall?

Wie sind die Handlungsanlässe aus dem Fall?

Was sind die Handlungsmuster aus dem Fall?

[P1691/L157/J787-183]

25.1 Die Falldarstellung

Elara Weidling: Zwischen Überforderung und Fixierung

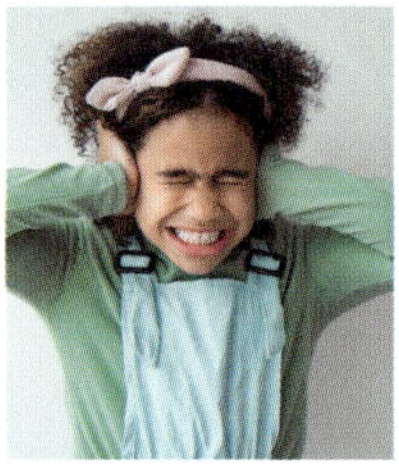
[J787-183]

Elara Weidling ist 11 Jahre alt und hat wegen eines Umzugs mit ihren Eltern kürzlich ihre Schule gewechselt. Die Lehrer der neuen Integrationsschule sind zwar ebenso geschult und geduldig mit Elara wie die an ihrer alten Schule, aber der neue Schulalltag stellt trotzdem eine große Herausforderung für sie dar. Die neue Umgebung und die fremden Gesichter überfordern sie sehr. Elara lebt mit einer Autismus-Spektrum-Störung und ist hochsensibel gegenüber sensorischen und auditiven Reizen wie unerwartete Berührungen und Geräusche. Diese können sie aus der Konzentration reißen und zu unkontrollierbaren Reaktionen führen. Elara sucht dann nach Rückzugsmöglichkeiten, um sich vor der Reizüberflutung zu schützen. In der Vergangenheit las sie dann stundenlang unter ihrem Lieblingsbaum und führte repetitive Bewegungen aus, um sich zu beruhigen. Diese Routine fehlt ihr jetzt und sie reagiert immer häufiger impulsiv und lautstark. Dieses Verhalten bereitet sowohl Elaras Eltern und Lehrern als auch ihren Mitschülern zunehmend Schwierigkeiten und verunsichert diese. Zusätzlich erschwert es den Unterricht und die Kontaktaufnahme zu ihren Klassenkameraden.
In der Vergangenheit konnte Elara in Ausnahmesituationen mithilfe von leichten Fixierungen zur Ruhe zurückfinden. Eine neue Richterin ist jedoch der Meinung, dass es alternative Wege gibt, Elaras Bedürfnisse zu erfüllen, und möchte, dass Elara lernt, mit ihren Ängsten und Überforderungen umzugehen, ohne auf freiheitsentziehende Maßnahmen angewiesen zu sein.
Deshalb wird sie in eine psychiatrisch-stationäre Einrichtung für Kinder und Jugendliche überwiesen. Dort soll sie in einem geschützten Rahmen neue Strategien zur Selbstregulation erlernen, um die Fixierungen zukünftig zu vermeiden. Ein besonderes Augenmerk liegt dabei auf der Entwicklung ihrer Kommunikationsfähigkeiten, um ihre Bedürfnisse besser äußern zu können.
In den dort stattfindenden Supervisionen wird das Therapieziel besprochen: Elara soll ein Leben führen können, in dem sie sich sicher und wohl fühlt. Sie soll lernen, ihre Stärken zu nutzen und ihre Schwächen zu akzeptieren. Nur so kann ihr der Zugang zu einem stabilen sozialen Umfeld gelingen.

25.2 Fachwissen zum Fall

Erklärung

Die Autismus-Spektrum-Störung (ASS) ist eine neurologische Entwicklungsstörung, die sich auf Wahrnehmung, Kommunikation, Interaktion und Verhalten einer betroffenen Person auswirkt. Sie wird als „Spektrum" bezeichnet, weil die Ausprägung und Schwere der Symptome von Person zu Person unterschiedlich sein können. Einige Menschen mit Autismus haben nur leichte Beeinträchtigungen, während andere erhebliche Unterstützung benötigen.

Hauptmerkmale

Beeinträchtigungen in der sozialen Kommunikation und Interaktion:
- Schwierigkeiten bei der nonverbalen Kommunikation (z. B. Mimik, Gestik, Blickkontakt)
- Schwierigkeiten, soziale Signale zu verstehen oder angemessen auf soziale Situationen zu reagieren

- Mangelndes Interesse an sozialen Interaktionen oder Schwierigkeiten bei der Beziehungsgestaltung zu Gleichaltrigen

Eingeschränkte, repetitive Verhaltensweisen und Interessen:

- Sich wiederholende Bewegungen oder Handlungen (z. B. Wippen, Schaukeln, Handflattern)
- Fokussierung auf sehr spezielle Interessen oder Aktivitäten
- Schwierigkeiten, sich auf neue Dinge einzulassen
- Schwierigkeiten mit Veränderungen im Alltag oder bei Routinen

Unterschiedliche sensorische Wahrnehmung:

- Überempfindlichkeit oder Unterempfindlichkeit gegenüber bestimmten sensorischen Reizen wie Geräuschen, Licht, Berührungen oder Gerüchen

WICHTIG

Supervision in der Jugendpsychiatrie ist eine professionelle Begleitung, die Fachkräften hilft, ihre Arbeit zu reflektieren und zu verbessern. Sie dient der Qualitätssicherung, der Entlastung und der Stärkung der Handlungsfähigkeit. Im Fokus stehen Fallbesprechungen, Teamdynamiken und der Umgang mit schwierigen Situationen. Durch regelmäßige Sitzungen unter der Leitung eines geschulten Supervisors fördert sie Fachwissen, Selbstreflexion und Teamarbeit. Besonders in der Jugendpsychiatrie ist Supervision essenziell, um die komplexen Herausforderungen im Umgang mit psychisch belasteten Jugendlichen zu bewältigen. Die Sitzungen können in Einzelgesprächen oder in Gruppensettings stattfinden und orientieren sich an den spezifischen Bedürfnissen der Teilnehmer*innen. Dabei wird ein geschützter Raum geschaffen, in dem Themen offen besprochen werden können.

25.3 Arbeitsaufträge zum Fall

Aufgabe 1

Notieren Sie die Aufgaben in Diagnostik und Therapie, die sich aus der Falldarstellung ergeben. Berücksichtigen Sie mögliche Handlungsoptionen und erarbeiten Sie die passenden Pflegemaßnahmen für Elara Weidling.

Aufgaben in Diagnostik und Therapie bei Autismus-Spektrum-Störung	
Diagnostik und Therapie zum Zustand	Handlungsoption, Pflegemaßnahmen

Aufgabe 2

Erörtern Sie die Anwendung von freiheitsentziehenden Maßnahmen im vorliegenden Fall.

Die Psychisch-Kranken-Gesetze (PsychKG) regeln in Deutschland die Unterbringung und Behandlung psychisch kranker Menschen, insbesondere wenn diese eine Gefahr für sich selbst oder andere darstellen. Jedes Bundesland hat ein eigenes PsychKG, daher können die Regelungen leicht variieren. Zu den freiheitsentziehenden Maßnahmen (FEM) zählen z. B. Fixierungen, Einschließen oder Zwangsbehandlungen. Freiheitsentziehende Maßnahmen sollen immer die Ultima Ratio sein, das heißt, sie dürfen nur angewendet werden, wenn alle anderen Mittel versagt haben.

Dies bedeutet Folgendes für die Anwendung bei Elara Weidling:

Freiheitsentziehende Maßnahmen bei Autismus

Intervention	Anwendungsbeschreibung
Voraussetzungen und Rechtsgrundlage	
Durchführung, Kontrolle und Rechte der Betroffenen	

25.4 Eigene Kompetenzeinordnung zum Fall

Aufgabe 3

Ordnen Sie anhand der Falldarstellung mögliche Wissensbezüge in die jeweiligen Kompetenzbereiche ein.

Eigene Kompetenzeinordnung bei Autismus-Spektrum-Störung	
Kompetenzbereich	**Einordnung der Wissensbezüge zur Falldarstellung**
Kompetenzbereich 1: Pflegeprozesse und Pflegediagnostik in akuten und dauerhaften Pflegesituationen verantwortlich planen, organisieren, gestalten, durchführen, steuern und evaluieren	
Kompetenzbereich 2: Kommunikation und Beratung personen- und situationsorientiert gestalten	
Kompetenzbereich 3: Intra- und interprofessionelles Handeln in unterschiedlichen systemischen Kontexten verantwortlich gestalten und mitgestalten	
Kompetenzbereich 4: Das eigene Handeln auf der Grundlage von Gesetzen, Verordnungen und ethischen Leitlinien reflektieren und begründen	
Kompetenzbereich 5: Das eigene Handeln auf der Grundlage von wissenschaftlichen Erkenntnissen und berufsethischen Einstellungen reflektieren und begründen	

25.5 Aufgaben und Tipps für den Praxiseinsatz

Besprechen Sie mit Ihrer praxisanleitenden Person die grundlegenden Vorgehensweisen für Diagnostik und Behandlung von Autismus-Spektrum-Störungen an Ihrem Einsatzort.
(Empfohlene Anleitungszeit: 1 Stunde)

Erarbeiten Sie eine spezifische Maßnahme zur Psychoedukation oder zum Elterntraining für ein ausgewähltes Kind oder eine/n Jugendliche*n aus der psychiatrischen Pflege.
(Empfohlene Anleitungszeit: 1 Stunde)

Wählen Sie gemeinsam mit Ihrer praxisanleitenden Person ein Kind oder eine/n Jugendliche*n aus, um die Psychoedukation oder das Elterntraining praktisch durchzuführen.
(Empfohlene Anleitungszeit: 30 Minuten bis 1 Stunde)

Erstellen Sie eine Pflegeplanung für ein Kind oder eine/n Jugendliche*n aus der psychiatrischen Pflege oder mit Autismus-Spektrum-Störung.
(Empfohlene Anleitungszeit: 2 Stunde)

PRAXISTIPP

Kinder mit Autismus benötigen klare Strukturen und feste Abläufe, um sich in ihrem Umfeld zurechtzufinden. Aufgrund ihrer unterschiedlichen Wahrnehmung der Welt erscheint ihnen vieles chaotisch und schwer vorhersehbar, weshalb regelmäßige Routinen wichtig sind, um den Alltag zu strukturieren. Diese Kinder lernen besser, wenn positives Verhalten belohnt wird, statt dass negatives Verhalten bestraft wird, da sie oft mehr Zeit benötigen, um neue Dinge zu verstehen. Zudem fällt es ihnen schwer, die Gefühle und Bedürfnisse anderer Menschen zu erkennen und einzuordnen, da sie ihre Umwelt aus einer anderen Perspektive wahrnehmen. Auch der Aufbau sozialer Beziehungen kann eine Herausforderung für Kinder mit Autismus-Spektrum-Störung darstellen. Es ist daher wichtig, dass Fachkräfte Geduld und Einfühlungsvermögen zeigen und unterstützende Maßnahmen zur Förderung der sozialen Fähigkeiten anbieten. Der gezielte Einsatz von visuellen Hilfsmitteln oder strukturierten Aufgaben kann den Kindern helfen, sich besser zurechtzufinden und ihre Handlungen besser zu steuern.

II Lösungen

KAPITEL

26 Lösungen zu den Kapitel 2 bis 25

Alle im Folgenden genannten Lösungen sind Vorschläge, die sich individuell unterscheiden können.

Kapitel 2 Diabetes Typ 2

Aufgabe 1

Lösung zur Diagnostik und Therapie bei Diabetes Typ 2

Handlungsoption Alltagsumstellung	Prävention von Hypoglykämien
Im Falle einer Therapieumstellung wie bei Jens Lehmann sind folgende **Maßnahmen** erforderlich: • Ernährungsumstellung: weniger Zucker und gesättigte Fettsäuren, mehr Gemüse, Vollkornprodukte und mageres Eiweiß • Mehr Bewegung: tägliche Spaziergänge, Aerobic oder Krafttraining zur besseren Blutzuckerkontrolle und Gewichtsabnahme • Medikamente: Einnahme von verschriebenen Medikamenten wie Metformin oder Insulin • Blutzuckermessung: regelmäßige Kontrolle zu Hause • Stressmanagement: Meditation, Yoga oder Atemübungen zur Stressreduktion • Arztbesuche: regelmäßige Untersuchungen zur Überwachung und Anpassung der Therapie • usw.	Folgende Hypoglykämie-Präventionen sind für Jens Lehmann zu beachten: • Regelmäßige Mahlzeiten einplanen, auch während der Arbeit als Taxifahrer • Snacks mitführen für Unterzuckerungen, insbesondere schnell wirkende Kohlenhydrate wie Fruchtsaft oder Traubenzucker • Teilnahme an Schulungen zu Hypoglykämie und zu Notfallsituationen während der Arbeit • Kollegen informieren über die Bedeutung regelmäßiger Mahlzeiten und die Anzeichen einer Hypoglykämie • Notfall-Medikamentenliste mitführen mit aktuellen Medikamenten • Angabe von Notfallkontakten für den Fall einer schweren Hypoglykämie • usw.

Aufgabe 2

Lösung zu den pflegerischen Gesprächsangeboten bei Diabetes Typ 2

Gesprächsangebote	Angebotsbeschreibung
Informationsangebote	Vermittlung von grundlegenden Fakten über die Krankheit Diabetes Typ 2, ihre Auswirkungen und Spätfolgen
Anleitungsangebote	Vermittlung von konkreten Schritten zur Blutzuckerkontrolle und zur Insulingabe
Beratungsangebote	Vermittlung von individuellen Strategien zur Bewältigung des Diabetes und zur Verbesserung der Lebensqualität

Aufgabe 3

Lösung zur eigenen Kompetenzeinordnung bei Diabetes Typ 2	
Kompetenzbereich	**Einordnung der Wissensbezüge zur Falldarstellung**
Kompetenzbereich 1: Pflegeprozesse und Pflegediagnostik in akuten und dauerhaften Pflegesituationen verantwortlich planen, organisieren, gestalten, durchführen, steuern und evaluieren	**Mögliche Pflegediagnosen:** • Gefahr der Hypoglykämie (BZ = Blutzucker) • Gefahr der Hyperglykämie, insbesondere der schlecht eingestellte BZ • Angst und Autonomie vs. Fürsorge • Ernährungszustand, Mangelernährung, BMI zu hoch, Adipositas • Überforderung/Stress durch die Arbeit als Taxifahrer (Jens Lehmann hat Angst, nicht mehr als Taxifahrer arbeiten zu können) • Ineffektives Coping und Gefahr einer Aktivitätstoleranz • Risiko einer beeinträchtigten Integrität der Haut • Wissensdefizit zum Umgang mit Diabetes Typ 2 • usw.
Kompetenzbereich 2: Kommunikation und Beratung personen- und situationsorientiert gestalten	**Mögliche allgemeine Kommunikationstechniken:** Verrichtungsbegleitende Kommunikation, Sender-Empfänger-Modell usw. **Mögliche Beratungsinhalte:** Beratung zum Essverhalten und zur Notfallsituation, z. B. zu Symptomen und Maßnahmen bei BZ-Entgleisungen, allgemeine Diabetes-Schulung usw.
Kompetenzbereich 3: Intra- und Interprofessionelles Handeln in unterschiedlichen systemischen Kontexten verantwortlich gestalten und mitgestalten	**Mögliche beteiligte Berufsgruppen:** Diätassistenz, Ernährungsberatung, Diabetes-Fachkräfte/Diabetologie, Podologie wegen der Gefahr des diabetischen Fußsyndroms, evtl. Physiotherapie für bewusste Bewegungsübungen und zum Abnehmen **Mögliche Diagnostik und Therapie – Behandlungspflege:** Erste Hilfe und die Notfallsituation der Hypo- und Hyperglykämie, Basic Life Support (Notfallmaßnahmen), Blutzuckermessung, Insulingabe, Medikamentenüberwachung, mögliche Folgeerkrankungen mit Prävalenz- und Inzidenzraten, Risiken von Adipositas usw.
Kompetenzbereich 4: Das eigene Handeln auf der Grundlage von Gesetzen, Verordnungen und ethischen Leitlinien reflektieren und begründen	**Mögliche rechtliche Relevanzen:** • Behindertengrad wegen der chronischen Erkrankung • Arzneimittelgesetz (orale Antidiabetika und Insulinbehandlung) • SGB XI (Pflegeversicherung) für Pflegegradeinstufung und die Betreuung durch einen ambulanten Pflegedienst • SGB IX (Rehabilitation und Teilhabe behinderter Menschen): Rehabilitation/Kur und Umschulung • SGB VI (Rentenversicherung) wegen evtl. Frührente und/oder Rehabilitation und Umschulung
Kompetenzbereich 5: Das eigene Handeln auf der Grundlage von wissenschaftlichen Erkenntnissen und berufsethischen Einstellungen reflektieren und begründen	**Expertenstandards:** Ernährungsmanagement, Förderung der Hautintegrität in der Pflege **Assessments:** Glasgow-Koma-Skala bei Bewusstlosigkeit, Mini Nutritional Assessment® (MNA®), Essens- und Diabetes-Tagebuch, Gewichtskontrollen, Ernährungsplan mit Broteinheiten und Kalorienbedarf **Pflegetheorien:** Selbstpflegetheorie von Dorothea Orem (Unterstützung von Patient*innen bei der Selbstpflege, z. B. gesunde Ernährung, regelmäßige Bewegung, richtige Medikamenteneinnahme und BZ-Kontrolle, um Komplikationen zu vermeiden und die Selbstpflegefähigkeiten zu stärken) **Weitere Theorien:** Corbin-Strauss-Modell (Trajektmodell) **Leitlinien:** Nationale Versorgungs-Leitlinie (NVL) für Typ-2-Diabetes – Langfassung – Version 3.0 von 2023 **Berufsethik:** Autonomie vs. Fürsorge, Privatsphäre

2 Diabetes Typ 2

Kontext: akute Krankenhauspflege **Komplexität: mittlere Risikogeneigtheit**

Akteure/beteiligte Personen und deren Rollen

- Jens Lehmann, hat eine chronischen Erkrankung (Diabetes Typ 2), Patient, Vater, Ehemann, berufstätiger Taxifahrer): Sorgen, Ängste
- Familie Lehmann, Ehefrau Sandra, zwei schulpflichtige Kinder (Lisa, 8 Jahre, und Tim, 12 Jahre): Unterstützung, Fürsorge, soziale Kontakte
- Jasmin Schneider, Pflegefachperson, Begleiterin, Unterstützerin, Beraterin: Kommunikation, Beobachten, Wahrnehmen, Einfühlungsvermögen, Reflektiertheit, Fürsorge
- Evtl. Mediziner*innen: Diagnostik, Überwachung, Anordnung einer Therapie
- Pflegefachpersonal einer internistischen Erwachsenenstation später in Klinik

Handlungsanlässe

- Pflegediagnosen: Risiko eines instabilen Blutzuckerspiegels und Prävention, ineffektives Coping, defizitäres Wissen, Risiko einer beeinträchtigten Integrität der Haut, Gefahr einer Aktivitätstoleranz, Risiken von Adipositas
- Einschätzen der Notfallsituation: Hypo- und Hyperglykämie

Handlungsmuster

- Basismaßnahmen bei Diabetes Typ 2
- Vorbeugung einer Blutzuckerentgleisung
- Basic Life Support
- Blutzuckerspiegel und Blutzuckerregulation
- Pathophysiologie/Anatomie/Physiologie des Pankreas
- Anwendungsbezogen: Aufbau Auge (Sehstörung durch Diabetes)
- Kohlenhydrate und Fettstoffwechsel
- Nährstoffbedarf und Ernährung bei Adipositas
- Psychosoziale Folgen des Diabetes Typ 2, z. B. Umgang mit chronischen Erkrankungen (Corbin-Strauss-Modell, Trajektmodell) oder Phasenmodell der Bewältigung chronischer Erkrankungen
- Emotionsarbeit
- Verrichtungsbegleitende Kommunikationstechniken, Sender-Empfänger-Modell nach Schulz von Thun
- Unterstützung von Angehörigen
- Blutzuckermessung
- Pharmakologie: Insuline und orale Antidiabetika
- Berechnung von Insulineinheiten
- Regelmäßige BZ-Messungen und Insulingaben
- Beratung zu Sport bei Diabetes
- Ethik: Autonomie, Privatheit, Selbstwirksamkeit, Respekt, Compliance und Adhärenz
- Pflegetheorie nach Orem (Selbstpflegedefizit-theorie)

Jens Lehmann, 38 Jahre

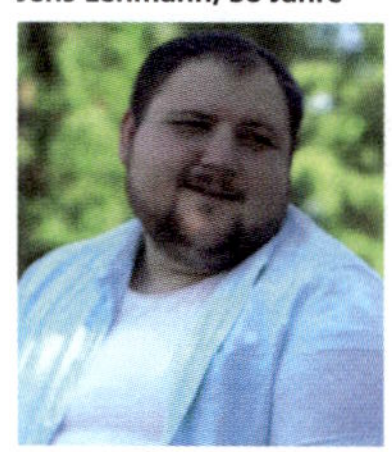

[P1691/L157/J787-095]

Erleben / Deuten / Verarbeiten

- Vitale Ängste der Betroffenen und ihre Ausdrucksformen
- Begleitung eines erwachsenen Menschen bei der Diagnose einer chronischen Erkrankung
- Häufige chronische Volkskrankheit, die einhergeht mit deutlich verkürzter Lebenszeit und Multimorbidität
- Förderung von Autonomie zu Behandlungsentscheidungen
- Lebensstiländerungen
- Lebenszeit und chronische Erkrankung: Wie würde ich mit so einer Erkrankung umgehen und wie geht Jens Lehmann und seine Familie damit um?

Kontextbedingungen

- Diabetes-Notfallmedikamente, Notfallpläne, Notfallnummern
- Gefahr der Hypo- und Hyperglykämie
- Mögliche Folgeerkrankungen und Spätfolgen
- Diabetes-Erkrankungen Typ 2 mit Prävalenz- und Inzidenzraten

Kapitel 3 Herzinfarkt

Aufgabe 1

Lösung zur Diagnostik und Therapie bei Herzinfarkt	
Diagnostik und Therapie zum Zustand	**Handlungsoption, Pflegemaßnahmen**
Folgende Diagnostik und Therapie sind möglich: **Diagnostik:** • Anamnese und Erhebung der Symptome • EKG zur Erkennung von Herzinfarktmustern und zur Beurteilung der Herzfunktion • Blutuntersuchungen (u. a. Troponin und andere Marker) • Koronarangiografie zur Darstellung der Herzkranzgefäße und Gefäßverengungen • usw. **Therapie:** • Notfallmanagement: Vorbereitung auf mögliche Komplikationen wie Herzkammerflimmern, ggf. Reanimation/Wiederbelebungsmaßnahmen, Defibrillation • Medikamentöse Behandlung: z. B. mit Blutverdünnern als Lysetherapie mit Heparin, Marcumar, Schmerzmitteln, Betablockern und ACE-Hemmern, Sauerstoffgabe bei Bedarf nach AO • Weitere Therapie: akute Wiederherstellung des Blutflusses durch Stentimplantation oder Bypass-Operation • Rehabilitation: regelmäßige Kontrolluntersuchungen, angeleitete Bewegungstherapie, Ernährungsberatung, psychologische Unterstützung, Raucherentwöhnung, Stressmanagement, Aufklärung zur Lebensstiländerung • Nachsorge: Herztagebuch und Notfallausweis sowie regelmäßige Kontrolluntersuchungen • usw.	Folgende Pflegemaßnahmen sind möglich: • Notfallmanagement mit der Überwachung der Schmerzen, engmaschige Kontrolle von Vitalzeichen, Krankenbeobachtung • Durchführung und Überwachung diagnostischer Maßnahmen wie EKG, Laborwerte wie Troponin z. B. in der Notaufnahme • Beobachtung auf Atemnot, Bereitstellung von Sauerstofftherapie nach ärztlicher Anordnung, Atemunterstützung durch Positionierung • Sicherstellung der rechtzeitigen Verabreichung von gerinnungshemmenden und herzunterstützenden Medikamenten • Weitere Mobilisation nach ärztlicher Freigabe, Anleitung zu schonender Bewegung, Überwachung der Belastungstoleranz • Beratung zur herzgesunden Ernährung, Unterstützung bei der Umstellung auf eine fett- und salzarme Kost • Gespräche zur Reduktion von Angst, Ermutigung zur Akzeptanz der Erkrankung und Förderung der Mitarbeit an der Genesung • Aufklärung zur Lebensstiländerung, z. B. Raucherentwöhnung, Stressbewältigung • usw.

Aufgabe 2

Lösung zur Berücksichtigung des Roper-Logan-Tierney-Modells	
Lebensaktivitäten	**Anwendungsbeschreibung**
Sich bewegen	Die Unterstützung von Frau Keller bei der Mobilisation nach dem Infarkt, um die Durchblutung zu fördern und Komplikationen zu vermeiden.
Ruhen und Schlafen	Die Förderung eines erholsamen Schlafes von Frau Keller, da Schmerzen oder Ängste die Nachtruhe beeinträchtigen könnten.
Sich sicher fühlen	Der Aufbau von einem Vertrauensverhältnis zu Frau Keller durch Information über den Genesungsprozess und Maßnahmen zur Vermeidung weiterer Infarkte.
Sich sauber halten und kleiden	Die Unterstützung bei der Hygiene, falls Frau Keller aufgrund von Schwäche oder Immobilität Hilfe benötigt.
Arbeiten und spielen	Planung der schrittweisen Rückkehr zu Alltagsaktivitäten für Frau Keller, angepasst an die körperliche Belastbarkeit.

Aufgabe 3

Lösung zur eigenen Kompetenzeinordnung bei Herzinfarkt	
Kompetenzbereich	**Einordnung der Wissensbezüge zur Falldarstellung**
Kompetenzbereich 1: Pflegeprozesse und Pflegediagnostik in akuten und dauerhaften Pflegesituationen verantwortlich planen, organisieren, gestalten, durchführen, steuern und evaluieren	**Mögliche Pflegediagnosen:** • Akute Schmerzen: Schmerzmanagement, regelmäßige Überwachung der Intensität der Schmerzen, die durch den Herzinfarkt entstanden sind • Verminderte Herzleistung: Vitalzeichen kontrollieren und Flüssigkeitsbilanz dokumentieren • Erhebliches Selbstpflegedefizit (Körperpflege, Mobilität usw.): schonende Mobilisation unter Vermeidung von Überlastung • Atemnot: atemerleichternde Positionierung, Sauerstoffgabe sicherstellen • Unwirksames Coping/Gesundheitsmanagement sowie Todesangst: Krankheitsbewältigung durch Gespräche und Aufklärung fördern • Erhöhtes Risiko für weitere kardiale Ereignisse: Aufklärung über Risikofaktoren und Warnzeichen • usw.
Kompetenzbereich 2: Kommunikation und Beratung personen- und situationsorientiert gestalten	**Mögliche allgemeine Kommunikationstechniken:** Offene Gespräche über Ängste und Sorgen und den Umgang mit der neuen Lebenssituation, Geduld sowie Gesprächsbereitschaft usw. **Mögliche Beratungsinhalte:** Beratung zu Schmerz, herzgesunder Ernährung und Lebensstiländerung usw.
Kompetenzbereich 3: Intra- und Interprofessionelles Handeln in unterschiedlichen systemischen Kontexten verantwortlich gestalten und mitgestalten	**Mögliche beteiligte Berufsgruppen:** Mediziner*innen (Notfallmedizin, Intensivmedizin, Kardiologie), Physiotherapie, Psychologie, Diätassistenz, Sozialdienst, (An- und Zugehörige, Lebensgefährtin) **Mögliche Diagnostik und Therapie – Behandlungspflege:** Medikamentenüberwachung, Symptomlinderung (med. Analgesie + Co-Analgetika), Sicherstellung der rechtzeitigen Verabreichung von gerinnungshemmenden und herzunterstützenden Medikamenten, Beobachtung der Atmung, Bereitstellung und Überwachung der Sauerstofftherapie, Überwachung des Bewusstseins usw.
Kompetenzbereich 4: Das eigene Handeln auf der Grundlage von Gesetzen, Verordnungen und ethischen Leitlinien reflektieren und begründen	**Mögliche rechtliche Relevanzen:** • Arzneimittelgesetz (AMG): Umgang mit Arzneimitteln • Betäubungsmittelgesetz (BtMG): Betäubungsmittelumgang • Heil- und Hilfsmittelverordnung • SGB V (Gesetzliche Krankenversicherung) • SGB VI ([Früh-]Rente) • SGB XI (Pflegeversicherung für Pflegegradeinstufung) • SGB XII (Sozialhilfe): z. B. für Wohngeldunterstützung)
Kompetenzbereich 5: Das eigene Handeln auf der Grundlage von wissenschaftlichen Erkenntnissen und berufsethischen Einstellungen reflektieren und begründen	**Expertenstandards:** Schmerzen, Ernährungsmanagement **Assessments:** NAS, Flüssigkeitsbilanz, Glasgow Coma Scale, Vitalzeichenkontrolle und Monitoring (Herzfrequenz, Blutdruck, Sauerstoffsättigung), GRACE-Score (Risikobewertungsinstrument, das anhand von klinischen Parametern [z. B. Alter des Patienten, Vorerkrankung, Herzfrequenz, Blutdruck usw.] Patienten in eine Risikokategorie einteilt, um eine Vorhersage über das Outcome zu treffen. Dieser Score ist in der klinischen Praxis weit verbreitet, um fundierte Entscheidungen bei der Behandlung von Patienten mit akutem Koronarsyndrom zu unterstützen. **Pflegetheorien:** Peplaus Theorie der interpersonellen Beziehungen, Roper-Logan-Tierney-Modell, Diversität und LGBTIQ* zur Beschäftigung mit der sexuellen Orientierung und der Pflegebedürftigkeit **Weitere Theorien:** Krisenmodell nach Caplan oder nach Cullberg, Fallbesprechungen, Pflegevisite **Leitlinie:** S3-Leitlinie Infarktbedingter kardiogener Schock – Diagnose, Monitoring und Therapie **Berufsethik:** Autonomie in der Lebensstilentscheidung

3 Herzinfarkt

Kontext: akute Krankenhauspflege (Kardiologie) **Komplexität: mittlere Risikogeneigtheit**

Akteure/beteiligte Personen und deren Rollen

- Susanne Keller: Patientin, 63 Jahre alt, erleidet einen Herzinfarkt, wird bewusstlos gefunden, später auf der kardiologischen Station betreut
- Andrea Keller: Ehefrau von Susanne, bemerkt die Symptome, ruft den Notruf, unterstützend während Susannes Genesung
- Mary Jo Geppert: Pflegeschülerin, 23 Jahre alt, kümmert sich um Susannes Genesung, bietet sowohl körperliche als auch psychische Unterstützung, erklärt die Rehabilitation und baut Vertrauen in die Nachsorge auf
- Rettungsteam: stabilisiert Susanne und bringt sie ins Krankenhaus, ermöglicht die Weiterbehandlung
- Notaufnahmeteam und die Notfallmediziner*innen: Diagnostik des Herzinfarkts bei Frau Keller, Erste-Hilfe-Maßnahmen
- Team der Intensivstation: stabilisiert den Zustand von Frau Keller, Überwachung, Anordnung einer Therapie
- Team der kardiologischen Station: Verbesserung des Zustands von Frau Keller, frühe Rehabilitation auf Station und Planung der Entlassung

Handlungsanlässe

- Pflegediagnosen: akute Schmerzen, verminderte Herzleistung, Atemnot, beeinträchtigte Mobilität, Selbstversorgungsdefizit, unwirksames Coping/Gesundheitsmanagement
- Erhöhtes Risiko für weitere kardiale Ereignisse
- Risiko von Mangelernährung und Obstipation
- Pflegephänomen: Todesangst

Handlungsmuster

- Anatomie des Herzens, Physiologie des Herz-Kreislauf-Systems
- Grundlagen der Kardiologie
- Pflegeprozess im notfallpflegerischen und kardiologischen Setting planen
- Expertenstandards: Schmerzmanagement, Ernährungsmanagement, Entlassungsmanagement, Förderung der Mobilität
- Umgang mit Arzneimitteln (AMG) und Betäubungsmittel (BMG)
- Frühmobilisation und Obstipationsprophylaxe
- Interprofessionelles Handeln am Beispiel der Ernährungsberater*innen oder Physiotherapeut*innen
- Überwachung der Vitalzeichen und des Bewusstseinszustandes
- Ggf. Sauerstoffgabe nach AO
- Erste Hilfe bei Bewusstlosigkeit, stabile Seitenlage, ggf. Reanimation
- Durchführung und Überwachung diagnostischer Maßnahmen (z.B. EKG,) Laborwerte (z.B. Troponin)
- Assessments: Risiko-Skala, GRACE-Score zur Prognosebewertung, NAS, Flüssigkeitsbilanz, Glasgow Coma Scale
- Beratung bei der Lebensstilveränderung nach Herzinfarkt, Angstreduktion, Genesungsmitarbeit stärken
- Persönliche Reflexion (kritische Lebenssituationen, Umgang mit Notfällen und Reanimationen, kollegiale Beratung usw.)
- Symptomminderung, Schlafförderung
- Sozialrechtliche Sicht sowie relevante Gesetze: SGB V, VI, XI, XII
- Heilmittel- und Hilfsmittelverordnung
- Pflegetheorien: Peplaus Theorie der interpersonellen Beziehungen, Roper-Logan-Tierney-Modell, Diversität und LGBTIQ* zur Beschäftigung mit der sexuellen Orientierung und der Pflegebedürftigkeit
- Krisenmodell nach Caplan oder nach Cullberg, Fallbesprechungen, Pflegevisite
- S3-Leitlinie Infarktbedingter kardiogener Schock – Diagnose, Monitoring und Therapie
- Berufsethik: Autonomie

Susanne Keller, 63 Jahre

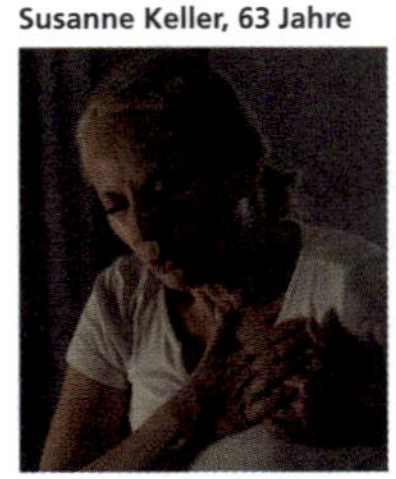

Erleben / Deuten / Verarbeiten

- Umgang mit Schmerzen, Panik und Todesangst, Sterblichkeit
- Unsicherheit und körperliche Schwäche durch Herzinfarkt
- Schock, Panik und Sorge um An- und Zugehörige durch akute Symptome und medizinischen Notfall, ggf. Erste Hilfe
- Coping und Ressourcen
- Beratung zu größtmöglicher Selbstständigkeit
- Konflikt und Mitleiden, bewusste Abgrenzung
- Dankbarkeit und Vertrauen durch professionelle Hilfe und Genesung

Kontextbedingungen

- Herzinfarkt, kardiologische Pflege, Notfallpflege
- Reanimation, Erste Hilfe
- Subtile Herzinfarktsymptome bei Frauen im Vergleich zu Männern
- Wichtigkeit schneller Versorgung
- Unterstützung durch An- und Zugehörige
- Prognose: gute Chancen bei schneller Behandlung, Risiko für Folgeerkrankungen
- Prävalenz: weltweit häufig, besonders im Alter; bei Frauen oft wesentlich später erkannt

[P1691/L157/J787-095]

Kapitel 4 Geburt und Stillen

Aufgabe 1

Lösung zur Diagnostik und Therapie bei der Geburt und dem Stillen	
Diagnostik und Therapie zum Zustand	**Handlungsoption, Pflegemaßnahmen**
• Diagnostik bei einer Geburt: Überwachung der Wehenaktivität (engl.: Cardiotocography, CTG; Herztonwehenschreibung), Beurteilung des Geburtsfortschritts, Erkennen von Komplikationen wie Nabelschnurvorfall oder Plazentainsuffizienz, Einschätzung der kindlichen Position, Bewertung des Zustands von Mutter und Kind, Einsatz von Ultraschall zur Überwachung, Labordiagnostik bei Verdacht auf Infektionen • Therapie bei einer Geburt: Einleitung von Wehen bei Wehenschwäche, Durchführung eines Kaiserschnitts mit prä- und postoperativer Pflege (z. B. bei Geburtsstillstand), Notfallmaßnahmen bei Nabelschnurvorfall, Behandlung von Blutungen bei vorzeitiger Plazentaablösung, Versorgung von Geburtsverletzungen, manuelle Drehung des Kindes bei Fehlposition, Schmerzmanagement • Diagnostik beim Stillen: Beobachtung des Anlegens und der Stilltechnik, Erkennen von Stillproblemen (z. B. wunde Brustwarzen oder Milchstau), Diagnose von Brustentzündungen (z. B. Analyse der Milchproduktion und des Saugverhaltens), Testen auf Allergien beim Baby • Therapie beim Stillen: Beratung zur Optimierung der Stilltechnik, Behandlung von wunden Brustwarzen und Beratung, Maßnahmen zur Linderung von Milchstau, Antibiotikatherapie bei Brustentzündungen, Förderung der Milchproduktion durch Stillmanagement, Unterstützung bei Saugverwirrung, Ernährungsanpassung bei Allergien • usw.	• Pflegemaßnahmen bei einer Geburt: Unterstützung der Mutter bei der Atmung und Entspannung, Hilfestellung bei Positionswechseln, Überwachung der Vitalzeichen von Mutter und Kind, Dokumentation des Geburtsverlaufs, emotionale Unterstützung und Beruhigung der Mutter, Vorbereitung auf die Geburt, Versorgung der Mutter nach der Geburt • Pflegemaßnahmen beim Stillen: Anleitung zum richtigen Anlegen des Babys, Beobachtung und Unterstützung beim Stillen, Pflege der Brustwarzen, Beratung bei Stillproblemen, Förderung der Mutter-Kind-Bindung, Überwachung der Gewichtszunahme des Babys, Unterstützung beim Abpumpen von Muttermilch, Angebot verschiedener Stillpositionen oder -kissen • Wichtige Punkte zur richtigen Position beim Halten eines Babys: Kopf immer stützen, besonders in den ersten Monaten, über die Seite hochnehmen und ablegen, um Nacken und Wirbelsäule zu schonen, Baby nah am elterlichen Körper halten (Bauch an Bauch) für Sicherheit und Wärme, Gesicht des Babys sichtbar halten, Atmung im Auge behalten, Augenkontakt ermöglichen, Beine anfangs nicht hängen lassen, sondern sanft stützen, Beine gespreizt und angehockt für gesunde Hüftentwicklung, Haltepositionen variieren, um Druckstellen zu vermeiden und verschiedene Blickwinkel zu bieten • usw.

Aufgabe 2

Berücksichtigung zum Expertenstandard Förderung der physiologischen Geburt	
Kriterien	**Anwendungsbeschreibung**
Strukturkriterien beziehen sich auf die organisatorischen Voraussetzungen	Jede schwangere Frau erhält eine bedarfs- und bedürfnisgerechte Unterstützung durch eine Hebamme, frühzeitige Beratung zur physiologischen Geburt, kontinuierliche Hebammenbetreuung während der Geburt und individuelle Geburtsbegleitung
Prozesskriterien beziehen sich auf die Durchführung der Pflegemaßnahmen	Förderung der natürlichen Geburt, Reduktion medizinischer Interventionen, Vermeidung unnötiger Kaiserschnitte, Unterstützung der Frau in ihrer Entscheidungsfindung, Schaffung einer interventionsarmen Umgebung, Förderung des Bondings und frühen Stillens
Ergebniskriterien beziehen sich auf die angestrebten Resultate	Positives Geburtserleben, Reduktion der Kaiserschnittrate, Erhöhung der Zufriedenheit der Gebärenden, Stärkung der Autonomie der Frau, Verbesserung der Mutter-Kind-Bindung, Förderung der physiologischen Nabelschnurtrennung, gesunde Entwicklung des Neugeborenen

Aufgabe 3

Lösung zur eigenen Kompetenzeinordnung bei der Geburt und dem Stillen	
Kompetenzbereich	**Einordnung der Wissensbezüge zur Falldarstellung**
Kompetenzbereich 1: Pflegeprozesse und Pflegediagnostik in akuten und dauerhaften Pflegesituationen verantwortlich planen, organisieren, gestalten, durchführen, steuern und evaluieren	**Mögliche Pflegediagnosen:** • Akuter Geburtsschmerz: verstärkt durch Stress in fremder Umgebung • Risiko der unzureichenden Muttermilchproduktion: kann stressbedingt und durch die Anämie von Frau Owusu entstehen • Bereitschaft für verbessertes Stillen: Motivation zum Stillen • Risiko einer neonatalen Hyperbilirubinämie: erhöhtes Risiko für Gelbsucht bei Kofi durch die Frühgeburtlichkeit • Risiko einer beeinträchtigten Bindung mit Kofi: durch finanzielle und soziale Unsicherheiten • Elterlicher Rollenkonflikt: durch kulturelle und sprachliche Hürden • Risiko eines ineffektiven Schwangerschafts-, Geburts- und Wochenbettverlaufs: z. B. durch unsichere rechtliche Lage • usw.
Kompetenzbereich 2: Kommunikation und Beratung personen- und situationsorientiert gestalten	**Mögliche allgemeine Kommunikationstechniken:** Aktives Zuhören, offene Fragen, Empathie, kulturelle Sensibilität, Sprachbarriere beachten, nonverbale Kommunikation, Hinzuziehen von Dolmetscher*innen usw. **Mögliche Beratungsinhalte:** Stillberatung, Haut- und Nabelpflege, Ernährung der Mutter, rechtliche Situation, soziale Unterstützung, medizinische Nachsorge, Wohn- und Finanzierungshilfe, usw.
Kompetenzbereich 3: Intra- und interprofessionelles Handeln in unterschiedlichen systemischen Kontexten verantwortlich gestalten und mitgestalten	**Mögliche beteiligte Berufsgruppen:** Ärzt*innen (Gynäkologie und Pädiatrie), Hebammen/Entbindungspfleger*innen, Sozialdienst, Mitarbeitende der Ausländerbehörde und des Wohnungsamtes, Dolmetscher*innen, An- und Zugehörige (Kindsvater) **Mögliche Diagnostik und Therapie – Behandlungspflege:** Medikamentenüberwachung z. B. zur Anämiebehandlung (z. B. Eisenpräparate), Unterstützung beim Stillen, Förderung der Mutter-Kind-Bindung, Behandlung von Wehen und Geburt, medizinische Nachsorge (für Mutter und Kind), Behandlung der Neugeborenengelbsucht (z. B. Lichttherapie) usw.
Kompetenzbereich 4: Das eigene Handeln auf der Grundlage von Gesetzen, Verordnungen und ethischen Leitlinien reflektieren und begründen	**Mögliche rechtliche Relevanzen:** • Mutterschutz, Geburtsurkunde, Eltern- und Kindergeld, Recht auf Hebammenleistung • SGB V (Gesetzliche Krankenkasse und Krankenhauskosten) • SGB X (Sozialverwaltungsverfahren) • SGB VIII (Kinder- und Jugendhilfe) • SGB VII (Geduldete erhalten Leistungen nach dem Asylbewerberleistungsgesetz und können nach 18 Monaten Zugang zu Sozialleistungen erhalten) • SGB XII (Leistungen der Sozial- und Eingliederungshilfe) • SGB II (Grundsicherung für Arbeitssuchende, insb. § 12a SGB II = Wohngeldanspruch)
Kompetenzbereich 5: Das eigene Handeln auf der Grundlage von wissenschaftlichen Erkenntnissen und berufsethischen Einstellungen reflektieren und begründen	**Expertenstandards:** Förderung der physiologischen Geburt, Schmerz, Ernährungsmanagement, Hautintegrität, Sturzprophylaxe **Assessments:** U1- und U2-Untersuchung, APGAR-Score (Verfahren, um die körperliche Verfassung eines Neugeborenen in der 1., 5. und 10. Minute nach der Geburt zu beurteilen. Anhand von fünf Kriterien [Atmung, Puls, Grimassieren, Aussehen, Muskeltonus] wird eine Punktzahl von 0 bis 10 vergeben), Reifezeichen, VAS oder NRS **Pflegetheorien:** Theorie des Systemischen Gleichgewichts (Familienorientierte Pflege nach Friedemann/Köhlen) **Weitere Theorien:** Infant Handling, Entwicklungstheorien eines Kindes und seiner Bedürfnisse prä-/peri-/postnatal (kognitiv, motorisch, körperlich, geistig), Eriksons Entwicklungstheorie mit Stufenmodell **Leitlinie:** S3-Leitlinie die vaginale Geburt am Termin **Berufsethik:** DIE EACH-Charta – Kinderrechte im Krankenhaus

4 Geburt und Stillen

Kontext: akute Krankenhauspflege (Wochenbettstation) **Komplexität: mittlere Risikogeneigtheit**

Akteure/beteiligte Personen und deren Rollen

- Ama Owusu: Patientin, 31 Jahre, schwanger, aus Ghana, ohne festen Wohnsitz/keine Krankenversicherung, spricht kein Deutsch
- Kofi: neugeborener Sohn, gesund, vollständig gestillt, erhielt alle nötigen Vorsorgeuntersu chungen
- Kwame Adom: Kindsvater, lebt vor Ort, spricht wenig Deutsch
- Freund von Kwame: sprachlich versiert, unterstützt als Ansprechpartner
- Hebammen: betreuten Ama und Kofi, bestätigten Amas liebevollen Umgang mit dem Kind, sorgen für Stillgesundheit und Risikominimierung
- Sozialdienst: koordiniert Kontakte mit Ausländerbehörde: Antrag auf Duldung für Ama
- Fachbereich Soziales: übernahm Krankenhauskosten, stellt Erstausstattung für Kofi bereit, hier braucht es den Kontakt zur Krankenkasse für die Versicherung von Kofi
- Wohnungsamt: organisiert Unterbringung/Unterkunft für Ama und Kofi
- Nachsorge: ambulant betreuende Hebamme, Rückbildungskurs usw.

Handlungsanlässe

- Pflegediagnosen: Akuter Geburtsschmerz, Risiko der unzureichenden Muttermilchproduktion, Bereitschaft für verbessertes Stillen, Risiko einer neonatalen Hyperbilirubinämie, Risiko einer beeinträchtigten Bindung, elterlicher Rollenkonflikt, Risiko eines ineffektiven Schwangerschafts-, Geburts- und Wochenbettverlaufs

Handlungsmuster

- Physiologie der frühkindlichen Entwicklung, Schwangerschaft und der Geburt sowie die physiologische Rückbildung nach der Geburt
- Anatomie der weiblichen Brust und die Physiologie des Stillvorgangs
- Physiologische Besonderheiten des Neugeborenen, Reifezeichen
- Grundlagen der Gynäkologie
- Expertinnenstandard zur Förderung der physiologischen Geburt, Pflege nach Spontangeburt, Kaiserschnitt, Dammschnitt
- Komplikationen: Lochialstau, Mastitis, verzögerte Uterusrückbildung, Wochenbettdepression
- Überwachung und Versorgung von Neugeborenen
- Infant Handling als kinästhetische Prinzipien beim Aufnehmen, Ablegen, An- und Auskleiden eines Säuglings und beim Windelwechsel
- Risikofaktoren des plötzlichen Kindstods, präventive Maßnahmen
- Stillprobleme, fehlender Saugreflex
- Muttermilch und Flaschennahrung
- U-Untersuchungen und Impfungen
- Neugeborenen-Screening im Rahmen der Vorsorgeuntersuchungen
- Unterstützung der elterlichen Kompetenz und Bindungsfähigkeit
- Entwicklung eines Kindes und seiner Bedürfnisse prä-/peri-/postnatal (kognitiv, motorisch, körperlich, geistig) im ersten Lebensjahr
- Nährstoffbedarf von Säuglingen und Kindern im ersten Lebensjahr
- Theorie des Systemischen Gleichgewichts (Familienorientierte Pflege nach Friedemann/Köhlen)
- Mutterschutz, Geburtsurkunde und Elterngeld sowie das Kindergeld
- SGB X (Sozialverwaltungsverfahren und Sozialdatenschutz)
- SGB VIII (Kinder- und Jugendhilfe)
- SGB XII (Sozialhilfe und Eingliederungshilfe)
- Beratungsangebote und -stellen für überforderte Eltern
- Recht auf Hebammenleistungen
- EACH-Charta (Kinderrechte im Krankenhaus)

Ama Owusu, 31 Jahre

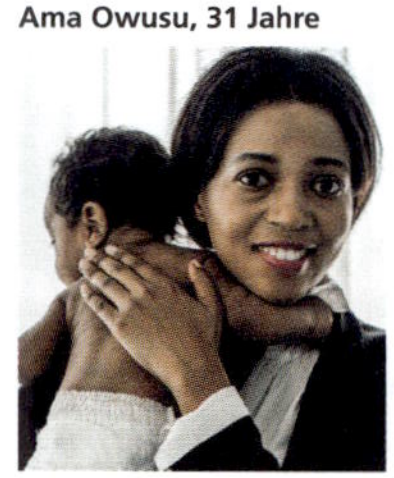

Erleben / Deuten / Verarbeiten

- Umgang mit Unsicherheit, Angst vor der Zukunft in einem fremden Land ohne finanzielle Absicherung, Belastung und Dringlichkeit für Unterstützung
- Freude über gesunde Geburt
- Einfinden in neuer Elternrolle/ Mutterschaft
- Notwendigkeiten und Solidarität als Schlüssel
- Koordination: Nutzung von Ressourcen für die Elternschaft
- Erleichterung und Hoffnung auf Stabilität in dieser neuen Situation mit gesundem Baby

Kontextbedingungen

- Schwangerschaft, Geburt und Stillen – gynäkologische Pflege
- Umgebung: Wochenbettstation
- Nachsorgeoptionen mit Unterstützung für Mutter und Kind, z. B. Rückbil dungskurse, Stillberatung usw.
- Geburt und Stillen in einer diversen und kulturell vielfältigen Gesellschaft
- Geburtenrate und Geburtskomplikationen

[P1691/L157/J787-287]

Kapitel 5 Delir

Aufgabe 1

Lösung zur Diagnostik und Therapie bei Delir	
Diagnostik und Therapie zum Zustand	**Handlungsoption, Pflegemaßnahmen**
Bei Wilhelmina Gräber aus der Falldarstellung, sind folgende Diagnostik und Therapie möglich: **Diagnostik:** Die Diagnose erfolgt durch eine Kombination von Methoden: • Klinische Einschätzung: Beurteilung von Bewusstseinszustand, Orientierung und Verhaltensauffälligkeiten durch Fachkräfte, 4AT-Test • Labortests: Überprüfung von Elektrolytwerten, Nierenfunktion und anderen Stoffwechselparametern • Bildgebende Verfahren: Gegebenenfalls CT oder MRT zur Ausschlussdiagnostik von strukturellen Veränderungen im Gehirn • usw. **Therapie:** Die Behandlung richtet sich nach der Ursache des Delirs und dem Allgemeinzustand der Patientin: • Re-Orientierung: Einsatz von Hilfsmitteln wie Uhren und Kalendern • Umgebungsanpassung: Schaffung einer ruhigen und vertrauten Umgebung • Flüssigkeits- und Ernährungsmanagement, um weitere Komplikationen und Verschlimmerungen zu vermeiden • Schmerzbehandlung zur Verbesserung des Wohlbefindens • usw. Diese Maßnahmen sind entscheidend, um das Delir zu erkennen, zu behandeln und das Wohlbefinden von Frau Gräber zu fördern.	Folgende Pflegemaßnahmen wäre für Frau Wilhelmina Gräber zu beachten: • Re-Orientierung: Einsatz von Uhren, Kalendern und Bildern zur Förderung der zeitlichen und räumlichen Orientierung • Tag-Nacht-Rhythmus: Strukturierte Tagesabläufe schaffen, um den natürlichen Rhythmus zu fördern und Verwirrung zu reduzieren • Einbeziehen von Angehörigen: Angehörige aktiv in die Pflege einbeziehen, um Sicherheit zu bieten und auch die Unterstützung durch Freunde, um emotionalen Halt zu bieten • Persönliche Gegenstände: Nutzung vertrauter Gegenstände, um ein Gefühl von Heimat und Sicherheit zu vermitteln • Vorbeugende Maßnahmen: Überwachung der regelmäßigen Flüssigkeitsaufnahme und Ernährung, Sicherstellung einer ausreichenden Hydratation und Nahrungsaufnahme zur Vermeidung von Dehydration und Mangelernährung • Schmerztherapie: Bei Bedarf eine angemessene Schmerztherapie einleiten, um das Wohlbefinden zu fördern und Unruhe zu reduzieren und dabei eine regelmäßige Schmerzerfassung machen • usw.

Aufgabe 2

Lösung zur Berücksichtigung der Deprivationsprophylaxe bei Delir	
Maßnahmen	**Anwendungsmöglichkeiten**
Förderung der Wahrnehmung	Brille, Hörgerät bereitstellen
Vertraute Umgebung schaffen	persönliche Gegenstände einbeziehen (z. B. Fotos)
Tag-Nacht-Rhythmus stabilisieren	Lichtsteuerung, feste Routinen, Einschlafrituale, Anbieten von Routinen (z. B. Ruhephasen, Spaziergänge), tragen zur Stabilisierung des Delirs bei
Kommunikation fördern	Regelmäßige Gespräche mit Angehörigen und Pflegefachpersonal helfen, soziale Deprivation zu vermeiden
Re-Orientierung unterstützen	Uhren, Kalender, Tagespläne nutzen
Bewegungsförderung	Regelmäßige Spaziergänge und Bewegungseinheiten
Therapeutische Aktivitäten	Musiktherapie, Basale Stimulation anbieten

Aufgabe 3

Lösung zur eigenen Kompetenzeinordnung bei Delir	
Kompetenzbereich	**Einordnung der Wissensbezüge zur Falldarstellung**
Kompetenzbereich 1: Pflegeprozesse und Pflegediagnostik in akuten und dauerhaften Pflegesituationen verantwortlich planen, organisieren, gestalten, durchführen, steuern und evaluieren	**Mögliche Pflegediagnosen:** • Akutes Delir: Plötzliche Verwirrtheit mit Halluzinationen und irrationalen Ängsten (z. B. Angst vor Entführung durch Ärzte) • Ungenügendes Coping: Unfähigkeit, die stressige Situation der Untersuchung und Krankenhausumgebung zu bewältigen • Beeinträchtigte Anpassung: Schwierigkeiten, sich an die veränderte Umgebung anzupassen, was sich in ständiger Desorientierung äußert • Desorientierung: Verwirrung bezüglich Zeit, Ort und Personen, häufiges Fragen nach dem Aufenthaltsort • Gefahr von Sturz: erhöhtes Sturzrisiko aufgrund von akuter Verwirrtheit und beeinträchtigter Koordination • Kommunikationsdefizit: Schwierigkeiten, klar zu kommunizieren, was Missverständnisse mit dem Pflegepersonal verursachen kann • Flüssigkeitsdefizitrisiko und Obstipationsrisiko: durch beeinträchtigte Flüssigkeitsaufnahme, starkes Schwitzen, möglicherweise bedingt durch Angst oder Stress im Delir • Schlafstörungen: unterbrochenes Schlafmuster aufgrund von Unruhe • Angst, Furcht, Machtlosigkeit: starke innere Unruhe sowie Angst und das Gefühl der Machtlosigkeit durch Desorientierung • usw.
Kompetenzbereich 2: Kommunikation und Beratung personen- und situationsorientiert gestalten	**Mögliche allgemeine Kommunikationstechniken:** Unruhe, akute Verwirrtheit beachten, Geduld und Ruhe ausstrahlen, beruhigen usw. **Mögliche Beratungsinhalte:** Beratung oder Anleitungsgespräche bei Patientin und Angehörigen zur Nachsorge und Bewältigung des Delirs usw.
Kompetenzbereich 3: Intra- und interprofessionelles Handeln in unterschiedlichen systemischen Kontexten verantwortlich gestalten und mitgestalten	**Mögliche beteiligte Berufsgruppen:** Pflegefachpersonen, Ärzt*innen (z. B. Internisten), ggf. Ergo-, Physiotherapeut*innen, An- und Zugehörige usw. **Mögliche Diagnostik und Therapie – Behandlungspflege:** Delirmanagement: Erkennung, Behandlung und Überwachung des akuten Delirs, Umgang mit medikamentöser Therapie (z. B. Sedativa), Medikamentenüberwachung, Symptomlinderung, Bewusstseinszustand überwachen, allgemeine Krankenbeobachtung, Schlafförderung usw.
Kompetenzbereich 4: Das eigene Handeln auf der Grundlage von Gesetzen, Verordnungen und ethischen Leitlinien reflektieren und begründen	**Mögliche rechtliche Relevanzen:** • Umgang mit Arzneimittel (AMG) • SGB V (Gesetzliche Krankenversicherung, Behandlungsvertrag) • SGB XI (Pflegeversicherung für evtl. Nachsorge) • SGB VI (Rente, Frührente) • SGB XII (Sozialhilfe) • Dokumentationspflicht, Datenschutz • Aufklärungspflicht • Haftpflicht • Freiheitsentziehende Maßnahmen (FEM), Unterbringung, Eilbetreuungsverfahren
Kompetenzbereich 5: Das eigene Handeln auf der Grundlage von wissenschaftlichen Erkenntnissen und berufsethischen Einstellungen reflektieren und begründen	**Expertenstandards:** Entlassungsmanagement, Schmerzmanagement, Ernährungsmanagement, Sturzprophylaxe usw. **Assessments:** Der 4AT-Test, Glasgow Coma Scale, NRS, Mini Nutritional Assessment® (MNA®) usw. **Pflegetheorien:** Person-zentrierte Pflege (Tom Kitwood), Validation (Naomi Feil), Integrative Validation (Nicole Richard) **Weitere Theorien:** Deprivationsprophylaxe, Basale Stimulation, Krisenmodelle nach Caplan oder Cullberg **Leitlinie:** S3-Leitlinie Analgesie, Sedierung und Delirmanagement in der Intensivmedizin (DAS-Leitlinie 2020) **Berufsethik:** Autonomie versus Fürsorge, Nicht-Schadens-Prinzip

5 Delir

Kontext: akute Krankenhauspflege **Komplexität: höhere Risikogeneigtheit**

Akteure/beteiligte Personen und deren Rollen

- Ich (Erzähler*in): Sohn/Tochter der Patientin, begleitete die Mutter, erlebte ihre Verwirrtheit und sorgte sich um ihren Zustand
- Wilhelmina Gräber: 78 Jahre alt, Mutter des Erzählers, Patientin, die zur Herzkatheteruntersu chung in die Klinik kam, später Anzeichen eines Delirs zeigte
- Pflegefachfrau Michaela Valentino: verantwortlich für die direkte Pflege von Wilhelmina Gräber, führte Tests durch und diagnostizierte Anzeichen eines Delirs, klärt auf zum Delir
- Stationspersonal: unterstützten die Patientin durch die Schaffung einer ruhigen Umgebung, sprachen beruhigend mit ihr
- Klinikmitarbeiter: erklärten den weiteren Behandlungsverlauf, gaben Empfehlungen zur Nachsorge und leisteten umfassende Unterstützung
- Ärzte der örtlichen Klinik: führten die Untersuchung durch, erklärten die notwendige Beobachtungszeit und Diagnose
- Hausarzt: überwies Frau Gräber aufgrund von Brustschmerzen zur Herzkatheteruntersuchung in die örtliche Klinik

Handlungsanlässe

- Pflegediagnosen: Akutes Delir/akute Verwirrtheit und daraus folgend: ungenügendes Coping, beeinträchtigte Anpassung, Desorientierung, Gefahr von Sturz, Kommunikationsdefizit, Schwitzen, Schlafstörungen
- Sonstiges: hohes Risiko für Flüssigkeitsdefizit oder Obstipation, usw.
- Pflegephänomene: Unruhe, Angst, Furcht, Machtlosigkeit

Handlungsmuster

- Anatomie und Physiologie: Gehirn, zentrales Nervensystem, denn betroffen sind v. a. Regionen für Bewusstsein und Gedächtnis
- Neurotransmitter: Ungleichgewicht von Acetylcholin, Dopamin, Serotonin
- Hypoxie, Stoffwechselstörungen wie Hypoglykämie oder Minderdurchblutung des Gehirns
- Leber und Nieren: Beeinträchtigte Entgiftung kann Delir auslösen
- Pflegeplanung und Durchführung der Maßnahmen nach Eingriffen und während des Delirs
- Delirmanagement: Erkennung, Behandlung und Überwachung des akuten Delirs
- Expertenstandard: Entlassungsmanagement, Schmerzmanagement und Ernährungsmanagement
- Umgang mit medikamentöser Therapie
- Obstipationsprophylaxe, da Immobilität und Stress die Verdauung beeinflussen
- Interprofessionelles Handeln am Beispiel der ärztlichen und pflegerischen Zusammenarbeit
- Überwachung Bewusstseinszustand bei Delir: Glasgow Coma Scale, 4AT-Test
- Deprivationsprophylaxe und Basale Stimulation, Sturzprophylaxe
- Anleitungsgespräche bei Patientin und Angehörigen zur Nachsorge und Bewältigung des Delirs
- Symptomminderung, Schlafförderung
- Reflexion der Belastungssituation für die An- und Zugehörigen
- Gesetzliche Vorgaben und sozialrechtliche Aspekte: Informationen zu Rechten und Pflichten im Gesundheitswesen, Pflegeversicherung (SGB V, VI, XI, XII) für Nachsorge, usw.
- Pflegevisiten, Fallbesprechungen
- Pflegetheorien: Person-zentrierte Pflege (Tom Kitwood), Validation (Naomi Feil), Integrative Validation (Nicole Richard): verbindet Validation mit Elementen der personenzentrierten Pflege, um Verwirrung zu reduzieren
- Krisenmodell nach Caplan oder Cullberg
- S3-Leitlinie Analgesie, Sedierung und Delirmanagement in der Intensivmedizin (DAS-Leitlinie 2020)
- Autonomie versus Fürsorge, Nicht-Schadens-Prinzip

Wilhelmina Gräber, 78 Jahre

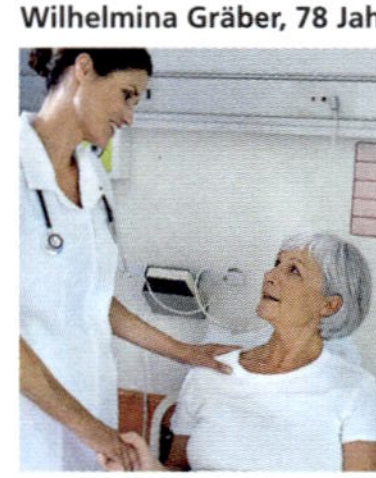

Erleben / Deuten / Verarbeiten

- Erleben: Plötzliche Verwirrung der Mutter, starke Unruhe und Orientierungsverlust
- Deuten: Verdacht auf Delir durch Stress der Untersuchung und Alter der Patientin
- Emotionale Belastung für Angehörigen durch das Delir
- Verarbeiten: Hilflosigkeit beim Anblick der Verwirrung, Vertrauen in Pflegepersonal zur Stabilisierung, Erleichterung nach Besserung des Zustands
- Konflikt und Mitleiden, bewusste Abgrenzung

Kontextbedingungen

- Delir: Überwachung, schnelles Erkennen des Delirs durch das Pflegepersonal
- Deprivation und Basale Stimulation
- Stationäre Versorgung
- Pflegesystem: Bezugspflege
- Angebotsstruktur von ambulanten Untersuchungen, z. B. Herzkatheter
- Angehörige: Emotionale Unterstützung, gleichzeitig belastet

[P1691/L157/J787-183]

Kapitel 6 Parkinson

Aufgabe 1

Lösung zur Diagnostik und Therapie bei Parkinson	
Diagnostik und Therapie zum Zustand	**Handlungsoption, Pflegemaßnahmen**
Folgende Diagnostik und Therapie ist bei Paul Meyer möglich: **Diagnostik:** Anamnese und klinische Untersuchung sind wichtig, weil keine spezifischen Labortests oder Untersuchungen die Diagnosestellung erlauben. Deshalb sind die Kardinalsymptome (Rigor, Tremor und Akinese) so entscheidend für die Diagnostik. **Therapie:** Die Behandlung hängt vom Schweregrad sowie vom Allgemeinzustand des Patienten ab und kann Folgendes umfassen: • Medikamentöse Therapie: L-Dopa (häufigstes Medikament, muss einschleichend dosiert werden); Dopamin-Agonisten (ergänzen die Wirkung von L-Dopa und helfen bei der Symptomkontrolle) • Physiotherapie und körperliche Übungen: Verbesserung von Beweglichkeit, Koordination und Balance, Reduzierung von Sturzrisiken • Ergotherapie mit Hilfsmittel- und Alltagstraining sowie Anpassung der Umgebung • Logopädie: Verbesserung der Sprach- und Schluckfähigkeiten • Chirurgisch: Tiefe Hirnstimulation (THS), auch „Gehirnschrittmacher" genannt • usw.	Folgende Pflegemaßnahmen sind für Paul Meyer zu beachten: • Bewegungseinschränkungen (Rigor, Akinese, Tremor, Freezing/Off-Phase) durch Parkinson • Strategien gegen Freezing üben, z. B. mit Bewegungsübungen am Morgen vor der Pflege, rechtzeitige Medikamentengabe und keinen Zeitdruck ausüben • Selbstversorgungsdefizit in Körperpflege und beim An-/Auskleiden • Pflegevisite planen (ist Qualitätsmanagementinstrument); Durchführung planen: Besprechen, dass Zustand sich verschlechtert; Patient könnte nun Pflegegrad 4 erhalten • Hautintegrität ist gefährdet, weil Herr Meyer stark schwitzt, Hautbeobachtung, vermehrter (Bett-)Wäschewechsel, genug trinken • Tabletten verstreut, neu stellen nötig, aus Dispenser in Becher umfüllen, bei zeitgerechter Einnahme unterstützen • Sturzrisikoprophylaxe (Bewegungshilfsmittel wie Rollator, Haltegriffe nutzen) • evtl. Probleme bei Nahrungsaufnahme durch Tremor, ggf. Hilfsmittel empfehlen • usw.

Aufgabe 2

Anwendung des Expertenstandards Sturzprophylaxe in der Pflege bei Parkinson	
Kriterien	**Anwendungsbeschreibung**
Strukturkriterien	• Risikoerfassung und -bewertung: Beobachtung und Dokumentation von Herrn Meyers Bewegungsfähigkeit und Sturzrisiko • Umgebungssicherung: Bereitstellung und Wartung von Hilfsmitteln durch das Pflegeheim; Beseitigung von Stolperfallen durch Pflegefachpersonen
Prozesskriterien	• Planung von Maßnahmen: individuelle Anpassung der Maßnahmen basierend auf der Sturzrisikoerfassung für Herrn Meyer • Schulung und Beratung: Aufklärung von Herrn Meyer und Einbeziehung seiner An- und Zugehörigen über sturzpräventive Maßnahmen • Durchführung der Maßnahmen: Regelmäßige Übungen zur Verbesserung von Muskelkraft und Balance; auch eine Unterstützung bei Transfers und Überwachung der Medikamenteneinnahme für Herrn Meyer
Ergebniskriterien	• Regelmäßige Überprüfung: Evaluation und Anpassung der Maßnahmen; Einholen von Rückmeldungen • Sturzvermeidung: reduziertes Sturzrisiko und erhöhte Sicherheit erfassen für Herrn Meyer • Verbesserte Lebensqualität: Erhaltung oder Verbesserung des Wohlbefindens regelmäßig evaluieren für Herrn Meyer

Aufgabe 3

Lösung zur eigenen Kompetenzeinordnung bei Parkinson	
Kompetenzbereich	**Einordnung der Wissensbezüge zur Falldarstellung**
Kompetenzbereich 1: Pflegeprozesse und Pflegediagnostik in akuten und dauerhaften Pflegesituationen verantwortlich planen, organisieren, gestalten, durchführen, steuern und evaluieren	**Mögliche Pflegediagnosen:** • Bewegungseinschränkung (z. B. durch Rigor, Akinese) • Scham und Hilflosigkeit • Sturzgefahr erhöht durch Tremor • erhebliches Selbstpflegedefizit (Körperpflege, Mobilität, usw.) • eingeschränkte Selbstständigkeit beim Medikamentenmanagement • eingeschränktes Coping mit fehlenden Bewältigungsstrategien • Hautveränderungen, hohes Risiko durch Schwitzen und Adipositát • usw.
Kompetenzbereich 2: Kommunikation und Beratung personen- und situationsorientiert gestalten	**Mögliche allgemeine Kommunikationstechniken:** Geduld sowie Gesprächsbereitschaft bei evtl. Stimmungsschwankungen und Verwirrtheit, keinen Zeitdruck ausüben (kann Symptome verstärken!), usw. **Mögliche Beratungsinhalte:** Zur Medikamenteneinnahme, zur Sturzprophylaxe und zum Ernährungsmanagement, denn Parkinson-Patient*innen verbrauchen durch die Hyperbeweglichkeit viele Kalorien (hochkalorische Nahrung nötig), usw.
Kompetenzbereich 3: Intra- und interprofessionelles Handeln in unterschiedlichen systemischen Kontexten verantwortlich gestalten und mitgestalten	**Mögliche beteiligte Berufsgruppen:** Pflegedienstleitung, Pflegefachpersonen, Pflegeazubis und Pflegehelfer*innen, Bewohner*innen, Mediziner*innen oder ggf. Ergo-, Physiotherapie, Diätassistenz, evtl. An-/Zugehörige **Mögliche Diagnostik und Therapie – Behandlungspflege:** Medikamentenüberwachung, Symptomlinderung: Dopaminpräparate nicht zusammen mit eiweißreichem Essen verabreichen, da Aminosäuren die L-Dopa-Aufnahme verhindern. Langzeitbehandlung kann schwere motorische Nebenwirkungen verursachen. Plötzliche Dosisreduktion kann akinetische Krisen (Bewegungsunfähigkeit, Atemschwäche) auslösen.
Kompetenzbereich 4: Das eigene Handeln auf der Grundlage von Gesetzen, Verordnungen und ethischen Leitlinien reflektieren und begründen	**Mögliche rechtlich Relevanzen:** • Arzneimittelgesetz (AMG) wg. Medikamentengabe, Medikamentenüberwachung • Heimgesetz (HeimG), Heimmitwirkungsverordnungen (HeimMitwirkVO) sowie bundesländerspezifische Reglungen • Remonstrationsrecht/Remonstrationspflicht • Heilmittel- und Hilfsmittelverordnung, Medizinproduktegesetz • SGB XI (Begutachtung durch medizinischen Dienst (MD): Pflegeversicherung für Pflegegradeinstufung) • SGB VI (Rente) • SGB V (Krankenversicherung) • SGB XII (Sozialhilfe)
Kompetenzbereich 5: Das eigene Handeln auf der Grundlage von wissenschaftlichen Erkenntnissen und berufsethischen Einstellungen reflektieren und begründen	**Expertenstandards:** Sturzprophylaxe, Förderung der Hautintegrität in der Pflege, Schmerzen, Ernährungsmanagement **Assessments:** Unified Parkinson's Disease Rating Scale (UPDRS), Numerische Rating-Skala für die Schmerzerfassung (NRS), Schmerztagebuch, Mini Nutritional Assessment® (MNA®), Gewichtskontrollen **Pflegetheorien:** Pflegemodell nach Roper, Logan und Tierney, Aktivitäten des täglichen Lebens (ATL) nach Liliane Juchli, Pflegetheorie der Aktivitäten, Beziehungen und existenziellen Erfahrungen des Lebens (ABEDLs) nach Monika Krohwinkel **Weitere Theorien:** Basale Stimulation, Kinästhetik, Deprivation **Leitlinie:** S2k-Leitlinie Parkinson-Krankheit **Berufsethik:** Im Fall stehen sich die ethischen Werte Fürsorge vs. Gerechtigkeit im Konflikt (dem Bewohner Gutes tun und sich für ihn Zeit nehmen vs. Zeit für andere Bewohner).

6 Parkinson

Kontext: stationäre Langzeitpflegeeinrichtung **Komplexität: höhere Risikogeneigtheit**

Akteure/beteiligte Personen und deren Rollen

- Herr Paul Meyer, 84 Jahre, Pflegeempfänger, Pflegegrad 3, seit 10 Jahren an Morbus Parkinson erkrankt, adipös, schwitzt stark, fühlt sich evtl. hilflos, nutzlos, abhängig oder schämt sich für Unselbstständigkeit, es ist unklar, ob es An- und Zugehörige gibt, lebt im Pflegeheim „Waldgeflüster"
- Hannah Schröder ist Ende zweites Ausbildungsjahr, bereits 2. Einsatz in der Langzeitpflege, wirkt zuverlässig und hilfsbereit, ist überfordert von der Situation (Personalmangel durch Krankheit), Intrarollenkonflikt: Erwartungen von PDL und vom Pflegefachpersonal sowie von Herrn Meyer, auch die anderen 4 Bewohner*innen spielen eine Rolle, eigene Ziele und Ansprüche an ihre Arbeit, Zeitdruck, nervös
- Pflegedienstleiter: Verantwortung für die pflegerische Versorgung, notwendige Kompensation von Personalmangel und Ausfällen
- Pflegehelferin/Pflegefachperson/Praxisanleiter*in im Wohnbereich: derzeit Personal erkrankt, sonst zuständig für Azubi-Betreuung

Handlungsanlässe

- Pflegediagnosen: Selbstversorgungsdefizit bei Körperpflege, Bewegungseinschränkung, (Rigor, Akinese, Tremor in den Händen, Freezing/Off-Phase)
- Scham, eingeschränkte Selbstständigkeit beim Medikamentenmanagement
- Eingeschränktes Coping, evtl. Schmerzen, Sturzrisiko, Risiko einer veränderten Hautintegrität

Handlungsmuster

- Anatomie und Physiologie des Gehirns
- Grundlagen der Neurotransmitter (Dopamin)
- Pflegeprozess im neurologischen Setting planen, steuern, durchführen, evaluieren
- Expertenstandards zur Sturzprophylaxe und zur Hautintegrität und evtl. zum Ernährungsmanagement wegen des erhöhten Energiebedarfs
- Umgang mit Arzneimitteln (Arzneimittelgesetz, AMG), insbesondere das Verabreichen der Medikamente nach Zeit
- Interprofessionelles Handeln im Pflegeheim
- Basale Stimulation, Kinästhetik und die Deprivationsprophylaxe
- Gesprächsführung und Beratung
- Unterstützung bei Diagnostik und Therapie bei Parkinson: Eine der am häufigsten verwendeten Skalen ist die Unified Parkinson's Disease Rating Scale (UPDRS). Diese Skala bewertet verschiedene Aspekte der Erkrankung, um eine umfassende Beurteilung des Fortschreitens und der Auswirkungen der Krankheit zu ermöglichen.
- Symptomminderung: Rigor, Akinese, Tremor, Freezing
- Schlafförderung
- Heimgesetz (HeimG), Heimmitwirkungsverordnung (HeimMitwirkVO) auf Bundesebene (auf Länderebene gibt es eigene Regelungen, die spezifische Anforderungen und Vorschriften enthalten).
- Sozialrechtliche Sicht sowie relevante Gesetze: SGB V, VI, XI, XII (Kostenübernahme für Pflegehilfsmittel oder Pflegegraderhöhung)
- Heil- und Hilfsmittelverordnung
- Pflegetheorien: Das Pflegemodell nach Roper, Logan und Tierney; die Aktivitäten des täglichen Lebens (ATL) aus der Pflegetheorie von Liliane Juchli; Aktivitäten, Beziehungen und existenzielle Erfahrungen des Lebens (ABEDLs) nach Monika Krohwinkel.
- Pflegevisite, Pflegeübergabe
- S2k-Leitlinie Parkinson-Krankheit

Paul Meyer, 84 Jahre

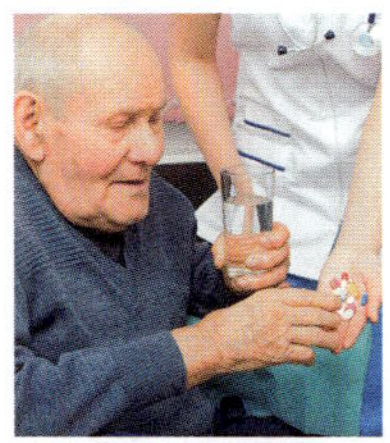

Erleben / Deuten / Verarbeiten

- Umgang mit Scham und Gereiztheit bzw. Verzweiflung (seelisches Leiden) von Pflegeempfänger*innen
- Coping, Widerstandsfaktoren – Ressourcenorientierung
- Beratung zu größtmöglicher Selbstständigkeit
- Konflikte bei Personalmangel und Zeitdruck mit der Rolle als Pflegende und deren Belastung mit Entscheidungskonflikt
- Mitleiden – bewusste Abgrenzung
- Förderung von Lebensqualität und Selbstwertgefühl

Kontextbedingungen

- Parkinson – neurologische Pflege
- Pflegekonzepte, z. B. Basale Stimulation, Kinästhetik
- Pflegevisite
- Pflegesystem: Bereichspflege
- Angebotsstruktur eines Pflegeheims
- Pflegegradbestimmung sowie Begutachtung durch medizinischen Dienst (MD)
- Zusammenhang Umwelt/Krankheit, z. B. Luftverschmutzung

[P1691/L157/J787-288]

Kapitel 7 Schlaganfall

Aufgabe 1

Lösung zur Diagnostik und Therapie bei Mangelernährung und Schlaganfall

Handlungsoptionen, Ernährungszustand	Pflegemaßnahmen
Im Falle einer eingeschränkten selbstständigen Nahrungsaufnahme, Mangelernährung und Untergewicht, Aspirations- und Exsikkosegefahr wie bei Ursula Müller sind folgende Maßnahmen erforderlich: • Mangelernährung feststellen (max. 10 % Gewichtsverlust in 6 Monaten, Wadenumfang, Trizepshautfalte), ausführliches Ess- und Trinkprotokoll mit Portionsgrößen führen (Bilanzierung) • Spezielle Hilfsmittel für Essen/Trinken bereitstellen; ggf. Essen in Ruhe anreichen bzw. Extremitäten führen, v. a. die an der gelähmten Seite • Aspirationsprophylaxe (beim Essen im Bett aufrechte und sichere Positionierung, Mundhygiene) • Hochkalorische Kost/Getränke anbieten, Lieblingsgetränke stellen, feste Essenszeiten, Zwischenmahlzeiten • usw.	Folgende Pflegemaßnahmen sind für Ursula Müller zu beachten: • Eingeschränkte Mobilität: Sturzprophylaxe (Umfeld organisieren und sichern, Notfallklingel/Sprechanlage, Hilfsmittel in Reichweite stellen, ausreichende Beleuchtung, auf Barrierefreiheit und festes Schuhwerk achten, Kontrakturprophylaxe (regelmäßige Bewegungsübungen) • Erschwerte Kommunikation: ruhige Atmosphäre für Kommunikation schaffen, innerhalb Gesichtsfeld treten (wg. Neglect), Sicherheit vermitteln, geschlossene Fragen stellen • Beschäftigung/Einsamkeit: Tochter stärker einbinden, Besuchsdienste ermöglichen, Motivation zur Teilhabe an Gruppenaktivitäten • usw.

Aufgabe 2

Lösung zu den pflegerischen Konzepten bei Schlaganfall

Pflegekonzepte	Anwendungsbeschreibung
Bobath	Die Pflegefachperson kann täglich bei der Körperpflege den betroffenen rechten Arm von Frau Müller (Hemiparese auf der rechten Seite) in alle Bewegungsrichtungen sanft führen und dabei gezielte taktile Bewegungsreize setzen und Positionierungen vornehmen, um die neuronale Reorganisation, die Wahrnehmung und motorische Kontrolle zu fördern.
Basale Stimulation	Die Pflegefachperson kann täglich durch sanfte Berührungen mit unterschiedlichen Texturen (z. B. Waschlappen, Handtuch) und gezielte Waschbewegungen (belebende oder beruhigende Waschrichtung) die Haut von Frau Müller bei der Körperpflege stimulieren, also sinnliche Reize setzen, um deren Wahrnehmung, Kommunikation und Körperbewusstsein zu fördern.
Kinästhetik	Das Konzept konzentriert sich auf die bewusste Wahrnehmung und schonende Unterstützung von Bewegungen zur Förderung der Eigenaktivität. Die Pflegefachperson kann mehrfach täglich Frau Müller beim Transfer in den Rollstuhl mit einem kinästhetischen, z. B. halbhohen Transfer helfen, indem sie deren Bewegungen achtsam durch das „Hinüberrutschen" vom Bett in den Rollstuhl begleitet und unterstützt, um die Eigenaktivität zu fördern.

Aufgabe 3

Lösung zur eigenen Kompetenzeinordnung bei Schlaganfall	
Kompetenzbereich	**Einordnung der Wissensbezüge zur Falldarstellung**
Kompetenzbereich 1: Pflegeprozesse und Pflegediagnostik in akuten und dauerhaften Pflegesituationen verantwortlich planen, organisieren, gestalten, durchführen, steuern und evaluieren	**Mögliche Pflegediagnosen:** • erhebliches Selbstpflegedefizit (Körperpflege, Mobilität, Nahrungsaufnahme, Beschäftigung) • Aspirations- und Exsikkosegefahr, Pneumoniegefahr (Dysphagie) • Mangelernährung, Untergewicht (aktuell 1,74 m/49 kg/BMI = 16) • Gefahr der Kontraktur, Sturzgefahr • Gefahr der mangelnden Hautintegrität, Dekubitusrisiko • Sturzgefahr • Thrombosegefahr • Angst vor dem Alleinsein, Einsamkeit • Wissensdefizit zur Mangelernährung • usw.
Kompetenzbereich 2: Kommunikation und Beratung personen- und situationsorientiert gestalten	**Mögliche allgemeine Kommunikationstechniken:** Sprachstörung beachten, einfache Sätze und Bildkarten oder Kommunikationshilfen verwenden, einfache geschlossene Fragen stellen, usw. **Mögliche Beratungsinhalte:** Beratung zum Essverhalten, zum Ernährungsmanagement und zur Aspirationsgefahr (Notfallsituation), also Beratung zu Maßnahmen bei Mangelernährung und Mobilitätsdefizit, usw.
Kompetenzbereich 3: Intra- und interprofessionelles Handeln in unterschiedlichen systemischen Kontexten verantwortlich gestalten und mitgestalten	**Mögliche beteiligte Berufsgruppen:** Pflegefachpersonen in Bezugspflege, Betreuungskräfte, Servicekräfte, Wohnbereichsleitung, Hausärzt*innen, Physiotherapie, Logopädie, Ergotherapie, ehrenamtliche Besuchsdienste, Seelsorge, An- und Zugehörige (Tochter) **Mögliche Diagnostik und Therapie – Behandlungspflege:** Erste Hilfe, Notfallsituation Schlaganfall erkennen (FAST-Test); Medikamentenüberwachung (Antikoagulanzien bei thrombotischem Insult, z. B. Acetylsalicylsäure, Marcumar); mögliche Folgeerkrankungen durch den Schlaganfall mit Prävalenz- und Inzidenzraten und Risiken von Dysphagie und Aspiration, usw.
Kompetenzbereich 4: Das eigene Handeln auf der Grundlage von Gesetzen, Verordnungen und ethischen Leitlinien reflektieren und begründen	**Mögliche rechtliche Relevanzen:** • Behindertengrad wegen der chronischen Erkrankung • SGB XI (Pflegeversicherung für Pflegegradeinstufung) • SGB IX (Rehabilitation und Teilhabe behinderter Menschen) • SGB V (Gesetzliche Krankenversicherung) • SGB VI (Rente) • SGB XII (Sozialhilfe) • Bundesteilhabegesetz • Präventionsgesetz • Hilfsmittelverordnung
Kompetenzbereich 5: Das eigene Handeln auf der Grundlage von wissenschaftlichen Erkenntnissen und berufsethischen Einstellungen reflektieren und begründen	**Expertenstandards:** Ernährungsmanagement; Förderung der Hautintegrität in der Pflege; Sturz; Dekubitus; Schmerzen **Assessments:** Glasgow-Koma-Skala bei Bewusstlosigkeit, Mini Nutritional Assessment® (MNA®), Essens- und Trink-Protokolle (Bilanzierung), Gewichtskontrollen, BMI, FAST-Test, Barthel-Index **Pflegetheorien:** Fördernde Prozesspflege nach Monika Krohwinkel: 13 Aktivitäten, Beziehungen und existenzielle Erfahrungen des Lebens (ABEDL), viele davon sind bei Schlaganfall eingeschränkt. **Weitere Theorien:** ICF-Modell der WHO – Teilhabe, Integration und Inklusion bei Behinderung **Leitlinie:** S3-Leitlinie Schlaganfall **Berufsethik:** UN-Behindertenrechtskonvention

7 Schlaganfall

Kontext: stationäre Langzeitpflegeeinrichtung **Komplexität: höhere Risikogeneigtheit**

Akteure/beteiligte Personen und deren Rollen

- Frau Ursula Müller, 86 Jahre, Mensch mit einer Behinderung, lebt seit 4 Jahren im Pflegeheim „Panoramablick". Schlaganfall mit 79 Jahren: Hemiparese rechts, halbseitiger Gesichtsfeldausfall rechts und Störung der Sprachmotorik, bekommt wenig Unterstützung bei Nahrungsaufnahme, fühlt sich einsam
- Wurde vom Ehemann zu Hause gepflegt, bis dieser starb (Trauer-, Biografiearbeit)
- Annemarie Müller, 59 Jahre, berufstätige Tochter, alleinstehend, sozialer Kontakt, gelegentliche Besuche zum Spaziergang
- Pflegefachperson, Frau Marie Schneider, 43 Jahre, viel Berufserfahrung, Bezugspflegerin (Begleiterin, Unterstützerin, Beraterin): Beobachten, Einfühlungsvermögen, Reflektiertheit, Fürsorge
- Wohnbereichsleiterin, Frau Anna Berger, besorgt um Frau Müllers Ernährungszustand
- Evtl. Mediziner*innen: Diagnostik, Überwachung, Anordnung einer Therapie

Handlungsanlässe

- Pflegediagnosen: erhebliches Selbstpflegedefizit (Körperpflege, Mobilität, Nahrungsaufnahme, Beschäftigung), Aspirations- und Exsikkosegefahr
- Aktuell 1,74 m und 49 kg (BMI 16 kg/m²), Mangelernährung, Untergewicht (9 kg in letzten 7 Monaten abgenommen)

Handlungsmuster

- Anatomie/Physiologie des Nervensystems, insb. Gehirn und seine Gefäße
- Ätiologie und medizinische Diagnosen: Zerebrale Blutung (Aneurysma, hämorrhagischer Infarkt, subdurale Blutung), Hirninfarkt/zerebrale Ischämie: TIA und PRIND, Schädelhirntraumen, Hirntumore (Überblick)
- Sofortmaßnahmen bei Hirninfarkt (FAST-Test), Bewusstseinsstufen nach Glasgow Coma Scale
- Akutversorgung auf der Stroke Unit
- Desorientiertheit, Verwirrtheit
- Interprofessionelles Handeln am Beispiel der therapeutischen Berufsgruppen: Physiotherapie, Ergotherapie, Logopädie
- Überwachung des Bewusstseinszustandes
- Aktivierende Pflege
- Kinästhetik (Auffrischung/Vertiefung)
- Bobath-Konzept
- Basale Stimulation
- Barthel-Index
- Schluckstufen bzgl. Dysphagie
- Expertenstandard Ernährungsmanagement
- Mini Nutritional Assessment® (MNA®), Essens- und Trink-Protokoll (Bilanzierung), Gewichtskontrollen, BMI (Body Mass Index)
- OTT-Hilfsmittel zur Nahrungsverabreichung
- PEG-Sonde (perkutane endoskopisch kontrollierte Gastrostomie mittels Ernährungssonde)
- Pflege bei enteraler Ernährung
- Deprivationsprophylaxe
- Information/Anleitung (inkl. Bezugspersonen) zur aktivierenden Pflege
- Medikamentenmanagement in der Neurologie
- Schlafförderung
- Sozialrechtliche Sicht sowie relevante Gesetze im Umfeld Rehabilitation: SGB V, IX, XI, XII, Hilfsmittelverordnung, Bundesteilhabegesetz, Präventionsgesetz
- Technische Hilfsmittel: Digitale Hilfsmittel, Robotik
- Pflegetheorie nach Monika Krohwinkel
- Pflegevisite, Fallbesprechungen
- Leitlinie zum Schlaganfall, Schlaganfall-Allianz
- Rehabilitation und Reha-Phasen

Erleben / Deuten / Verarbeiten

- Einsamkeit und Isolation der Betroffenen und ihre jeweiligen Ausdrucksformen
- Begleitung eines älteren Menschen bei der Langzeitversorgung
- Behinderung
- Umgang mit eigener Zukunftsangst, Überforderung, Verarbeitung von Krankheit und Trauer
- Förderung von Autonomie zu Behandlungsentscheidungen
- Lebensqualität, wie gehen Frau Müller und ihre Tochter mit der Erkrankung um?

Ursula Müller, 86 Jahre, und Annemarie Müller, 59 Jahre

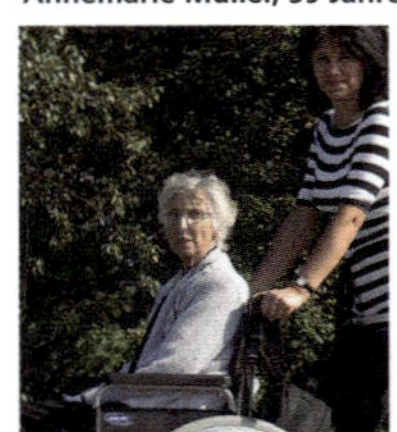

Kontextbedingungen

- Pflegekonzepte: Bobath, Basale Stimulation, Kinästhetik
- Mögliche Folgeerkrankungen
- Pflegesystem: Bezugspflege
- Behinderung (ICF-Modell der WHO zur Teilhabe, Integration und Inklusion)
- Angebotsstruktur der Rehabilitation, Reha-Phasen
- UN-Behindertenrechtskonvention

[P1691/L157/J787-292]

Kapitel 8 Herzinsuffizienz

Aufgabe 1

Lösung zur Diagnostik und Therapie bei Herzinsuffizienz	
Diagnostik und Therapie zum Zustand	**Handlungsoption, Pflegemaßnahmen**
Folgende Diagnostik und Therapie sind für Frau Okoro möglich: **Diagnostik:** Die Diagnose erfolgt durch eine Kombination von Methoden: • Klinische Untersuchung, Anamnese, Echokardiografie, Elektrokardiogramm (EKG), Röntgen-Thorax, Laborwerte (z. B. natriuretische Peptide, Troponin, Elektrolyte wie Natrium und Kalium, usw.), Blutdruckmessung, Herzultraschall **Therapie:** Die Behandlung hängt vom Stadium und der Form der Herzinsuffizienz sowie dem Allgemeinzustand der Patientin ab und kann z. B. Folgendes umfassen: • Medikamentöse Therapie (z. B. ACE-Hemmer, Betablocker, Diuretika) • Kontrolle und Behandlung von Risikofaktoren (z. B. Bluthochdruck, Diabetes) • Lebensstiländerungen (z. B. nicht rauchen, Salzkontrolle, Gewichtsmanagement) • Prophylaxen und Rehabilitationsmaßnahmen • ggf. Herzschrittmacher = implantierbarer Kardioverter-Defibrillator (ICD) • regelmäßige ärztliche Überwachung • usw.	Folgende Pflegemaßnahmen sind für Frau Okoro zu beachten: • Vitalzeichen überwachen, z. B. Herzfrequenz, Blutdruckwerte, Beobachtung der Atmung, Sauerstoffsättigung • Hautbeobachtung durchführen, z. B. Blässe oder Zyanose, Ödeme, kühle Extremitäten, verminderter Hautturgor • Ausscheidung und ggf. Flüssigkeitsbilanz prüfen, Ernährungsmanagement (Appetitlosigkeit), evtl. Diätvorschriften beachten • Gewicht regelmäßig kontrollieren • Medikamentenwirkung beobachten • Trinkmengeneinschränkung beachten und protokollieren • Körperliche Schonung und Aktivität an Kreislauffunktion anpassen; ggf. Unterstützung bei Aktivitäten bieten (Spaziergang mit Rollstuhl ermöglichen und planen) • Atem- und Kreislaufübungen anbieten und unterstützen • Prophylaxen durchführen: Pneumonie, Thrombose, Obstipation • Positionierung mit erhöhtem Oberkörper bei Bedarf, z. B. bei Dyspnoe/Atemnot • Patientenaufklärung und -beratung • Nachtstuhl bei Nykturie bereitstellen • usw.

Aufgabe 2

Berücksichtigung von Beschäftigungsangeboten bei Herzinsuffizienz	
Beschäftigungsangebot	**Anwendungsbeschreibung**
Bewegungsübungen	Sitzgymnastik oder leichte Bewegungsübungen zur Förderung der Kreislauffunktion ohne Überbelastung, z. B. „Bettfahrrad fahren"
Kreative Aktivitäten	Malen, basteln oder andere kreative Tätigkeiten, die kognitive Fähigkeiten anregen und Stress reduzieren
Gesellschaftsspiele	Brettspiele oder Kartenspiele, die geistige Anregung bieten und soziale Interaktion fördern
Klangkunst und Musik	Gemeinsames Singen oder Hören von Lieblingsmusik oder Hörspielen, um emotionale Unterstützung zu bieten und die Lebensqualität zu verbessern
Frischluftaktivität	Geführte, kurze Spaziergänge im Garten oder Park, die die körperliche Aktivität fördern und die frische Luft genießen lassen, z. B. mit dem Rollstuhl. Leichte Tätigkeiten wie das Pflegen von Pflanzen oder das Gießen von Blumen, die sowohl physische Bewegung als auch Sinneswahrnehmung fördern.

Aufgabe 3

Lösung zur eigenen Kompetenzeinordnung bei Herzinsuffizienz

Kompetenzbereich	Einordnung der Wissensbezüge zur Falldarstellung
Kompetenzbereich 1: Pflegeprozesse und Pflegediagnostik in akuten und dauerhaften Pflegesituationen verantwortlich planen, organisieren, gestalten, durchführen, steuern und evaluieren	**Mögliche Pflegediagnosen:** • Beeinträchtigter Gasaustausch (Symptome: Dyspnoe, niedrige Sauerstoffsättigung; Maßnahmen: Oberkörper hoch, Atemübungen) • Selbstversorgungsdefizit, eingeschränkte körperliche Belastbarkeit (Symptome: Dyspnoe, Müdigkeit; Maßnahmen: Aktivitätsanpassung) • Flüssigkeitsvolumenüberschuss (Symptome: Ödeme, Gewichtszunahme) • evtl. Angst (Symptome: Unsicherheit, Atemnot; Maßnahmen: psychosoziale Unterstützung, Aufklärung, Beruhigung) • evtl. Schlafstörungen durch die Atemnot im Liegen oder nächtlichem Husten • evtl. Wissensdefizit über Krankheit • Beschäftigungsdefizit durch die fehlenden Spaziergänge oder andere Möglichkeiten zum Ausgleich • usw.
Kompetenzbereich 2: Kommunikation und Beratung personen- und situationsorientiert gestalten	**Mögliche allgemeine Kommunikationstechniken:** Aktives Zuhören, offene Fragen stellen, wiederholen/paraphrasieren, einfache Sprache verwenden, Empathie zeigen, regelmäßiges Feedback einholen, Informationen wiederholen, nonverbale Signale beachten usw. **Mögliche Beratungsinhalte:** Erklärung der Erkrankung, Ernährungsanpassungen (evtl. salzarm), Flüssigkeitsrestriktion, Bedeutung der Gewichtskontrolle, Bedeutung körperlicher Aktivitäten, Erkennen einer Verschlechterung usw.
Kompetenzbereich 3: Intra- und interprofessionelles Handeln in unterschiedlichen systemischen Kontexten verantwortlich gestalten und mitgestalten	**Mögliche beteiligte Berufsgruppen:** Ärzt:innen (Kardiologie, Hausärzt*in), Pflegefachperson/Pflegehelfer*in/Pflegefachassistenz, Beschäftigungskräfte, Physiotherapie, Ernährungsberatung, Psychologe*in, Sozialarbeit, Apotheker*in **Mögliche Diagnostik und Therapie – Behandlungspflege:** EKG, Echokardiografie, Blutdrucküberwachung, Blutuntersuchungen, Gabe von Diuretika, ACE-Hemmern oder Betablockern, Sauerstofftherapie, Flüssigkeitsbilanzierung, Gewichtskontrolle, Beobachtung von Symptomen, Mobilisation im Rahmen der Belastbarkeit usw.
Kompetenzbereich 4: Das eigene Handeln auf der Grundlage von Gesetzen, Verordnungen und ethischen Leitlinien reflektieren und begründen	**Mögliche rechtliche Relevanzen:** • Dokumentationspflicht, Patientenrechtegesetz, Aufklärungspflicht, Einwilligungserfordernis, Schweigepflicht, Medizinproduktegesetz, Arzneimittelgesetz, Haftungsrecht, Datenschutzgrundverordnung (DSGVO), Hilfsmittelverordnung, Heimgesetz (HeimG), Delegation • SGB XI (Pflegeversicherung für Pflegegradeinstufung) • SGB V (Gesetzliche Krankenversicherung, Behandlungspflege) • SGB VI (Rente)
Kompetenzbereich 5: Das eigene Handeln auf der Grundlage von wissenschaftlichen Erkenntnissen und berufsethischen Einstellungen reflektieren und begründen	**Expertenstandards:** Schmerzen, Ernährungsmanagement, Förderung der Hautintegrität in der Pflege, Sturzprophylaxe **Assessments:** Atemskala nach Bienstein, NRS, Gewichtskontrolle, Flüssigkeitsbilanzierung, Mini Nutritional Assessment® (MNA) **Pflegetheorien:** AEDL-Modell bei Linksherzinsuffizienz nach Monika Krohwinkel (fokussiert auf die Förderung der Selbstpflege, Ermittlung von Pflegebedürfnissen, Anpassung der Interventionen an individuelle Einschränkungen, Aktivierung von Ressourcen, ganzheitliche Betrachtung der Patient*innen); Pflegetheorie nach Dorothea Orem (Selbstpflegedefizit) **Weitere Theorien:** Leiningers Transkulturelle Pflege, Corbin-Strauss-Modell für chronisch erkrankte Personen **Leitlinie:** S3-Leitlinie Nationale Versorgungsleitlinie Chronische Herzinsuffizienz **Berufsethik:** Autonomie versus Fürsorge und die Wahrung der Lebensqualität

8 Herzinsuffizienz

Kontext: stationäre Langzeitpflegeeinrichtung (Pflegeresidenz) **Komplexität: mittlere Risikogeneigtheit**

Akteure/beteiligte Personen und deren Rollen

- Frau Adamma Okoro, 86 Jahre alt, Mensch mit einer Herzinsuffizienz; Symptome: Atemnot in Ruhe, schwach und kurzatmig – könnte für eine Linksherzinsuffizienz sprechen, sie liebt Spaziergänge, ihre Religion ist ihr sehr wichtig, möchte gerne den Ramadan einhalten
- Pflegeschüler: Kemal Yildiz, ebenfalls Muslim
- Frau Müller: Pflegefachperson, Wohnbereichsleiterin in der Seniorenresidenz „Haus am Tegeler See"
- Thabo Maseko, 59 Jahre alt, Altenpflegehelfer, für die Beschäftigung der Bewohner zuständig, er begleitet Frau Okoro regelmäßig auf Spaziergängen (evtl. eine Vertrauensperson für Frau Okoro – beide stammen aus Afrika)
- Religion: Der Imam leitet das Gebet in der Moschee und hält oft auch die Predigt (Khutba) am Freitag. In einigen muslimischen Gemeinschaften spielt der Imam auch eine beratende oder lehrende Rolle
- Hausärzt*in: Überwachung, Anordnung einer Therapie

Handlungsanlässe

- Pflegediagnosen: beeinträchtigter Gasaustausch, Selbstversorgungsdefizit, eingeschränkte körperliche Belastbarkeit, Beschäftigungsdefizit
- Sonstiges: Flüssigkeitsvolumenüberschuss, Symptome: Ödeme
- Pflegephänomene: Dyspnoe, Angst

Handlungsmuster

- Anatomie und Physiologie des Herzens
- Grundlagen der Geriatrie und des Alterungsprozesses
- Pflegeprozess im kardiologisch-geriatrischem Setting planen, steuern, durchführen, evaluieren
- Expertenstandard Schmerzmanagement und Nationaler Expertenstandard „Ernährungsmanagement zur Sicherung und Förderung der oralen Ernährung in der Pflege"
- Umgang mit Arzneimitteln der Kardiologie (AMG)
- Flüssigkeitsretention und deshalb auch die Obstipationsprophylaxe
- Interprofessionelles Handeln am Beispiel der Pflegehelfer, Pflegefachassistenzen, Betreuungskräfte und im Bereich der Delegation
- Unterstützung bei Diagnostik und Therapie: Überwachung von Blutdruck, Herzfrequenz, Gewicht, Flüssigkeitsbilanz, Atmung, Sauerstoffsättigung, Ödeme, Medikamentenwirkungen
- Gesprächsführung: auf nonverbale Signale achten (Krankenbeobachtung, Erkennen einer Verschlechterung)
- Beratung, z. B. zur Aufklärung über die Erkrankung
- Ernährungsanpassung (evtl. Ramadan und Religion beachten)
- Flüssigkeitsrestriktion
- Persönliche Reflexion zur Religion und Kultur, Akzeptanz, Erkennen von Vorurteilen
- Patientenrechtegesetz, Aufklärungspflicht, Einwilligungserfordernis
- Sozialrechtliche Sicht sowie relevante Gesetze: SGB V, VI, XI, Hilfsmittelverordnung
- Pflegetheorien: AEDL-Modell nach Monika Krohwinkel
- Transkulturelle Pflege nach Leininger
- Corbin-Strauss-Modell für chronisch erkrankte Personen
- S3-Leitlinie Nationale Versorgungsleitlinie Chronische Herzinsuffizienz
- Wahrung der Lebensqualität

Erleben / Deuten / Verarbeiten

- Umgang mit Angst oder Todesangst
- Coping, Widerstandsfaktoren – Ressourcenorientierung
- Beratung zu größtmöglicher Lebensstilanpassung, Lebensstiländerung und Selbstständigkeit
- Konflikte in der Pflegequalität
- Lebensqualität am Lebensende
- Umgang mit Dyspnoe (Atemnot), chronischer Erkrankung
- Transkulturalität und Religionen beachten

Adamma Okoro, 86 Jahre

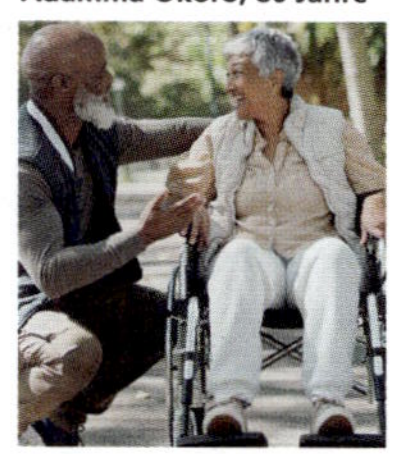

Kontextbedingungen

- Herzerkrankungen – kardiologische Pflege
- Komorbiditäten bei Herzerkrankungen
- Lebensstilanpassungen
- Unterstützungsangebote: Beschäftigungsgestaltung/-angebote
- Kultur und Religion
- Pflegesystem: Bezugspflege
- Angebotsstruktur von Pflegeresidenzen
- Zusammenhang mit verminderter Lebensqualität

[P1691/L157/J787-183]

Kapitel 9 Demenz und Alzheimer

Aufgabe 1

Lösung zur Diagnostik und Therapie bei Demenz und Alzheimer

Diagnostik und Therapie zum Zustand	Handlungsoption, Pflegemaßnahmen
Bei Rosemarie Burkhardt und Reinhard Förster sind folgende Diagnostik und Therapie möglich: **Diagnostik:** Die Diagnose von Demenz erfolgt durch verschiedene Methoden: • Bildgebende Verfahren (MRT, CT), geriatrische Assessments (Uhrentest, Timed-Up-and-Go-Test, Barthel-Index), neuropsychologische Tests • usw. **Therapie:** Die Behandlung richtet sich nach Art und Fortschritt der Demenz sowie dem Allgemeinzustand und kann z. B. Folgendes umfassen: • Medikamente (zur Verlangsamung von Krankheitsverlauf oder Symptomlinderung) • Gedächtnistraining (um den Zustand zu halten) • Verhaltenstherapie (Unterstützung bei Verhaltensproblemen und emotionalen Schwierigkeiten) • Unterstützung (Pflege, psychosoziale Betreuung, Anpassung der Lebensumgebung) • Heilung ist nicht möglich, der Krankheitsverlauf ist fortschreitend • usw.	Folgende Pflegemaßnahmen sind für Rosemarie Burkhardt und Reinhard Förster zu beachten: • Unruhe und Verwirrtheit (häufige Symptome) • Betroffene sind schnell gereizt, gehen umher und zeigen Stimmungsschwankungen; Geduld, Gesprächsbereitschaft und emotionaler Beistand sind wichtig, um Vertrauen zu schaffen und bei der Krankheitsverarbeitung zu helfen • Schmerzen: bei Demenz oft schwer erkennbar, regelmäßige Schmerzerfassung nötig; medikamentöse Behandlung ist möglich; Nebenwirkungen wie Benommenheit und Übelkeit beachten und dokumentieren • Beeinträchtigte Kommunikation: Validation fördert Kommunikation, indem auf die Gefühle der Betroffenen eingegangen wird. Empathisch zuhören, emotionale Realität akzeptieren, Augenkontakt und beruhigende Worte vermitteln Sicherheit • usw.

Aufgabe 2

Lösung zur Berücksichtigung der Validation bei Demenz und Alzheimer

Technik	Anwendungsbeschreibung
Widerspruch vermeiden	Franko widerspricht Rosi nie, sondern akzeptiert ihre Wahrnehmung, wenn sie ihn als ihren Sohn anspricht.
Bedürfnisse und Gefühle beachten	Franko richtet sich nach Rosis Fürsorgebedürfnis und wertschätzt ihre Bemühungen, ihn zu umsorgen.
Ruhige Kommunikation	Franko spricht mit Rosi und Reinhard in einem ruhigen, klaren Ton, um Vertrauen und Sicherheit zu schaffen.
W-Fragen nutzen	Franko stellt Rosi einfache W-Fragen wie „Wo sind wir?“, „Was möchtest du heute tun?“, „Was möchtest du heute essen?“, um sie aktiv einzubeziehen.
Ehrlichkeit	Franko bleibt immer ehrlich, auch wenn Reinhard aggressive Bemerkungen macht; er reagiert gelassen und authentisch.
Einfache Sätze verwenden	Franko verwendet klare, einfache Sätze, um Missverständnisse zu vermeiden, z. B. „Lass uns draußen spazieren.“

Lösungen

Aufgabe 3

Lösung zur eigenen Kompetenzeinordnung bei Demenz und Alzheimer	
Kompetenzbereich	**Einordnung der Wissensbezüge zur Falldarstellung**
Kompetenzbereich 1: Pflegeprozesse und Pflegediagnostik in akuten und dauerhaften Pflegesituationen verantwortlich planen, organisieren, gestalten, durchführen, steuern und evaluieren	**Mögliche Pflegediagnosen für Rosi und Reinhard:** • Gedächtnisverlust, Verwirrtheit (z. B. Rosi hält Franko für ihren Sohn) • Aggression und Frustration (Reinhard reagiert aggressiv durch falsche Wahrnehmungen, er hält Franko für seinen alten Chemie-Lehrer) • Selbstpflegedefizit (bei beiden: Körperpflege, Ernährung, Mobilität) • Beeinträchtigte soziale Interaktion und Kommunikation (beide haben Schwierigkeiten, sich verständlich auszudrücken) • Erhöhtes Sturzrisiko (durch Desorientierung) • Stimmungsschwankungen und emotionale Instabilität (Rosi zeigt Fürsorge, Reinhard ist oft wütend), Gefühl von Hilflosigkeit und Isolation (Reinhard fühlt sich evtl. unverstanden, Rosi zieht sich möglicherweise in ihre Rolle als „Mutter" zurück) • usw.
Kompetenzbereich 2: Kommunikation und Beratung personen- und situationsorientiert gestalten	**Mögliche allgemeine Kommunikationstechniken:** Wichtig sind Respekt, Einfühlungsvermögen, empathische Haltung, Beachten der individuellen Bedürfnisse der Betroffenen, Geduld, Validation als Instrument der Kommunikation und Gefühlsäußerung, usw. **Mögliche Beratungsinhalte:** Beratung zur geriatrischen Betreuung und zur Beziehungsgestaltung bei Demenz, Beratung zur Biografiearbeit, usw.
Kompetenzbereich 3: Intra- und interprofessionelles Handeln in unterschiedlichen systemischen Kontexten verantwortlich gestalten und mitgestalten	**Mögliche beteiligte Berufsgruppen:** Ärzt: innen (Neurologie, Psychiatrie, Geriatrie), gerontopsychiatrische Pflegefachpersonen, Ergotherapie, Physiotherapie, Logopädie, Sozialarbeit, Demenzbegleitung, Alltagsbegleitung, Betreuungs- und Beschäftigungskräfte, Ehrenamtliche, An- und Zugehörige **Mögliche Diagnostik und Therapie – Behandlungspflege:** Medikamentenüberwachung: Antidementiva zur Symptomlinderung (Neuroleptika, Antidepressiva), Schmerzmanagement (Analgetika); nichtmedikamentöse Therapie (Biografiearbeit, Musiktherapie), usw.
Kompetenzbereich 4: Das eigene Handeln auf der Grundlage von Gesetzen, Verordnungen und ethischen Leitlinien reflektieren und begründen	**Mögliche rechtliche Relevanzen:** • Arzneimittelgesetz (AMG): Umgang mit Arzneimitteln • Heimgesetz (HeimG), in allen Bundesländern im Landesrecht geregelt • Hilfsmittelverordnung, Medizinproduktegesetz • Patientenverfügung, Vorsorgevollmacht, gesetzliche Betreuung • SGB XI (Pflegeversicherung für Pflegegradeinstufung • SGB V (Gesetzliche Krankenversicherung) • SGB VI (Rente, ggf. Frührente) • SGB XII (Sozialhilfe, Behindertengrad)
Kompetenzbereich 5: Das eigene Handeln auf der Grundlage von wissenschaftlichen Erkenntnissen und berufsethischen Einstellungen reflektieren und begründen	**Expertenstandards:** Beziehungsgestaltung in der Pflege von Menschen mit Demenz, Schmerzen, Sturz **Assessments:** Barthel-Index zur Beurteilung der Selbstständigkeit, Mini-Mental-State-Test nach Folstein zur Erkennung kognitiver Defizite, DemTec-Test zur Beurteilung kognitiver Fähigkeiten, Geriatrische Depressionsskala, Fähigkeit des Geldzählens, Timed-up-and-go-Test zur Mobilitätsüberprüfung und Gehfähigkeit, Clock Completion (Vervollständigung von Uhrenzeichnungen), Finger-Finger-/Finger-Nase-Test **Pflegetheorien:** Psychobiografisches Modell nach Böhm (Biografiearbeit), Personenzentrierte Pflege nach Tom Kitwood, Validation nach Naomi Feil, Integrative Validation nach Nicole Richard **Weitere Theorien:** Basale Stimulation, Corbin-Strauss-Modell **Leitlinie:** S3-Leitlinie Demenzen **Berufsethik:** Autonomie versus Fürsorgepflicht

9 Demenz und Alzheimer

Kontext: stationäre Langzeitpflegeeinrichtung (Demenz-Wohn-WG) **Komplexität:** höhere Risikogeneigtheit

Akteure/beteiligte Personen und deren Rollen

- Franko Mertens: Pflegefachschüler, führt narrative Interviews und erprobt die Methode der Biografiearbeit, um die Lebensgeschichten der Bewohner besser zu verstehen (laut Aufgabe aus der Pflegeschule)
- Rosemarie „Rosi" Burkhardt: Bewohnerin der Demenz-WG, leidet an Demenz, ist oft in Erinnerungen gefangen und zeigt Fürsorge für Franko, hält ihn für ihren Sohn, ihre Vergangenheit als hingebungsvolle Mutter prägt ihre Interaktionen
- Reinhard Förster: Bewohner der Demenz-WG, leidet an Alzheimer, zeigt aggressive Verhaltensweisen und verwechselt Franko mit seinem alten Chemielehrer, sein früherer Ehrgeiz und die gescheiterte Chemieausbildung belasten ihn emotional
- Andere Bewohner der WG: sechs Personen insgesamt, deren Erfahrungen und Interaktionen beeinflussen die Dynamik innerhalb der WG
- Pflegefachpersonal: unterstützt Franko in seiner Ausbildung und betreut die Bewohner, evtl. praxisanleitende Personen, evtl. geriatrische/gerontopsychiatrische Pflegefachweiterbildung
- Medizinische Fachrichtungen: hausärztliche Versorgung für Anordnungen, Neurologie, Geriatrie, evtl. Psychiatrie, Psychologie usw.

Handlungsanlässe

- Pflegediagnosen: Gedächtnisverlust, Aggression und Frustration, Selbstpflegedefizit, beeinträchtigte soziale Interaktion und Kommunikation, erhöhtes Sturzrisiko, Stimmungsschwankungen, emotionale Instabilität, Gefühl von Hilflosigkeit und Isolation

Handlungsmuster

- Anatomie des Gehirns, Formen der Demenz, Grundlagen der Geriatrie
- Pflegeprozess im demenziellen Setting planen, steuern, durchführen, evaluieren
- Validation und Kommunikationstechniken
- Umgang mit herausforderndem Verhalten (Unruhe, Wut, Aggressionen, Gewalt, Hinlauftendenz usw.)
- Expertenstandards Beziehungsgestaltung in der Pflege von Menschen mit Demenz, Schmerzen, Sturzgefahr
- Ernährungsmanagement und Unterstützung der oralen Ernährung
- Überwachung von kognitiven Fähigkeiten und Verhaltensänderungen
- Basale Stimulation und Erinnerungsarbeit
- Interprofessionelles Handeln: Demenzbegleitung, Alltagsbegleitung, Betreuungs- und Beschäftigungskräfte, Ehrenamtliche usw.
- Gesprächsführung und Beratung für Betroffene/An- und Zugehörige
- Unterstützung bei Diagnostik und Therapie: Tests, Medikation, Verhaltenstherapie
- Informations- und Anleitungsgespräche für An-/Zugehörige zur Pflege von Demenzkranken
- Persönliche Reflexion (Umgang mit Demenzkran ken, evtl. Vorurteile)
- Symptomminderung und Förderung von Wohlbefinden
- Kollegiale Beratung, Fallbesprechungen, Pflegevisiten, Bezugspflege
- Sozialrechtliche Sicht sowie relevante Gesetze: SGB V, VI, XI, XII, Heimgesetz (HeimG)
- Pflegetheorien: psychobiografisches Modell nach Böhm (Biografiearbeit), Personenzentrierte Pflege nach Tom Kitwood, Validation nach Naomi Feil, Integrative Validation nach Nicole Richard
- Basale Stimulation
- Corbin-Strauss-Modell
- S3-Leitlinie Demenzen
- Berufsethik: Autonomie wahren versus Fürsorgepflicht

Rosemarie Burkhardt und Reinhard Förster

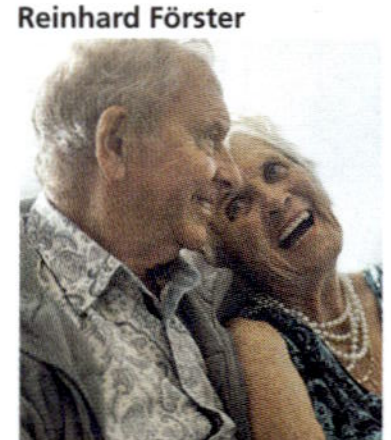

[P1691/L157/J787-183]

Erleben / Deuten / Verarbeiten

- Umgang mit Gedächtnisverlust, Aggression und Frustration, Unruhe
- Verlust von Erinnerungen und Identität
- Gefühl der Verwirrung, Angst vor Veränderungen
- Emotionale Belastung für Betroffene und An-/Zugehörige
- Suche nach Unterstützung und Verständnis
- Risiko der Hinlauftendenz
- Anpassung an neue Lebensrealitäten und Routinen

Kontextbedingungen

- Demenzformen – geriatrische oder gerontopsychiatrische Pflege
- Alternde Bevölkerung, Anstieg von Demenzerkrankungen
- Belastung für Gesundheitssystem und Pflegeeinrichtungen
- Stigmatisierung und mangelndes Bewusstsein in der Gesellschaft bezüglich Demenz
- Bedarf an finanzieller Unterstützung für Betroffene und Angehörige

Kapitel 10 Diabetes Typ 1

Aufgabe 1

Lösung zu den Aufgaben in Diagnostik und Therapie bei Diabetes Typ 1

Handlungsoptionen, Notfallmaßnahmen	Prävention von Hypoglykämien
Im Falle einer Unterzuckerung wie bei Lara sind folgende **Notfallmaßnahmen** erforderlich: • Zuerst den Notruf unter 112 absetzen, dann den Blutzuckerspiegel überwachen und die Person in die stabile Seitenlage bringen, um ihre Sicherheit zu gewährleisten, während Basic-Life-Support-Maßnahmen ergriffen werden. Gleichzeitig sollte die Vigilanz beobachtet werden, um mögliche Veränderungen im Bewusstseinszustand zu erkennen. Falls verfügbar, Glukagon mittels Pen in einer subkutanen Injektion verabreichen. Wenn die betroffene Person bei Bewusstsein ist, kann ihr Traubenzucker oder Saft angeboten werden, um die Unterzuckerung zu behandeln. • Hypoglykämie tritt auf, wenn der Blutzuckerspiegel (BZ) unter bestimmte Werte fällt. Gemäß der S3-Leitlinie liegt eine Hypoglykämie vor, wenn der BZ-Wert ≤ 45 mg/dl (2,5 mmol/dl) beträgt. • usw.	Folgende Hypoglykämie-Prävention wäre für Lara zu beachten: • Beim Sport sollten die Blutzuckerwerte zwischen 90 und 250 mg/dl (5,0 bis 13,9 mmol/dl) liegen, wobei der empfohlene Bereich zwischen 126 und 186 mg/dl (7,0 und 10 mmol/dl) liegt. Reduktion der Insulindosis vor dem Sport. Essen und Traubenzucker sollten mitgenommen werden, um schnell und lang wirkende Kohlenhydrate bereitzuhalten. Eine Kontrolle des Blutzuckers vor und nach dem Sport ist essenziell. Auch das Tragen eines Notfallsets (z. B. Glukagon-Pen) wäre zu empfehlen. Zusätzlich kann eine psychologische Unterstützung helfen, z. B. wenn alle Betreuer über Laras Erkrankung, Therapie und Notfallmaßnahmen Bescheid wüssten. Lara sollte in die Behandlung mit einbezogen werden und eine Beratung zu Symptomen und Maßnahmen bei BZ-Entgleisungen erhalten. • usw.

Aufgabe 2

Lösung zur Berücksichtigung der wissenschaftlichen Aspekte bei Diabetes Typ 1

Stadien	Phasenbeschreibung
Stadium 1	Vorphase – vor Auftreten der Erkrankung
Stadium 2	Diagnostische Phase – mit den ersten Symptomen beginnt die Erkrankung
Stadium 3	Akute Phase – hier gibt es eventuell lebensbedrohliche Krankheitsphasen
Stadium 4	Kritische Phase – hier können Komplikationen auftreten (Lara ist gerade in dieser Phase)
Stadium 5	Stabile Phase – gute Kontrolle der stattfindenden Interventionen
Stadium 6	Unstabile Phase – es treten zum Beispiel Schübe auf
Stadium 7	Verschlechterungsphase – entsteht, wenn die Therapie nicht mehr wirkt
Stadium 8	Sterbephase – führt zum Abschluss des Lebens

Aufgabe 3

Lösung zur eigenen Kompetenzeinordnung bei Diabetes Typ 1	
Kompetenzbereich	**Einordnung der Wissensbezüge zur Falldarstellung**
Kompetenzbereich 1: Pflegeprozesse und Pflegediagnostik in akuten und dauerhaften Pflegesituationen verantwortlich planen, organisieren, gestalten, durchführen, steuern und evaluieren	**Mögliche Pflegediagnosen:** • Gefahr der Hypoglykämie • Gefahr der Hyperglykämie • Angst und Autonomie vs. Fürsorge • Gefahr der Mangelernährung bei Diabetes Typ 1, Untergewicht • Flüssigkeitsdefizit, hohes Risiko • Überforderung/Stress durch hohe Leistungserwartung der Eltern • Lara hat Angst/Sorgen, nicht mehr an Wettbewerben teilnehmen zu können • Lara hat ein Wissensdefizit/falscher Umgang mit dem Diabetes • usw.
Kompetenzbereich 2: Kommunikation und Beratung personen- und situationsorientiert gestalten	**Mögliche allgemeine Kommunikationstechniken:** Geduldige Kommunikation, Empathie, evtl. das Eisberg-Modell, usw. **Mögliche Beratungsinhalte:** Diabetes-Schulung, Beratung zum Essverhalten und zu Notfallsituationen, also Beratung zu Symptomen und Maßnahmen bei BZ-Entgleisungen, BZ-Ausgangswerten bei sportlicher Betätigung, usw.
Kompetenzbereich 3: Intra- und interprofessionelles Handeln in unterschiedlichen systemischen Kontexten verantwortlich gestalten und mitgestalten	**Mögliche beteiligte Berufsgruppen:** Diätassistenz, Ernährungsberatung und Diabetesfachkraft/Diabetologe, Podologie wegen der Gefahr des diabetischen Fußsyndroms, evtl. Physiotherapie für bewusste Bewegungsübungen **Mögliche Diagnostik und Therapie – Behandlungspflege:** Erste Hilfe bei Diabetes, die Notfallsituation der Bewusstlosigkeit; Basic Life Support (Notfallmaßnahmen); Blutzucker messen, Insulingabe, Notfallmaßnahme stabile Seitenlage, usw.
Kompetenzbereich 4: Das eigene Handeln auf der Grundlage von Gesetzen, Verordnungen und ethischen Leitlinien reflektieren und begründen	**Mögliche rechtliche Relevanzen:** • Behindertengrad wegen der chronischen Erkrankung • Arzneimittelgesetz wegen der Insulinbehandlung • Medizinproduktegesetz für die Insulinpumpe bei Diabetes Typ 1 • SGB XI (Pflegeversicherung für Pflegegradeinstufung und Betreuung durch ambulanten Pflegedienst) • Jugendschutzgesetz (JuSchG)
Kompetenzbereich 5: Das eigene Handeln auf der Grundlage von wissenschaftlichen Erkenntnissen und berufsethischen Einstellungen reflektieren und begründen	**Expertenstandards:** Ernährungsmanagement und die Förderung der Hautintegrität in der Pflege **Assessments:** Glasgow-Koma-Skala bei Bewusstlosigkeit, Mini Nutritional Assessment® (MNA®), Diabetes-Sporttagebuch, Gewichtskontrollen, Ernährungsplan zu Broteinheiten und Kalorienbedarf **Pflegetheorien:** Friedemann und die Theorie des systemischen Gleichgewichts (hilft, besseres Verständnis für das System Familie zu gewinnen); Orem und die Selbstpflegedefizittheorie (Selbstpflege, Selbstpflegedefizit, Selbstpflegeerfordernisse) **Weitere Theorien:** Krankheitsverständnis von Piaget, Entwicklungstheorien von Erikson, Corbin-Strauss-Modell (Trajektmodell) oder Phasenmodell der Bewältigung chronischer Erkrankungen **Leitlinie:** S3-Leitlinie Therapie des Typ-1-Diabetes **Berufsethik:** EACH-Charta

10 Diabetes Typ 1

Kontext: ambulante Pflege **Komplexität: mittlere Risikogeneigtheit**

Akteure/beteiligte Personen und deren Rollen

- Lena, Auszubildende zur Pflegefachfrau im zweiten Ausbildungsjahr
- Irene, Pflegefachfrau, Gesundheitspersonal im ambulanten Dienst, Ansprechpartnerin für Eltern, Helfer, Unterstützer
- Personal einer Erwachsenenstation – später in der Klinik
- Lara, 13-jähriges Mädchen, erkrankte Person, seit 1 Jahr DM Typ 1, Hobby: Tennis, 3×/Woche, Rolle der großen Schwester, Tochter, Gymnasiastin
- Eltern eines chronisch kranken Kindes, Erziehungsberechtigte, Bezugspersonen, haben 2 Kinder, evtl. „strenger Erziehungsstil"
- Luca, jüngerer Bruder, 5 Jahre alt, Bezugsperson von Lara, evtl. Leidensgenosse und Verbundenheit/Geschwisterliebe
- Tennisverein, Coping und Ausgleich zum strukturierten Alltag, soziales Umfeld und Freunde, Hobby, Tennistrainer*in als Bezugsperson
- Rettungsdienst, Ersthelfer, Transport ins Krankenhaus

Handlungsanlässe

- Definition Notfall, Einschätzen der Notfallsituation: Hypo- und Hyperglykämie
- Diagnostik von Diabetes Typ 1
- Prävention von Hypoglykämien, z. B. bei Sport
- Behandlung des Diabetes Typ 1

Handlungsmuster

- Basismaßnahmen
- Stabile Seitenlage
- Vorbeugung eines Kreislaufstillstands, Schocks
- Basic Life Support
- Blutzuckerspiegel und Blutzuckerregulation: Pathophysiologie/Anatomie/Physiologie Pankreas, Pathophysiologie des DM Typ 1
- Nährstoffbedarf und Ernährung bei Kindern und Jugendlichen
- Förderung der Compliance und Adhärenz
- Psychosoziale Folgen des juvenilen Diabetes, z. B. Entwicklungstheorien nach Erikson, Krankheitsverständnis nach Piaget
- Verrichtungsbegleitende Kommunikationstechniken, Eisberg-Modell
- Umgang mit chronischen Erkrankungen: Corbin-Strauss-Modell (Trajektmodell) oder Phasenmodell der Bewältigung chronischer Erkrankungen
- Unterstützung von Angehörigen
- Emotionsarbeit in und nach der Notfallsituation Blutzuckerentgleisung
- Insulininjektion
- Berechnung von Insulineinheiten
- Beratungsprozess in 6 Schritten zur Beratung zu Diabetes Typ 1, z. B. Sport-Tagebuch, Ernährungsplan usw.
- Regelmäßige BZ-Messungen und Insulingaben
- Beratung zu Sport und Diabetes
- EACH-Charta (Rechte des Kindes im Krankenhaus)
- Pflegetheorien: Friedemann (familien- und umweltbezogene Pflege) und Orem (Selbstpflegedefizittheorie)

Lara Demhart, 13 Jahre

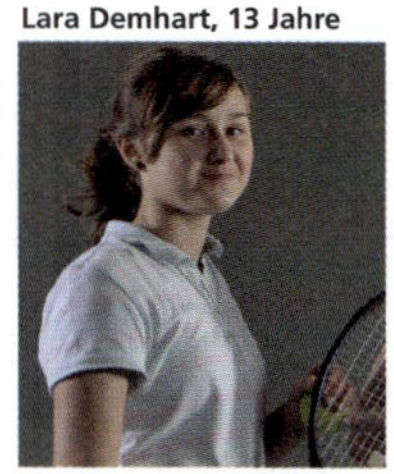

Erleben / Deuten / Verarbeiten

- Vitale Ängste der Betroffenen und ihre Ausdrucksformen
- Begleitung eines Jugendlichen bei der Diagnose einer chronischen Erkrankung
- Förderung von Adhärenz bei Jugendlichen
- Lebenszeit und chronische Erkrankung: Wie würde ich mit so einer Erkrankung umgehen und wie geht Lara damit um?

Kontextbedingungen

- Notfallpläne, Notfallnummern, Notfallwagen
- Hypo- und Hyperglykämie
- Mögliche Folgeerkrankungen
- Diabetes-Erkrankung Typ 1 mit Prävalenz- und Inzidenzraten

[P1691/L157/J787-293]

Kapitel 11 Asthma

Aufgabe 1

Lösung zur Krankenbeobachtung und zu den Pflegemaßnahmen bei Asthma	
Krankenbeobachtung	**Pflegemaßnahmen bei Asthma**
Im Falle einer Atemnot/eines Asthmaanfalles sind folgende Krankenbeobachtungen zu erkennen: • Asthmaanfälle mit Husten und Atemnot • Lippenzyanose und Tachykardie; trotz Sauerstoffgabe Probleme, zähen Schleim abzuhusten, Erstickungsangst • regelmäßige Einnahme der Basismedikamente • Asthma-Schulung: Umgang mit Dosieraerosolen sowie Anleitung zur Inhalation • Zweifel bei sportlicher Betätigung • Konflikte zwischen Nico und seinem Bruder Merlin (5 Jahre) wegen ihrer Katze Luna • usw.	Folgende Pflegemaßnahmen wären bei Nico nötig: • Erkennen und korrekt reagieren im Notfall (Medikamente anwenden können, Erstmaßnahmen wie Lippenbremse, Kutschersitz kennen und anwenden) • Expositionsvermeidung: Maßnahmen zur Reduzierung der Allergene (abends Haare waschen, evtl. Sportart wechseln oder anpassen zum Hallenfußball, Jobwechsel [Bäcker]) • Sport ist gut, fördert die Konstitution des Lungenvolumens • Beratung mit Einbeziehung der gesamten Familie: Konfliktarten, Lösungsstrategien • usw.

Aufgabe 2

Lösung zur Berücksichtigung der Beratungsbedarfe bei Asthma	
Beratungsphasen	**Beratungsbeschreibung**
1: Vorbereitungsphase	In der Aufwärmphase wird der Kontakt zu Nico aufgebaut und Vertrauen geschaffen für eine professionelle Beziehung. Wichtige Themen sind das Interesse für Fußball und die Ausbildung sowie deren Einfluss auf das Asthma. Probleme, Wissen und Wünsche können erfragt werden.
2: Einstiegsphase	In der Einstiegsphase (auch: Orientierungsphase) wird der Beratungseinstieg gestaltet. Dabei erfährt Nico, warum dieses Thema gewählt wurde, und er erhält eine Erklärung zum Gesprächsablauf mit den Schwerpunkten.
3: Problemphase	Es wird eine Situationsanalyse mit Nico durchgeführt, in der fachliche Einschätzungen und Nicos Perspektive abwechseln, um die Probleme zu identifizieren und zentrale Fragestellungen einzugrenzen.
4: Lösungsphase	Gemeinsam mit Nico wird eine Lösung besprochen, bei der konkrete Beispiele wie Notfalltraining bei Asthma-Anfällen oder die Allergenreduzierung erklärt werden.
5: Realisierungsphase	In der Realisierungsphase (auch: Zielvereinbarungsphase) wird die gemeinsame Entscheidung festgehalten. Eventuell wird mit Nico eine To-do-Liste erstellt, um die prioritären Maßnahmen zu dokumentieren.
6: Abschlussphase	Als Erfolgskontrolle wird Nicos Zufriedenheit abgefragt und sein Feedback berücksichtigt, um Verbesserungen zu ermöglichen. Die erarbeiteten Maßnahmen kann Nico nun eigenständig umsetzen.

Aufgabe 3

Lösung zur eigenen Kompetenzeinordnung bei Asthma	
Kompetenzbereich	**Einordnung der Wissensbezüge zur Falldarstellung**
Kompetenzbereich 1: Pflegeprozesse und Pflegediagnostik in akuten und dauerhaften Pflegesituationen verantwortlich planen, organisieren, gestalten, durchführen, steuern und evaluieren	**Mögliche Pflegediagnosen:** • LISA-ZIELE der Pneumonieprophylaxe beachten (L: Lungenbelüftung; I: Infektionsprophylaxe, S: Sekretlösung, A: Aspirationsprophylaxe) • Angst/Todesangst bzw. Furcht bei Atemnot • Pflegephänomene Dyspnoe, Husten, Sputum • Gasaustausch oder Atemvorgang/Spontanatmung beeinträchtigt • Ineffektive Atemmuster • Abwenden von Gefahren, z. B. Aspiration oder Pneumonie • Infektion, hohes Risiko • usw.
Kompetenzbereich 2: Kommunikation und Beratung personen- und situationsorientiert gestalten	**Mögliche allgemeine Kommunikationstechniken:** Geduld, Empathie und evtl. das Vier-Ohren-Modell, usw. **Mögliche Beratungsinhalte:** Beratung zu Pneumonieprophylaxe, zum Krankheitsbild Asthma und zu evtl. Allergien, Alltagsgestaltung mit Asthma z. B. Schulalltag/Sport/Hobby/Beruf, Anleitung zu Inhalation und Einsatz des Asthmasprays, Umgang mit Notfällen wie Atemnot erklären, Asthma-Hilfen (atemerleichternde Stellungen/Lagerungen, atemstimulierende Einreibung [ASE] zeigen), usw.
Kompetenzbereich 3: Intra- und interprofessionelles Handeln in unterschiedlichen systemischen Kontexten verantwortlich gestalten und mitgestalten	**Mögliche beteiligte Berufsgruppen:** Hausärzt*in, Allergologie, Pneumologie, Asthma-Beratung, Familienhilfe, Physiotherapie zum Atmungstraining, Ergotherapie zum Alltagstraining, Sozialberatung, Berufsberatung, ambulanter Pflegedienst für evtl. Nachbetreuung nach Klinik **Mögliche Diagnostik und Therapie – Behandlungspflege:** Erste Hilfe bei Asthma und die Notfallsituation der Atemnot, Atemfrequenz bestimmen und Sekretmanagement, handlungsbegleitende Hygienemaßnahmen, Inhalation und Absaugen von Atemwegssekret, evtl. Sauerstofftherapie, Pulsoximetrie, Peak-Flow-Messung, Blutgasanalyse, Spirometrie, Pharmakologie: Bronchodilatatoren, usw.

Kompetenzbereich 4: Das eigene Handeln auf der Grundlage von Gesetzen, Verordnungen und ethischen Leitlinien reflektieren und begründen	**Mögliche rechtliche Relevanzen:**
	• Dokumentationspflicht bei den Handlungen und Datenschutz
	• Aufklärungspflicht, Delegation und Remonstration
	• Grad der Behinderung und Kur-Antrag/Rehabilitation und evtl. Umschulung (Bäcker-Ausbildung könnte Allergien auslösen)
	• Zusammenhang Umwelt und Krankheit:
	  ○ Belastungen des Menschen durch Klimaveränderung, Luftverschmutzung, Lärm
	  ○ Abfälle (Gesetze)

Kompetenzbereich 5: Das eigene Handeln auf der Grundlage von wissenschaftlichen Erkenntnissen und berufsethischen Einstellungen reflektieren und begründen	**Expertenstandards:** Evtl. Schmerzmanagement **Assessments:** Atemskala nach Bienstein, Barthel-Index **Pflegetheorien:** Friedemann und die Theorie des systemischen Gleichgewichts (hilft, besseres Verständnis für das System Familie zu gewinnen) **Leitlinie:** Handlungsempfehlungen zur Pneumonieprophylaxe (Version 1.0 | Stand 09/2015) vom DBfK; S2k-Leitlinie Diagnostik und Therapie von Patienten mit Asthma **Berufsethik:** EACH-Charta, Berufsrolle und Profession, Umgang in Notfällen, Nähe und Distanz, ethische Dilemmata in Autonomie und Fürsorge

11 Asthma

Kontext: akute Krankenhauspflege **Komplexität: mittlere Risikogeneigtheit**

Akteure/beteiligte Personen und deren Rollen

- Nico Schuster, 17 Jahre alt, macht eine Lehre zum Bäcker, spielt seit seinem 12. Lebensjahr begeistert Fußball, leidet seit seiner Kindheit unter Heuschnupfen und Asthma, hat eine Hyposensibilisierung erhalten
- Eltern Ramona und Willfried Schuster, verheiratet und berufstätig (Mutter arbeitet im Gartencenter)
- Merlin Schuster, 5 Jahre alt, Bruder, Bezugsperson von Nico, evtl. ein Leidensgenosse, Verbundenheit/Geschwisterliebe
- Außerdem im Haushalt: Luna, eine Katze
- Pflegefachmann Robert Busalaska in der Klinik
- Hausarzt: Vorbehandlung
- Evtl. Pädiater*in/Pulmolog*in als Spezialisten
- Fußballverein: Coping und Ausgleich zum strukturierten Alltag, soziales Umfeld und Freunde, Hobby, Trainer*in als Bezugsperson
- Rettungsdienst: Ersthelfer, Transport ins Krankenhaus

Handlungsanlässe

- Einschätzen der Notfallsituation: Atemnot
- Ineffektives Atemmuster erkennen
- Gefahr der Pneumonie einschätzen
- Diagnostik von Asthma
- Prävention von Asthma-Anfällen
- Behandlung des Asthmas

Handlungsmuster

- Anatomie/Physiologie Atmung
- Beobachtungskriterien und Beurteilung Atmung
- Husten, Sputum einschätzen können
- Erhebung des Pflegebedarfs eines Kindes mit ausgewählten Einschätzungsskalen: ePAKids oder PAS-P
- Atemskala nach Bienstein (Instrument zur Beurteilung der Atmung von Patienten in der ambulanten Praxis)
- Ventilationsfördernde Maßnahmen
- Pneumonieprophylaxe
- Sekretmanagement
- Erstmaßnahmen Asthma-Anfall
- Inhalation
- Absaugen von Atemwegssekret
- Sauerstofftherapie
- Pulsoximetrie, Peak-Flow-Messung, Blutgasanalyse
- Spirometrie
- Pharmakologie: Bronchodilatatoren
- Kommunikationstechniken, z. B. Vier Ohren-Modell
- Umgang mit chronischen Erkrankungen: Corbin-Strauss-Modell (Trajektmodell) oder Phasenmodell der Bewältigung chronischer Erkrankungen
- Emotionsarbeit in und nach der Notfallsituation Atemnot
- ABC-Schema der Ersten Hilfe
- Handlungsbegleitende Hygienemaßnahmen
- Beratungsprozess bei Asthma gestalten
- EACH-Charta (Rechte des Kindes im Krankenhaus)
- Pflegetheorien: Familien- und umweltbezogene Pflege nach Friedemann

Nico und Merlin Schuster, 17 und 5 Jahre

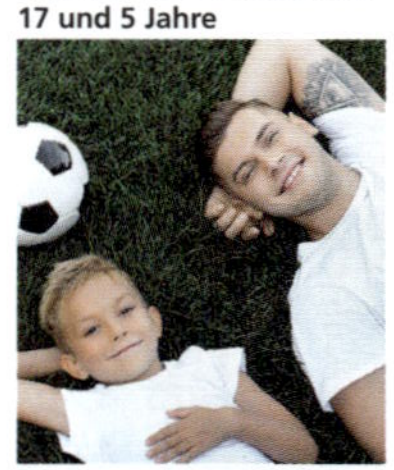

Erleben / Deuten / Verarbeiten

- Vitale Ängste bei Atemnot
- Diskrepanzen von unterschiedlichen Lebenswelten innerhalb einer Familie
- Ambivalenzen zwischen Bedürfnislagen und Anforderungen in Pflegesituationen mit Kindern und Jugendlichen
- Resilienz

Kontextbedingungen

- Dyspnoe
- Dokumentationspflicht
- Zusammenhang Umwelt und Krankheit: Belastungen des Menschen durch Klimaveränderung und Luftverschmutzung
- Evidenzbasierte Studien zur Pneumonieprophylaxe
- Asthma-Erkrankungen

[P1691/L157/J787-248]

Kapitel 12 Neurodermitis

Aufgabe 1

Lösung Krankenbeobachtung und Pflegemaßnahmen bei Neurodermitis

Krankenbeobachtung	Pflegemaßnahmen
Im Falle einer atopischen Dermatitis wie bei Amira sind folgende Krankenbeobachtungen zu erkennen: • Kommunikation erschwert aufgrund Sprachbarriere • Kein guter Nachtschlaf, wacht immer wieder auf und ist dann sehr unruhig • Juckreiz, Haut ist trocken, gerötet und schuppig • Ständiges Kratzen, dadurch sind bereits mehrere kleine Wunden entstanden • Sie mag das Eincremen nicht, es scheint ihr unangenehm zu sein und sie hat dafür auch keine Geduld • Macht einen ängstlichen Eindruck • usw.	Folgende Pflegemaßnahmen wären bei Amira nötig: • Eingeschränkte Kommunikation (Mutter spricht kein Deutsch), dafür nonverbale Kommunikation (Bsp.: Symbole) und ein Übersetzungsprogramm nutzen, Dolmetscher organisieren • Gestörter Schlaf-Wach-Rhythmus, Einschlafrituale nutzen, Übernachtung/Anwesenheit der Mutter organisieren • Pflege bei Juckreiz (kein Reiben, enge Kleidung und Schwitzen/Wärme vermeiden), Hautpflege und Ernährung bei Neurodermitis • Wundmanagement und Reduktion des Infektionsrisikos (Verbandwechsel, Nägel kurz halten, Kratzalternativen [z. B. Klopfen, Massageball, Kühlen, Entspannungstechniken]) • Psychische Unterstützung und Entlastung bei Angst, kindgerechte Kommunikation, Empathie zeigen • usw.

Aufgabe 2

Lösung zur Berücksichtigung der Entwicklungsstufen nach Erikson

Entwicklungsstufen	Erklärung und Analyse
1: **Urvertrauen vs. Urmisstrauen** (0–1,5 Jahre)	Im Säuglingsalter entwickelt das Kind Vertrauen, wenn seine Grundbedürfnisse zuverlässig erfüllt werden.
2: **Autonomie vs. Scham & Zweifel** (1,5–3 Jahre)	Im frühen Kindesalter erwirbt das Kind Autonomie, wenn es ermutigt wird, selbstständige Entscheidungen zu treffen.
3: **Initiative vs. Schuldgefühl** (3–6 Jahre)	Im Vorschulalter erlernt das Kind Initiative durch das Ausprobieren und Planen von Aktivitäten, was jedoch zu Schuldgefühlen führen kann, wenn es übermäßige Kritik erfährt. **Im Fall Amira:** Sie fühlt sich nicht richtig wahrgenommen und wird daher selbstinitiativ. Sie probiert verschiedene Rollen aus, möchte etwas Aufmerksamkeit bekommen. Ohne diese entwickeln sich bei ihr eventuell Schuldgefühle und Angst. Dies kann Stress bei Amira auslösen.
4: **Werksinn vs. Minderwertigkeitsgefühl** (6–12 Jahre, Pubertät)	Im Schulalter entwickelt das Kind Werksinn, indem es durch produktive Aufgaben Selbstvertrauen gewinnt, während Misserfolge zu Minderwertigkeitsgefühlen führen können.
5: **Identität vs. Identitätsdiffusion** (12–18 Jahre, Jugend)	Jugendliche suchen nach ihrer Identität, wobei Unsicherheiten zu Rollenkonfusion führen können. Sie stehen vor der zentralen Herausforderung, eine stabile und kohärente Identität zu entwickeln. Dies ist eine Zeit intensiver Erforschung und Selbstfindung, in der verschiedene Rollen, Werte und Überzeugungen ausprobiert werden.

Berücksichtigung der Entwicklungsstufen nach Erikson *(Forts.)*

Entwicklungsstufen	Erklärung und Analyse
6: **Intimität vs. Isolation** (ab 20 Jahren)	Im jungen Erwachsenenalter strebt der Mensch nach engen Beziehungen, während das Scheitern zu Isolation führen kann.
7: **Generalität vs. Stagnation** (40–65 Jahre)	Im mittleren Erwachsenenalter konzentriert sich der Mensch darauf, seinen Beitrag für die nächste Generation zu leisten, wobei fehlende Produktivität zu Stagnation führen kann.
8: **Integrität vs. Verzweiflung** (65 Jahre und älter)	Im höheren Erwachsenenalter reflektiert der Mensch sein Leben und erreicht Integrität, wenn er mit seinem Lebensweg zufrieden ist oder erleidet Verzweiflung bei Unzufriedenheit.

Aufgabe 3

Lösung zur eigenen Kompetenzeinordnung bei Neurodermitis

Kompetenzbereich	Einordnung der Wissensbezüge zur Falldarstellung
Kompetenzbereich 1: Pflegeprozesse und Pflegediagnostik in akuten und dauerhaften Pflegesituationen verantwortlich planen, organisieren, gestalten, durchführen, steuern und evaluieren	**Mögliche Pflegediagnosen:** • Eingeschränkte Kommunikation (Patientin und Mutter sprechen kein Deutsch) • Gestörter Schlaf-Wach-Rhythmus, Unruhe, Müdigkeit • Hautdefekte, somit ist die Hautintegrität geschädigt, Haut ist trocken, gerötet und schuppig, Juckreiz • Wundmanagement und Infektionsrisiko durch ständiges Kratzen, dadurch sind bereits mehrere kleine Wunden entstanden • Elterliche Pflege beeinträchtigt, hohes Risiko für einen veränderten Familienprozess, Angst, Non-Compliance, akuter Schmerz • Wissensdefizit und veränderte kindliche Verhaltensorganisation • usw.
Kompetenzbereich 2: Kommunikation und Beratung personen- und situationsorientiert gestalten	**Mögliche allgemeine Kommunikationstechniken:** Nonverbale Kommunikation (z. B. Symbole) und Übersetzungsprogramm nutzen, Dolmetscher organisieren. Geduld, Empathie, kindgerechte Kommunikation, usw. **Mögliche Beratungsinhalte:** Beratung zum Expertenstandard Erhaltung und Förderung der Hautintegrität in der Pflege und zum Krankheitsbild Neurodermitis und zu evtl. Trigger-Faktoren (Textilien, Nahrung, Stress, falsche Hautpflege, Klima, chemische Reize etc.), Anleitung zur Hautpflege, usw.
Kompetenzbereich 3: Intra- und interprofessionelles Handeln in unterschiedlichen systemischen Kontexten verantwortlich gestalten und mitgestalten	**Mögliche beteiligte Berufsgruppen:** Allergologie und Dermatologie, Kinderärzt*in, Sozialarbeiter, Jugendamt (Beantragen von Familienhilfe); wenn Amira in die Kita geht: Erzieherinnen über Hautpflege informieren, ambulanter Pflegedienst **Mögliche Diagnostik und Therapie – Behandlungspflege:** Behandlung: auslösende Faktoren meiden, fette harnstoffhaltige Salbe, pH-neutrale Seife, Kortisonsalbe, Immunsuppression, juckreizstillende Medikamente, Antibiotika, Antimykotika, Lichttherapie Chronische Erkrankung, u. U. lebenslang, oft schubartiger Verlauf bei hoher psychischer Belastung (symptomarme/-freie Zeiten), starker Einfluss auf die Lebensqualität (Folge: Schlafmangel, sozialer Rückzug, Unkonzentriertheit, Leistungsabfall), usw.

Lösung zur eigenen Kompetenzeinordnung bei Neurodermitis *(Forts.)*	
Kompetenzbereich	**Einordnung der Wissensbezüge zur Falldarstellung**
Kompetenzbereich 4: Das eigene Handeln auf der Grundlage von Gesetzen, Verordnungen und ethischen Leitlinien reflektieren und begründen	**Mögliche rechtliche Relevanzen:** • Dokumentationspflicht bei den Handlungen und Aufklärungspflicht • Ambulante Pflege (häusliche Krankenpflege §37 SGB V) • günstig wäre ein kultursensibler Pflegedienst, Pflegetätigkeiten hier finanziert über SGB V: Salbe verabreichen, Verbände, Hautpflegemittel müssen selbst finanziert werden (wenn > 12 Jahre alt), wenn sie nicht rezeptpflichtig sind (Finanzierung: hat Familie eine Krankenversicherung, oder Kostenübernahme durch das Sozialamt?) • Sozialpädagogische Familienhilfe (SPFH SGB VIII §27/31): Hilfe zur Erziehung, um Alltagsprobleme/Konflikte zu lösen, Hilfe zur Selbsthilfe, hier: Mutter allein mit mehreren Kindern, spricht kein Deutsch, Migrationsgeschichte
Kompetenzbereich 5: Das eigene Handeln auf der Grundlage von wissenschaftlichen Erkenntnissen und berufsethischen Einstellungen reflektieren und begründen	**Expertenstandards:** Hautintegrität, evtl. Schmerzmanagement **Assessments:** systematische Einschätzung der individuellen Risiken und Probleme der Haut, Wunddokumentation **Pflegetheorien:** Friedemann und die Theorie des systemischen Gleichgewichts; um Verständnis für das System Familie zu gewinnen **Weiteres:** Kultursensible Pflege, Modelle nach Erikson und Piaget, KiGGS-Studie **Leitlinie:** S3-Leitlinie Atopische Dermatitis (AD) [Neurodermitis, atopisches Ekzem] von der Deutschen Dermatologischen Gesellschaft (DDG) **Berufsethik:** EACH-Charta, Ethik-Kodex-ICN, Dilemmata in der Fürsorge

12 Neurodermitis

Kontext: akute Krankenhauspflege **Komplexität: mittlere Risikogeneigtheit**

Akteure/beteiligte Personen und deren Rollen

- Amira Abdullah, 5 Jahre alt, Kommunikation erschwert aufgrund Sprachbarriere, kein guter Nachtschlaf, leidet an Juckreiz
- Mutter von Amira, Frau Abdullah, verheiratet, Beruf ist unklar, spricht kein Deutsch
- Zwei Geschwister, 2 und 8 Jahre alt, evtl. Bezugspersonen, evtl. Leidensgenossen, Verbundenheit/Geschwisterliebe
- Familie lebt in einer Mietwohnung, ist vor einem Jahr nach Deutschland gekommen
- Der Vater lebt noch in Afghanistan
- Pflegefachfrau Lisa Schneider, Kinderstation in der Klinik, möchte Beratung und Anleitung zum Eincremen durchführen
- Pädiater*in: Vorbehandlung
- Evtl. Allergologie oder Dermatologie als Spezialisten
- Notaufnahme, Rettungsdienst, Ersthelfer, Transport ins Krankenhaus

Handlungsanlässe

- Pflegediagnosen: Angst, akute Schmerzen, Juckreiz
- Wundmanagement & Infektionsrisiko
- Gestörter Schlaf-Wach-Rhythmus
- Sonstiges: Wissensdefizit, Familienprozess verändert, psychische Unterstützung und Entlastung

Handlungsmuster

- Anatomie/Physiologie der Haut
- Beobachtungskriterien und Beurteilung von Hautzustand/-defekten
- Expertenstandard: Erhaltung und Förderung der Hautintegrität in der Pflege
- Hautpflege und Hautreinigung
- Erhebung des Pflegebedarfs eines Kindes
- Systematische Einschätzung der Haut, Wunddokumentation
- Pflege und Ernährung bei Neurodermitis, Trigger-Faktoren (Textilien, Nahrung, Stress, falsche Hautpflege, Klima, chemische Reize usw.)
- Pharmakologie: Kortison-Salbe, Immunsuppression, Antibiotika, Antimykotika
- Kommunikationstechniken, z. B. nonverbale Kommunikation
- Umgang mit chronischen Erkrankungen, Corbin-Strauss-Modell (Trajektmodell) oder Phasenmodell der Bewältigung chronischer Erkrankungen
- Emotionsarbeit in der Kinderkrankenpflege
- Handlungsbegleitende Hygienemaßnahmen
- Beratungsprozess bei Neurodermitis gestalten, Beratungsgespräch planen: Beschäftigung für die anderen Kinder und Hinzuziehen eines Dolmetschers
- EACH-Charta (Rechte des Kindes im Krankenhaus)
- Pflegetheorien: Familien- und umweltbezogene Pflege nach Friedemann
- Kultursensible Pflege
- Entwicklungsstufen nach Erikson
- Piagets Theorie der kognitiven Entwicklung
- Rechtliches: SGB V, SGB XI und SGB XII, sozialpädagogische Familienhilfe (SPFH = SGB VIII)

Amira Abdullah, 5 Jahre

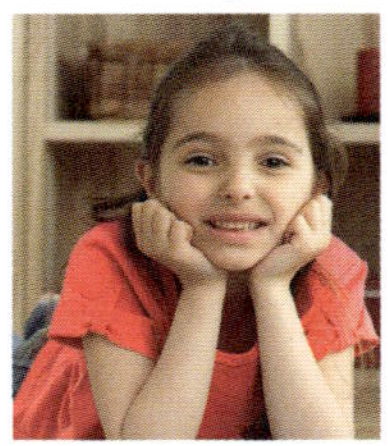

Erleben / Deuten / Verarbeiten

- Ängste bei Klinikaufenthalt bei Kindern
- Diskrepanzen innerhalb einer Familie und anderen Kulturen, evtl. Fluchterfahrungen
- Ambivalenzen zwischen Bedürfnislagen und Anforderungen in Pflegesituationen mit Kindern
- Compliance, Resilienz, Coping

Kontextbedingungen

- Pruritus = Juckreiz
- Kulturelle Unterschiede, Migration und Flucht
- Zusammenhang Umwelt und Krankheit: Belastungen des Menschen durch Klimaveränderung und Luftverschmutzung
- Evidenzbasierte Studien zur Kindergesundheit: KiGGS-Studie
- Neurodermitis-Erkrankungen

[P1691/L157/J787-190]

Kapitel 13 Blinddarmentzündung

Aufgabe 1

Lösung zur Diagnostik und Therapie bei Blinddarmentzündung

Diagnostik und Therapie zum Zustand	Handlungsoption, Pflegemaßnahmen
Diagnostik erfolgt durch: • Anamnese, körperliche Untersuchung, Abtasten des Abdomens, bildgebende Verfahren wie Sonografie, Labor zur Bestimmung der Entzündungswerte und einer erhöhten Anzahl der weißen Blutkörperchen als Hinweis auf eine Entzündung **Therapie** umfasst in der Regel: • Sofortige chirurgische Entfernung des Blinddarms (Appendektomie) durch offene Operation oder laparoskopische (minimalinvasive) Methode. Bei Vorliegen eines Abszesses oder einer Perforation kann eine Antibiotikatherapie vorab erforderlich sein. Zusätzlich wird eine Schmerzbehandlung durchgeführt. **Konservative Therapie:** • Eine medikamentöse Therapie mit Antibiotika wird selten bei frühen Blinddarmentzündungen ohne Komplikationen angewendet, eine Operation erfolgt dann bei Bedarf.	Folgende Pflegemaßnahmen sind zu beachten: • Überwachung der Vitalzeichen (Blutdruck, Puls, Temperatur) • regelmäßige Schmerzerfassung (Skalen), Schmerzmedikation nach ärztl. AO • Beobachtung und Dokumentation von Symptomen (z. B. Schmerzen, Übelkeit) • Hautbeobachtung: Inspektion der Haut nach der Operation, um Infektionen oder Wundheilungsstörungen zu entdecken • Mobilisation nach der Operation: frühzeitige Bewegung unter Berücksichtigung der ärztlichen Vorgaben bezüglich Belastung • Ernährung: stufenweise Kostaufbau nach der Operation (nach ärztl. AO) • Dehydratationsrisiko: Förderung der Flüssigkeitszufuhr, ggf. Infusionen nach ärztl. AO • Psychische Unterstützung des Kindes vor und nach der Operation • usw.

Aufgabe 2

Lösung zum KASPERLE-Betreuungskonzept bei Appendizitis

Akronym-Erklärung	Anwendungsbeschreibung
K: Kontakt aufnehmen und vorsichtig Körperkontakt herstellen	Pflegefachpersonal sollte Mila auf Augenhöhe ansprechen. Zur Aufnahme von Körperkontakt könnte z. B. eine Hand auf ihre Schulter gelegt werden, um Vertrauen aufzubauen.
A: für Ablenkung sorgen	Beim Legen der i. v.-Kanüle könnte Mila abgelenkt werden, z. B. durch Spielzeug oder Geschichten, um ihre Angst zu mindern.
S: Situation erklären	Mila kindgerecht den Ablauf der OP-Vorbereitung und der OP erklären. Dies hilft Mila, sich der Situation weniger ausgeliefert zu fühlen.
P: Personen einbeziehen, die dem Kind nahestehen	Milas Mutter wird als wichtigste Bezugsperson integriert. Sie bleibt bei ihr und gibt ihr Sicherheit. Ihre Anwesenheit ist essenziell für Milas emotionale Stabilität.
E: Entscheidungsfreiheit lassen	Mila könnte kleine Entscheidungen treffen, z. B. welches Pflaster verwendet wird. Das stärkt ihr Gefühl von Kontrolle.
R: Ruhe bewahren	Ruhige und gefasste Atmosphäre schaffen, Hektik vermeiden, um Milas Sicherheitsgefühl zu stärken.
L: Lieblingsstofftier holen und dem Kind geben	Milas Lieblingsstofftier stärkt sie emotional und spendet Trost, so entsteht Geborgenheit auch im Krankenhaus/in der Krankheit.
E: Kind ernst nehmen	Mila wird in ihren Aussagen z. B. zum Schmerz respektiert, ihre Emotionen erhalten Raum, um Vertrauen zu fördern.

Aufgabe 3

Lösung zur eigenen Kompetenzeinordnung bei Blinddarmentzündung	
Kompetenzbereich	**Einordnung der Wissensbezüge zur Falldarstellung**
Kompetenzbereich 1: Pflegeprozesse und Pflegediagnostik in akuten und dauerhaften Pflegesituationen verantwortlich planen, organisieren, gestalten, durchführen, steuern und evaluieren	**Mögliche Pflegediagnosen:** • Akuter Schmerz im Zusammenhang mit der Appendizitis, manifestiert durch starke Bauchschmerzen, Weinen und Unruhe • Angst im Zusammenhang mit der Ungewissheit über den Verlauf der Krankheit, manifestiert durch Sorgen vor der Operation • Beeinträchtigte körperliche Mobilität im Zusammenhang mit der prä- und postoperativen Phase und Schmerzen nach der OP • Unzureichende Flüssigkeits- und Nahrungsaufnahme im Zusammenhang mit den Symptomen der Appendizitis • Infektionsrisiko vor und nach OP, im Zusammenhang mit der Wundheilung • Obstipationsrisiko durch die Bauch-OP • usw.
Kompetenzbereich 2: Kommunikation und Beratung personen- und situationsorientiert gestalten	**Mögliche allgemeine Kommunikationstechniken:** Kindgerechte Kommunikation, Geduld haben, Ängste nehmen, KASPERLE-Betreuungskonzept für Kinder soll helfen, die entwicklungspsychologischen Besonderheiten bei der Betreuung/Versorgung kindlicher Patienten zu beachten, usw. **Mögliche Beratungsinhalte:** Beratung zur Ernährung, zum Heilungsprozess und zur Mobilisation, Motivation, zum Schmerzmanagement, zu Prophylaxen und Komplikationen, Hautbeobachtung, usw.
Kompetenzbereich 3: Intra- und interprofessionelles Handeln in unterschiedlichen systemischen Kontexten verantwortlich gestalten und mitgestalten	**Mögliche beteiligte Berufsgruppen:** Ärzt:innen (Pädiatrie, Chirurgie, Notfallmedizin), Anästhesietechnische Assistenz (ATA), Operationstechnische Assistenz (OTA), Physiotherapie, Ergotherapie, Diätassistenz, An- und Zugehörige bzw. die Hauptbezugspersonen (z. B. Mutter) **Mögliche Diagnostik und Therapie – Behandlungspflege:** Medikamentenüberwachung (Symptomlinderung, Schmerzbehandlung, ggf. Antibiotika-Gabe), Vitalzeichenüberwachung (insb. Temperatur), Krankenbeobachtung, ggf. Verbandswechsel, usw.
Kompetenzbereich 4: Das eigene Handeln auf der Grundlage von Gesetzen, Verordnungen und ethischen Leitlinien reflektieren und begründen	**Mögliche rechtliche Relevanzen:** • Arzneimittelgesetz (AMG), Krankenhausgesetz (KHG) der Länder • Behandlungsvertrag, Aufklärungspflicht • SGB VIII Kinder- und Jugendhilfegesetz (§8: Recht des Kindes auf Beteiligung) • BGB (§1626: elterliche Sorge, hier gilt die Entscheidungsbefugnis der Mutter bezüglich aller pflegerischer und medizinischer Maßnahmen) • SGB V (Gesetzliche Krankenversicherung) • SGB XI (Pflegeversicherung) • SGB XII (Sozialhilfe)
Kompetenzbereich 5: Das eigene Handeln auf der Grundlage von wissenschaftlichen Erkenntnissen und berufsethischen Einstellungen reflektieren und begründen	**Expertenstandards:** Schmerzmanagement, Mobilitätsförderung, Ernährungsmanagement, Förderung der Hautintegrität, Sturzprophylaxe, Entlassungsmanagement **Assessments:** Numerische Rating-Skala (NRS), Smiley-Skala, Schmerzfragebogen, Schmerztagebuch, Fieberkurven usw. **Pflegetheorien:** Pflegetheorie nach Friedemann (eignet sich besonders für die Familienpflege, Pflege zielt nicht nur auf die einzelne Person, sondern auf das gesamte System) **Weitere Theorien:** Obstipationsprophylaxe, Infektionsprophylaxe, Pflegevisite, Fallbesprechungen, Salutogenese-Modell und das ICF-Modell (bio-psycho-soziale Aspekte) **Leitlinie:** S2k-Leitlinie Appendizitis im Kindes- und Jugendalter **Berufsethik:** EACH-Charta

13 Blinddarmentzündung

Kontext: Kinder- und Jugendpflege (Notaufnahme und Pädiatrie) **Komplexität: mittlere Risikogeneigtheit**

Akteure/beteiligte Personen und deren Rollen

- Mila Sophie Schuster, 8 Jahre alt, hat starke Bauchschmerzen, Übelkeit und Fieber, es wird eine Appendizitis diagnostiziert, wird operiert, erhält postoperative Pflege und wird mit Nachsorgeanweisungen entlassen
- Maria Schuster (Mutter), 36 Jahre alt, bemerkt die Beschwerden, fährt nachts in die Notaufnahme, begleitet Mila während der Behandlung
- Pflegeschüler Oscar Winter, 18 Jahre alt, betreut Mila auf der Pädiatrie, liest ihr vor, unterstützt bei Mobilisation und Nahrungsaufnahme
- Kinderärztin/Pädiater (Notaufnahme): diagnostiziert Appendizitis, leitet notwendige Tests ein und informiert die Mutter über die Operation
- Anästhesist*in: führt die Narkose durch und überwacht die Vitalzeichen während der Operation
- Anästhesietechnische Assistenz (ATA) und Operationstechnische Assistenz (OTA): überwachen Mila während und direkt nach der Operation
- Chirurg*in: führt die Appendektomie durch, übernimmt einen Teil der postoperativen Nachsorge

Handlungsanlässe

- Pflegediagnosen: akuter Schmerz wg. Bauchschmerzen, körperliche Mobilität beeinträchtigt, unzureichende Nahrungsaufnahme, Hautdefekt durch OP mit dem Risiko einer Infektion, Risiko einer fieberbedingten Dehydratation/Obstipation
- Pflegephänomen: Angst und Panik wg. bevorstehender Operation

Handlungsmuster

- Anatomie/Physiologie des Verdauungssystems
- Grundlagen der Gastroenterologie, Chirurgie, Pädiatrie
- Komplikationen, z. B. Wanddurchbruch (Perforation), Bauchfellentzündung (Peritonitis), Blutvergiftung (Sepsis)
- Pflegeprozess im pädiatrisch-chirurgischen Setting planen, steuern, durchführen, evaluieren
- Expertenstandards: Schmerzmanagement, Mobilitätsförderung, Entlassungsmanagement, Sturz, Hautintegrität, Ernährungsmanagement
- Umgang mit Analgetika, Arzneimittelgesetz (AMG, wg. Infusionsgabe bei Kindern)
- Prophylaxen, z. B. Obstipation, Dehydratation, Infektion
- Schlaffördernde Maßnahmen
- Interprofessionelles Handeln am Beispiel der OTA und ATA, also zur prä- und postoperativen Pflege
- Beratung zur Entlassung, zum Heilungsprozess und zur Mobilisation
- Kindliche Sprachebene und nonverbale Signale für die Gespräche im Behandlungsverlauf beachten
- KASPERLE-Betreuungskonzept
- Unterstützung bei Diagnostik und Therapie: Schmerztherapie und Nachsorge, Überwachung
- Behandlungsvertrag und Aufklärungspflicht
- Krankenhausgesetz (KHG) der Länder
- Assessments: Numerische Rating-Skala (NRS), Smiley-Skala
- Pflege bei Fieber, Fieberkurven
- Symptomminderung bei Schmerzen
- Sozialrechtliche Sicht sowie relevante Gesetze: SGB V, XI, XII, insb. aber SGB VIII (Kinder- und Jugendhilfegesetz)
- Pflegetheorie von Marie-Luise Friedemann (systemischer Ansatz zum sozialen System)
- Pflegevisite, Fallbesprechungen
- Salutogenese-Modell, ICF-Modell (bio-psycho-soziale Aspekte)
- EACH-Charta zu den Rechten von Kindern im Krankenhaus

Mila Sophie Schuster, 8 Jahre

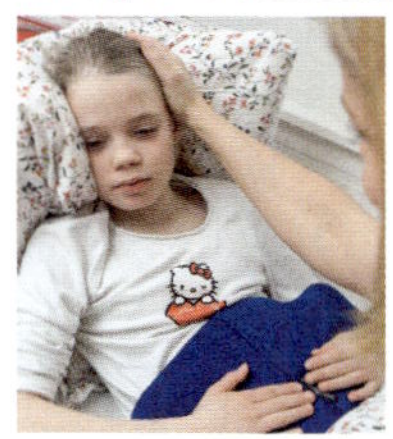

Erleben / Deuten / Verarbeiten

- Angst um das eigene Kind
- Alleinerziehende Elternschaft
- Körperliche Symptome, emotionaler Stress
- Bauchschmerzen vs. Magenverstimmung
- Operationen: Sorgen über den Eingriff und die Genesung
- Richtige Reaktion oder Handlungen in Notfallsituationen
- Coping, Ressourcenorientierung
- Beratung zur Entlassung
- Kindern das Gefühl der Sicherheit geben

Kontextbedingungen

- Appendizitis: Notfallpflege und pädiatrische Pflege
- Umgebung: Notaufnahme, OP-Bereich, prä- und postoperative Pflege
- Entlassungsplanung
- Prävalenz: Appendizitis ist einer der häufigsten chirurgischen Notfälle. Etwa 7–8 % der Bevölkerung entwickeln im Laufe ihres Lebens eine Appendizitis, am häufigsten betroffen sind Kinder sowie junge Erwachsene im Alter von 8 bis 30 Jahren

[P1691/L157/J787-193]

Kapitel 14 Ulcus cruris

Aufgabe 1

Lösung zur Diagnostik und Therapie bei Ulcus cruris

Diagnostik und Therapie zum Zustand	Handlungsoption, Pflegemaßnahmen
Zur Falldarstellung sind folgende Diagnostik und Therapie möglich: **Diagnostik:** Die Diagnose erfolgt mit dem Fokus auf der Bestimmung der Grunderkrankung: • Anamnese, körperliche Untersuchung • Wundbeurteilung (Wundgröße, Exsudat usw.) • Beurteilung des Blutflusses: Duplex-Sonografie und ABI-Messung (Knöchel-Arm-Index) • Labor: Blutzucker, Entzündungswerte • usw. **Therapie:** Hängt vom Schweregrad und der Form des Ulcus cruris sowie vom Allgemeinzustand des/der Patient*in ab: • Wundversorgung, evtl. Débridement • Kompressionstherapie bei venösen Ulzera • Medikamente: Antibiotika, Schmerztherapie • Chirurgische Maßnahmen: Hauttransplantationen bei großen Wunden, evtl. Amputation • Langzeittherapie (Grunderkrankungen wie Diabetes/Bluthochdruck kontrollieren) • usw.	Folgende Pflegemaßnahmen sind für Herrn Gerlach zu beachten: • Wundversorgung: Verbandswechsel, Wundreinigung nach ärztlicher AO • Exsudat-Management: Kontrolle der nässenden Wunde • Kompressionstherapie nach ärztlicher AO: Kompressionsverbandstechniken oder Kompressionsstrümpfe • Dekubitusprophylaxe, z. B. durch spezielles Schuhwerk oder Polsterungen • Schmerzmanagement • Infektionsprophylaxe: Beobachtung auf Entzündungszeichen • Hautpflege: Pflege der Haut um das Ulcus, um Verschlechterung zu verhindern • Regelmäßige Hautbeobachtung/-kontrolle • Psychosoziale Unterstützung, um Herrn Gerlach bei der Bewältigung der langwierigen Wundheilung zu helfen • usw.
Die ganzheitliche Pflege bei Ulcus cruris erfordert effektives Exsudat-Management zur Infektionsvermeidung, die Auswahl passender Verbandstoffe je nach Wundheilungsphase und eine korrekt durchgeführte Kompressionstherapie zur Verbesserung des Blutflusses. Druckentlastung, gesunde Ernährung und regelmäßige Bewegung fördern zusätzlich die Heilung.	

Aufgabe 2

Berücksichtigung des Expertenstandards zur Pflege von Menschen mit chronischen Wunden bei Ulcus cruris

Kriterien	Anwendungsbeschreibung
Strukturkriterien	**Pflegepersonal:** Spezielle Schulung zu Wundmanagement **Material:** Verfügbarkeit moderner Wundauflagen, Desinfektionsmittel, Wundspüllösungen und Kompressionshilfen **Dokumentation:** Systematische Erfassung der Wundentwicklung
Prozesskriterien	**Wundversorgung und -beurteilung:** Regelmäßige Inspektion sowie Verbandswechsel und Dokumentation der Wunde **Individuelle Versorgung:** Evidenzbasierte und angepasste Behandlung, Koordinierung der Versorgung von Herrn Gerlach **Interdisziplinäre Zusammenarbeit:** Pflege, Wundexpert*innen (ICW)® sowie Fachtherapeut*innen Wunde (ICW)®, Mediziner*innen und Therapeuten
Ergebniskriterien	**Wundheilung:** Deutliche Verbesserung und gesunde Granulation **Lebensqualität:** Schmerzreduktion und Komplikationsvermeidung **Rezidivvermeidung:** Langfristige Maßnahmen zur Rückfallprävention
Fazit: Systematische Versorgung und interdisziplinäre Betreuung fördern die langfristige Verbesserung der Lebensqualität bei Herrn Gerlach.	

Aufgabe 3

Lösung zur eigenen Kompetenzeinordnung bei Ulcus cruris	
Kompetenzbereich	**Einordnung der Wissensbezüge zur Falldarstellung**
Kompetenzbereich 1: Pflegeprozesse und Pflegediagnostik in akuten und dauerhaften Pflegesituationen verantwortlich planen, organisieren, gestalten, durchführen, steuern und evaluieren	**Mögliche Pflegediagnosen:** • Pflegeanamnese: Krankengeschichte und Risikofaktoren; Wundbeurteilung: Wundgröße, Exsudat/Infektionszeichen • Beeinträchtigte Hautintegrität aufgrund des venösen Ulcus cruris • Beeinträchtigte Gewebeperfusion durch venöse Insuffizienz u. Diabetes • Infektionsgefahr wegen Hautdefekt und Exsudation • Schmerz im Zusammenhang mit der Wunde und Entzündung • Beeinträchtigtes Selbstmanagement bei der Kompressionstherapie • Flüssigkeitsansammlung (Ödeme) durch unzureichendes Tragen der Kompressionsstrümpfe, sowie Wissensdefizit: fehlende Motivation zur konsequenten Nutzung der Kompressionsstrümpfe • Beeinträchtigte Mobilität durch Schmerzen und Schwellungen im Bein • usw. **Pflegeziele:** Wundheilung fördern, Ödeme/Infektionsgefahr reduzieren
Kompetenzbereich 2: Kommunikation und Beratung personen- und situationsorientiert gestalten	**Mögliche allgemeine Kommunikationstechniken:** Empathisches Zuhören, offene Fragen, nonverbale Signale beachten, Geduld zeigen, positive Bestärkung, psychosoziale Unterstützung, usw. **Mögliche Beratungsinhalte:** Beratung zur Wundpflege und Kompressionstherapie, Informationen zu Ernährung und Diabetesmanagement, Schmerzbewältigung, usw.
Kompetenzbereich 3: Intra- und interprofessionelles Handeln in unterschiedlichen systemischen Kontexten verantwortlich gestalten und mitgestalten	**Mögliche beteiligte Berufsgruppen:** Ärzt*innen – Hausärztin, Diabetologe, Gefäßspezialist*in, Pflegefachpersonen mit Wundmanagement-Qualifikation, Physiotherapie, Ernährungsberatung, Diätassistenz, Sozialarbeit, Seelsorge **Mögliche Diagnostik und Therapie – Behandlungspflege:** Wundverbände sowie Wundbeurteilung und -pflege, Kompressionstherapie, Medikamentenüberwachung, z. B. Schmerztherapie, Diabetesmanagement (Blutzuckerkontrolle), usw.
Kompetenzbereich 4: Das eigene Handeln auf der Grundlage von Gesetzen, Verordnungen und ethischen Leitlinien reflektieren und begründen	**Mögliche rechtliche Relevanzen:** • Umgang mit Wundversorgung (SGB V = Krankenversicherung) • Haftungsfragen bei Pflegefehlern (BGB = Bürgerliches Gesetzbuch) • Datenschutz (DSGVO) in der Patientenakte, evtl. Patientenverfügungen • SGB XI (Pflegeversicherung für Pflegegrade) • evtl. SGB XII (Sozialhilfe) • SGB VI (Gesetzliche Rentenversicherung) • Hilfsmittelverordnung für Kompressionstherapie, Verbandmittel bilden eine eigenständige Untergruppe der Medizinprodukte, geregelt im SGB V, denn sie sind rezeptpflichtig, sind keine Hilfsmittel (Medizinprodukteverordnung)
Kompetenzbereich 5: Das eigene Handeln auf der Grundlage von wissenschaftlichen Erkenntnissen und berufsethischen Einstellungen reflektieren und begründen	**Expertenstandards:** Expertenstandards zur Pflege von Menschen mit chronischen Wunden – Wundmanagement, Schmerzmanagement, Ernährungsmanagement, Sturzprophylaxe, Hautintegrität **Assessments:** NRS (Schmerzbewertung), Wunddokumentation, Mini Nutritional Assessment® (MNA®), Gewichtskontrolle, Mobilitätstests **Pflegetheorien:** Orems Selbstpflegemodell, Peplaus Interaktionsmodell fördert die therapeutische Beziehung zwischen Pflegekraft und Herrn Gerlach, was Vertrauen schafft und die aktive Teilnahme an seiner Wundversorgung und Heilung unterstützt **Weitere Theorien:** Corbin-Strauss-Modell, Krisenmodelle, Coping usw. **Leitlinien:** S2k-Leitlinie zur Behandlung des Ulcus cruris venosum **Berufsethik:** Autonomie, informierte Zustimmung, ethische Dilemmata in der Pflege von Herrn Gerlach bezüglich der Compliance

14 Ulcus cruris

Kontext: ambulante Pflege (ambulanter Dienst)

Komplexität: höhere Risikogeneigtheit

Akteure/beteiligte Personen und deren Rollen

- Herr Wolfram Gerlach, 78 Jahre alt: leidet an venöser Insuffizienz, hat ein venöses Ulcus cruris am linkem Innenknöchel, zeigt Anzeichen von Entzündung (Rötung, Schwellung), viel Exsudat, süßlich-fauliger Geruch, Schmerzen, eingeschränkte Mobilität, Schwierigkeiten beim Tragen der Kompressionsstrümpfe, dennoch zuversichtlich und positiv
- Herr Benno Krämer, Pflegefachkraft: Praxisanleiter, zuständig für Wundversorgung und Schulung von Liselotte, vermittelt Fachwissen
- Frau Liselotte Reinhards, Pflegeschülerin, 2. Lehrjahr: Lernt aktiv aus der Situation, zeigt Empathie und Interesse an der Wundversorgung, empfindet Ekel beim Verbandswechsel und Mitgefühl für Herrn Gerlach
- Weitere Pflegefachpersonen: Wundexperten (ICW)® sowie Pain Nurse
- Mediziner:innen: Diagnostik und Therapieanordnungen z. B. Phlebologie, Diabetologie, Chirurgie oder Internisten
- Weitere Fachkräfte: Interdisziplinäres Team, darunter Diätassistenten und Ernährungsberater, zur ganzheitlichen Betreuung

Handlungsanlässe

- Pflegediagnosen: Beeinträchtigte Hautintegrität und Gewebeperfusion
- Infektionsgefahr, Schmerz
- Beeinträchtigtes Selbstmanagement und Wissensdefizit, mangelndes Coping
- Flüssigkeitsansammlung (Ödeme), Isolationsgefahr
- Beeinträchtigte Mobilität
- Sonstige Pflegephänomene: Angst, Hoffnungslosigkeit

Handlungsmuster

- Anatomie und Physiologie der Haut und der Gefäße
- Physiologie der Wundheilung, z. B. Wundheilungsphasen und Entzündungszeichen
- Grundlagen der Wundversorgung
- Pflegeprozess im Setting (venöses) Ulcus cruris planen, steuern, durchführen, evaluieren
- Berücksichtigung zu dem Expertenstandard zur Pflege von Menschen mit chronischen Wunden bei Ulcus cruris
- Schmerzmanagement (Expertenstandard)
- Ernährungsmanagement (Gewichtskontrolle, eiweiß-/nährstoffreiche Kost)
- Umgang mit Hilfsmitteln (Kompressionsstrümpfe)
- Verbandstechniken der Kompressionstherapie: Pütter-, modifizierter Pütter-, Fischer- und Kornähren-Verband
- Interprofessionelles Handeln, z. B. Wundexpert*innen, Ärzt*innen, Ernährungsberater*innen, andere Therapeut*innen
- Wundbeurteilung und Dokumentation
- Arten der Wundverbände
- Wundbeurteilungskriterien
- Beratung zur Wundpflege und zur Kompressionstherapie
- Unterstützung bei Diabetesmanagement
- Informationsgespräche zur Selbstpflege und Compliance sowie zu Coping-Strategien
- Persönliche Reflexion über emotionale Belastung, Umgang mit Ekel in der Pflege, Ekel-Management
- Entnahme von Wundabstrichen
- Prävention von Infektionen
- Sozialrecht (SGB V, XI) usw.
- Pflegetheorien: Selbstpflegemodell nach Orem, Interaktionsmodell nach Peplau
- Pflegevisite und interdisziplinäre Fallbesprechungen
- S2k-Leitlinie zur Therapie des Ulcus cruris venosum
- Ethisches Prinzip der Autonomie

Wolfram Gerlach, 78 Jahre

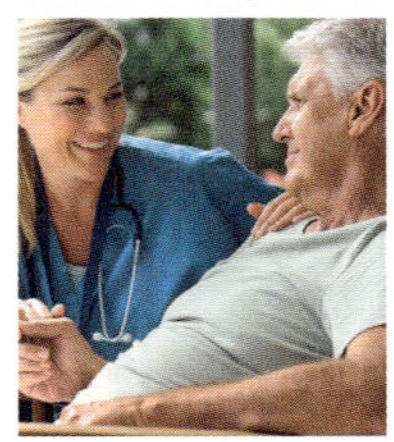

Erleben / Deuten / Verarbeiten

- Umgang mit Ekel, Scham
- Coping-Strategien zum Umgang mit der Erkrankung
- Förderung der Akzeptanz der Kompressionstherapie
- Emotionale Unterstützung und Empathie im Pflegeprozess
- Balance zwischen standardisierten Pflegeansätzen und individueller Betreuung
- Lebensqualität trotz chronischer Wunden
- Reflexion über die eigene Gesundheit und Lebensstiländerungen

Kontextbedingungen

- Venöse Insuffizienz und Ulcus cruris
- Ambulante Pflegeversorgung
- Interdisziplinäre Zusammenarbeit z. B. mit Wundexperten (ICW)® sowie Fachtherapeuten Wunde (ICW)®
- Unterstützung durch Selbsthilfegruppen
- Zugang zu Hilfsmitteln (Kompressionsstrümpfe)
- Einfluss von Diabetes auf Wundheilung
- Wundheilungsmechanismen

[P1691/L157/J787-190]

Kapitel 15 Dekubitus

Aufgabe 1

Lösung zur Diagnostik und Therapie bei Dekubitus

Diagnostik und Therapie zum Zustand	Handlungsoption, Pflegemaßnahmen
Zur Falldarstellung sind folgende Diagnostik und Therapie möglich: **Diagnostik:** • Anamnese von Krankengeschichte, Risikofaktoren und Symptomen • Körperliche Untersuchung mit Inspektion und Palpation, Beurteilung der Hautintegrität, Identifikation von Risikofaktoren, Anwendung standardisierter Assessments (z. B. Braden- oder Norton-Skala), Hautinspektionen mittels Finger-Test • Dokumentation von Veränderungen des Hautzustandes und der allgemeinen Gesundheit des Patienten • usw. **Therapie:** Die Behandlung kann Folgendes umfassen: • Druckentlastung durch Mobilisation und Positionswechsel, Verwendung von druckentlastenden Hilfsmitteln • Gründliche Wundversorgung (z. B. Reinigung, Verbandswechsel), Förderung der Wundheilung durch geeignete Nahrungsergänzung, Vorbeugung und Behandlung von Infektionen • Schulung des Pflegefachpersonals und der An-/Zugehörigen zur Prävention • usw.	Folgende Pflegemaßnahmen sind für Frau Döring zu beachten: • Finger-Test: dient zur Überprüfung der Hautintegrität bei Dekubitus-Verdacht, dabei wird ein Finger auf die Hautstelle gedrückt; bleibt die Rötung nach Druckentlastung bestehen, kann dies auf ein beginnendes Druckgeschwür hinweisen; diese Methode hilft, frühzeitig Veränderungen zu erkennen und präventive Maßnahmen einzuleiten • Förderung von Mobilisation: Durchführung von Bewegungsübungen und regelmäßige Positionswechsel, Positionierungsprotokoll • Sicherstellung ausreichender Ernährung/Nährstoffe und Flüssigkeitszufuhr: Flüssigkeitsbilanzierung, Ernährungsprotokoll • Wissensmanagement: Aufklärung über die Entstehung eines Dekubitus und eventuelle Risikofaktoren • Kommunikation: Zusammenarbeit im Pflegeteam und mit Wundmanager*innen zur Risikobewertung und Wundbehandlung bei entstandenem Dekubitus • usw.

Aufgabe 2

Lösung zum Expertenstandards Dekubitusprophylaxe in der Pflege

Kriterien	pflegerische Interventionen
Strukturkriterien	• Sicherstellung von ausreichend geschultem Pflegefachpersonal • Bereitstellung von Wechseldruckmatratzen und Positionierungskissen durch Arbeitgeber/ambulanten Pflegedienst/Sanitätshaus/Krankenkasse • Nutzung von Risikoerfassungsinstrumenten (z. B. Braden-Skala) für regelmäßige Analysen • Bereitstellung geeigneter Dokumentationsoptionen für den Positionswechsel (Protokolle)
Prozesskriterien	• Regelmäßige Hautinspektion und Positionswechsel bei der Pflegeempfängerin Frau Birgit Döring • Systematische Anwendung und Kontrolle druckentlastender Hilfsmittel (z. B. Wechseldruckmatratze und speziellen Positionierungskissen) • Sicherstellen ausreichender Nährstoffversorgung zur Stärkung des Gewebes (individuelles Ernährungsmanagement für Frau Döring)
Ergebniskriterien	• Dokumentation der Maßnahmen, Bewertung der Ergebnisse • Reduktion des Dekubitusrisikos durch kontinuierliche Anpassung der Pflege • Verbesserung der Lebensqualität durch den Erhalt der Hautintegrität von Frau Döring
Diese Maßnahmen unterstützen eine umfassende Dekubitusprävention, die das Risiko von Druckgeschwüren im Pflegealltag deutlich reduziert.	

Aufgabe 3

Lösung zur eigenen Kompetenzeinordnung bei Dekubitus	
Kompetenzbereich	**Einordnung der Wissensbezüge zur Falldarstellung**
Kompetenzbereich 1: Pflegeprozesse und Pflegediagnostik in akuten und dauerhaften Pflegesituationen verantwortlich planen, organisieren, gestalten, durchführen, steuern und evaluieren	**Mögliche Pflegediagnosen:** • entstandener Dekubitus in Stadium II an der linken Ferse • hohes Risiko für weitere Dekubiti durch die Immobilität, hohe ermittelte Punktzahl auf der Braden-Skala • Einschränkung der Mobilität: Unfähigkeit, das Bett zu verlassen • Überforderung der pflegendenden Angehörigen: Tochter Petra leidet • Selbstpflegedefizit: durch eingeschränkte Beweglichkeit • Soziale Isolation: Frau Döring bleibt im Bett, so ist sie sozial isoliert, wodurch das Risiko für psychische Probleme erhöht ist • usw.
Kompetenzbereich 2: Kommunikation und Beratung personen- und situationsorientiert gestalten	**Mögliche allgemeine Kommunikationstechniken:** Vier-Ohren-Modell, aktives Zuhören, Empathie, Paraphrasieren, usw. **Mögliche Beratungsinhalte:** Dekubitusprophylaxe, Erkennen von Verschlechterungen, Mobilisation, Kinästhetik, Positionierungen, Ernährungsmanagement, usw.
Kompetenzbereich 3: Intra- und interprofessionelles Handeln in unterschiedlichen systemischen Kontexten verantwortlich gestalten und mitgestalten	**Mögliche beteiligte Berufsgruppen:** Pflegefachpersonen, Pflegeberatung, Wundmanagement, Ärzt*innen (z. B. Hausärzt*innen, Dermatologie), evtl. Physiotherapie, Diätassistenz, Haushaltshilfen, usw. **Mögliche Diagnostik und Therapie – Behandlungspflege:** Wundüberwachung und Wundbehandlung, Hautpflege, Anwendung von prophylaktischer Mobilisierung und Mobilisationshilfen, Schmerzmanagement zur Symptomlinderung (z. B. Analgetika), usw.
Kompetenzbereich 4: Das eigene Handeln auf der Grundlage von Gesetzen, Verordnungen und ethischen Leitlinien reflektieren und begründen	**Mögliche rechtliche Relevanzen:** • Aufklärungspflicht, Datenschutz und Dokumentationspflicht, Haftungsrecht • Heilmittel- und Hilfsmittelverordnung, Medizinproduktegesetz • SGB XI (Pflegeversicherung): Pflegekurse und Angehörigenschulungen gemäß § 45 SGB XI: Pflegekassen und andere Einrichtungen sind verpflichtet, pflegenden Angehörigen kostenlose Pflegekurse anzubieten, um ihnen die notwendigen Wissensgrundlagen der Pflege zu vermitteln. Regelung zur Pflegeberatung: Ab Pflegegrad 2 ist eine regelmäßige Pflegeberatung nach § 37.3 SGB XI gesetzlich verpflichtend, wenn die Pflege zu Hause ohne ambulante Unterstützung erfolgt. Bei Pflegegrad 1 oder bei Inanspruchnahme eines Pflegedienstes ist die Beratung freiwillig und kostenfrei.
Kompetenzbereich 5: Das eigene Handeln auf der Grundlage von wissenschaftlichen Erkenntnissen und berufsethischen Einstellungen reflektieren und begründen	**Expertenstandards:** Expertenstandard Dekubitusprophylaxe in der Pflege (2. Aktualisierung 2017), Erhaltung und Förderung der Mobilität, Hautintegrität sowie Ernährungsmanagement, Wundmanagement, usw. **Assessments:** Braden-Skala, Norton-Skala und Waterlow-Skala, NRS, Body-Mass-Index (= BMI), MNA®, Gewichtskontrollen, usw. **Pflegetheorien:** Marion Krohwinkels Modell zur Förderung der Selbstpflegefähigkeiten der Pflegeempfänger*innen, um die Angehörigenüberforderung zu verringern **Weitere Theorien:** Kinästhetik, rückenschonende Techniken, Positionierungskonzepte; drei zentrale Alterstheorien sind die Aktivitätstheorie, die Disengagement-Theorie und die Kontinuitätstheorie **Leitlinien:** Prävention und Behandlung von Dekubitus (Übersetzung und Kurzfassung der Leitlinie *International Clinical Practice Guideline,* hrsg. von EPUAP, NPIAP, PPPIA), Ausgabe 2019 **Berufsethik:** Die vier Grundprinzipien sind Respekt vor der Autonomie des Patienten, Schadensvermeidung, Fürsorge und Gerechtigkeit.

15 Dekubitus

Kontext: ambulante Pflege (Pflegeberatung und Angehörigenschulungen)

Komplexität: höhere Risikogeneigtheit

Akteure/beteiligte Personen und deren Rollen

- Birgit Döring: Pflegeempfängerin, 76 Jahre alt, lebt alleine und wird von Tochter gepflegt, hat Pflegegrad 3, zunehmende Unbeweglichkeit, Blase an der linken Ferse, erhöhtes Risiko für Dekubitus
- Petra Döring: Tochter, betreut ihre Mutter, lebt in der Nähe, fühlt sich überfordert, leidet unter Rückenschmerzen, besorgt über den Gesundheitszustand ihrer Mutter, macht sich Vorwürfe
- Mustafa Öztürk: Pflegeberater, führt gesetzlich verpflichtende Pflegeberatung durch, beurteilt den Zustand von Frau Döring, berät und beruhigt Petra, bietet praktische Tipps zur Pflege, informiert über Schulungsmöglichkeiten wie z. B. den Angehörigenkurs, denn dieser zielt auf eine Verbesserung der Pflegekompetenzen von Petra ab und unterstützt Petras eigene Gesundheit
- Ambulanter Pflegedienst: wird empfohlen, um Unterstützung bei der Körperpflege zu bieten und Petra zu entlasten
- Hausärzt*in von Frau Döring: für die medizinische Betreuung und Verordnung, z. B. für Verbandsstoffe auf Rezept

Handlungsanlässe

- Pflegediagnosen: entstandener Dekubitus an der linken Ferse (Stadium II), erhöhtes Risiko für einen Dekubitus durch Mobilitätsmangel, veränderte Hautintegrität, Schmerz
- Überforderung der pflegendenden Angehörigen
- Selbstpflegedefizit durch eingeschränkte Beweglichkeit
- Soziale Isolation

Handlungsmuster

- Anatomie und Physiologie der Haut
- Pflegeprozess im ambulanten Setting planen und steuern
- Expertenstandards: Dekubitusprophylaxe in der Pflege, Erhaltung und Förderung der Mobilität, Hautintegrität, Ernährungsmanagement, Wundmanagement, Schmerz
- Unterstützung bei Diagnostik und Therapie: Wundüberwachung und Wundbehandlung
- Anwendung von Kinästhetik und Positionierungen
- Assessments: Braden-Skala, Norton-Skala, Waterlow-Skala
- Intraprofessionelle Zusammenarbeit, insb. mit Pflegeberater*in
- Beratung z. B. Dekubitusprävention, Erkennen von Verschlechterungen
- Reflexion (Nähe und Distanz)
- Sozialgesetzbuch (SGB XI), insbesondere Pflegeberatung nach § 37.3 und Angehörigenschulungen/Pflegekurse gemäß § 45
- Heilmittel & Hilfsmittelverordnung
- Weitere Theorien: rückenschonende Techniken
- Positionierungskonzepte
- Pflegetheorie nach Krohwinkel
- Drei zentrale Alterstheorien: Aktivitätstheorie, Disengagement-Theorie, Kontinuitätstheorie
- Leitlinie: Prävention und Behandlung von Dekubitus (Übersetzung und Kurzfassung der Leitlinie von Herausgeber EPUAP und NPIAP und PPPIA der International Clinical Practice Guideline)
- Vier Ethik-Grundprinzipien: Respekt vor der Autonomie des Patienten, Schadensvermeidung, Fürsorge, Gerechtigkeit

Birgit Döring, 76 Jahre

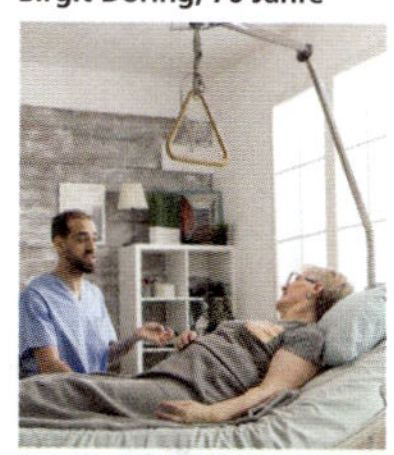

Erleben / Deuten / Verarbeiten

- Erleben der gesundheitlichen Verschlechterung: Dekubitus = Druckgeschwür
- Angst und Sorge der Tochter wegen Frau Dörings Zustand
- Pflegeberatung – Versorgung zu Hause durch Laienpflege unterstützen
- Wundversorgung bei entstandenem Dekubitus
- Steigern des Gesundheitsbewusstseins für pflegende Angehörige: Prävention gegen Überforderung wichtig

Kontextbedingungen

- Dekubitus – Prophylaxe und Behandlung
- Prävalenzen bei Dekubitus, Komplikationen/Folgen
- Angebotsstrukturen einer Pflegeberatung und Angehörigenschulungen
- Pflegende An- und Zugehörige
- Immobile Bevölkerung: steigende Komplikationen und Notwendigkeit der Prävention
- Pflegebedürftigkeit
- Pflegefehler: Gesundheitsversorgung und -bildung, Ressourcenmangel und Personalmangel

[P1691/L157/J787-294]

Kapitel 16 Thrombose

Aufgabe 1

Lösung zur Diagnostik und Therapie bei Thrombose	
Diagnostik und Therapie zum Zustand	**Handlungsoption, Pflegemaßnahmen**
Zur Falldarstellung sind folgende Diagnostik und Therapie sind möglich: **Diagnostik:** • Anamnese von Krankengeschichte, Risikofaktoren und Symptomen • körperliche Untersuchung mit Inspektion und Palpation der Haut, bildgebende Verfahren wie Ultraschall der Beinvenen, Labordiagnostik mit Blutuntersuchung (Bestimmung der D-Dimere = Abbauprodukt von Fibrin, welches bei hoher Blutgerinnung entsteht) • Virchow-Trias zur Bewertung von venöser Stase, Gefäßwand-Schäden und Blutzusammensetzung • usw. **Therapie:** Die Behandlung kann Folgendes umfassen: • Antikoagulation mit Blutverdünnern wie Heparin oder Vitamin-K-Antagonisten • Kompressionstherapie • Anwendung von Thrombolytika zur Auflösung des Gerinnsels • bei schweren Fällen chirurgische Maßnahmen wie Thrombektomie • regelmäßige Nachkontrolle zur Überwachung der Behandlung • Förderung der Mobilisation und körperlichen Aktivität nur nach ärztlicher Absprache • usw.	Folgende Pflegemaßnahmen sind für Frau Seefeld zu beachten: • Überwachung von Risikofaktoren: Hautbeobachtung, Entzündungszeichen, Schmerzerfassung und Beinumfangsmessung, Notfallmanagement, usw. • Kompressionstherapie nach ärztlicher Anordnung: An- und Ausziehen von Kompressionsstrümpfen, Anlegen von Kompressionsverbänden • Sicherstellung ausreichender Flüssigkeitszufuhr, Flüssigkeitsbilanzierung • Wissensmanagement: Aufklärung über die Symptome einer Thrombose • Kommunikation: Zusammenarbeit im Team zur Risikobewertung im Sinne der Virchow-Trias • Förderung von Mobilisation: Bewegungsübungen (z. B. Bettfahrrad fahren, Wadenmuskelpumpe) nur nach ärztlicher Absprache, bei Bettruhe regelmäßige Positionswechsel • usw.

Aufgabe 2

Lösung zur Anwendung der Thromboseprophylaxe in der Pflege	
Virchow-Trias	**Pflegerische Interventionen**
1. Blutfluss-Faktor (venöse Stase, verlangsamte Blutzirkulation)	Beschreibt eine verlangsamte Blutzirkulation, die häufig bei Immobilität auftritt. Erfordert Maßnahmen wie regelmäßige Mobilisation der pflegebedürftigen Menschen durch z. B. Gehübungen, Förderung von Bewegung im Bett. Eine konkrete Bewegungsübung zur Thromboseprophylaxe ist die Wadenmuskelpumpen-Übung. Hier erfolgt ein Wechsel zwischen den beiden Positionen Zehen anheben und Fersen anheben für insgesamt 10–15 Wiederholungen. Ziel: Förderung des venösen Rückflusses und Verbesserung der Blutzirkulation in den Beinen. Kompressionstherapie nach ärztlicher Anordnung und ausreichende Flüssigkeitszufuhr wirken ebenfalls prophylaktisch.
2. Gefäßwand-Faktor (Gefäßwand-Schäden)	Kann durch Verletzungen oder Entzündungen der Gefäßwände verursacht werden. Bezieht Maßnahmen wie sorgfältige Hautpflege, Hautbeobachtung und Monitoring von Entzündungszeichen ein: 1. Rötung (rubor), 2. Überwärmung (calor), 3. Schmerz (dolor), 4. Schwellung (tumor), 5. Funktionsverlust (functio laesa).
3. Gerinnungs-Faktor (Blutzusammensetzung, Veränderung der Blutzusammensetzung mit erhöhter Gerinnungsneigung)	Beschreibt eine Veränderung der Blutzusammensetzung, wie etwa eine erhöhte Gerinnungsneigung. Hier können gerinnungshemmende Medikamente (z. B. Heparin) indiziert sein sowie Schulungen zur Ernährung und Flüssigkeitsaufnahme.
Diese drei Faktoren wirken zusammen und erhöhen das Risiko, dass sich ein Blutgerinnsel bildet. Die Kenntnis darüber ist wichtig für pflegerische Prävention und pflegerische Behandlung.	

Aufgabe 3

Lösung zur eigenen Kompetenzeinordnung bei Thrombose	
Kompetenzbereich	**Einordnung der Wissensbezüge zur Falldarstellung**
Kompetenzbereich 1: Pflegeprozesse und Pflegediagnostik in akuten und dauerhaften Pflegesituationen verantwortlich planen, organisieren, gestalten, durchführen, steuern und evaluieren	**Mögliche Pflegediagnosen:** • Schmerzen: akutes Schmerzempfinden im rechten Bein, akute Entzündungszeichen der Haut, Frau Seefeld äußert Schmerzen • Coping-Strategien unwirksam: Kompressionsstrümpfe werden abgelehnt • Mobilitätsdefizit: eingeschränkte Mobilität mit Rollator • Hautintegrität ist gefährdet: Risiko für Hautschäden am Bein • Schlafdefizit: Müdigkeit durch nächtliche Beschwerden • Sturzrisiko ist erhöht: Sturzgefahr aufgrund von Instabilität • Erhöhtes Risiko für Thrombose durch Mobilitätsmangel, hohe Gefahr für Thromboembolie/Embolie, Notfall: Lebensgefahr! • usw.
Kompetenzbereich 2: Kommunikation und Beratung personen- und situationsorientiert gestalten	**Mögliche allgemeine Kommunikationstechniken:** Aktives Zuhören, Empathie, nonverbale Signale, Geduld, usw. **Mögliche Beratungsinhalte:** Thromboseprophylaxe, Erkennen von Verschlechterungen, Notfallmanagement, Kompressionstherapie, sowie Sturzprävention, usw.
Kompetenzbereich 3: Intra- und interprofessionelles Handeln in unterschiedlichen systemischen Kontexten verantwortlich gestalten und mitgestalten	**Mögliche beteiligte Berufsgruppen:** Pflegefachpersonen, Ärzt*innen (z. B. Hausärzt*in, Angiologie), notfallmedizinisches Personal (Notfallsanitäter*in), evtl. Physiotherapie, evtl. Diätassistenz, Beschäftigungskräfte, usw. **Mögliche Diagnostik und Therapie – Behandlungspflege:** Medikamentenüberwachung, Anwendung und Überwachung von Thrombolytika, Antikoagulanzien, Symptomlinderung bei Schmerzen mit Analgetika, Kompressionstherapie, Vitalzeichenkontrolle, usw.
Kompetenzbereich 4: Das eigene Handeln auf der Grundlage von Gesetzen, Verordnungen und ethischen Leitlinien reflektieren und begründen	**Mögliche rechtliche Relevanzen:** • Aufklärungspflicht, Datenschutz und Dokumentationspflicht, Haftungsrecht • Arzneimittelgesetz (AMG) – Medikamentengabe und -überwachung • Heilmittel- und Hilfsmittelverordnung, Medizinproduktegesetz • SGB XI, insbes. § 41: Anspruch auf teilstationäre Pflege in Tages- oder Nachtpflegeeinrichtungen für Pflegebedürftige der Pflegegrade 2 bis 5, wenn häusliche Pflege sowie Pflegequalität nicht ausreichend gewährleistet sind
Kompetenzbereich 5: Das eigene Handeln auf der Grundlage von wissenschaftlichen Erkenntnissen und berufsethischen Einstellungen reflektieren und begründen	**Expertenstandards:** Erhaltung und Förderung der Mobilität, Ernährungsmanagement, Schmerz, Sturz, Förderung der Hautintegrität **Assessments:** Frowein-Skala, Wells-Score bei Lungenembolie, Wells-Score bei TVT, NRS, MNA®, Vitalzeichenkontrollen, Beinumfangsmessung, usw. **Pflegetheorien:** Pflegetheorie von Virginia Henderson, oft als „Need Theory" oder „Theorie der Grundbedürfnisse" bezeichnet, betont die Unterstützung von Patienten bei der Befriedigung ihrer grundlegenden Bedürfnisse. Theorie von Hildegard Peplau („Interpersonale Theorie" oder „Interpersonelle Beziehungstheorie") legt den Fokus auf die Beziehung zwischen Pflegekraft und Patient*in und die Bedeutung von Kommunikation im Pflegeprozess. **Weitere Theorien:** Thromboseprophylaxe **Leitlinien:** S2k-Leitlinie Diagnostik und Therapie der Venenthrombose und Lungenembolie **Berufsethik:** ICN- oder auch Nursing-Ethikkodex (Wertekompass bzw. Verhaltensnormen), dem sich Pflegefachpersonen weltweit verpflichtet haben. Pflegende haben vier grundlegende Aufgaben: Gesundheit zu fördern, Krankheit zu verhüten, Gesundheit wiederherzustellen und Leiden zu lindern.

Lösungen

16 Thrombose

Kontext: ambulante Pflege (Tagespflege)

Komplexität: mittlere Risikogeneigtheit

Akteure/beteiligte Personen und deren Rollen

- Renate Seefeld: Pflegeempfängerin, 77 Jahre alt, Klientin in der Tagespflege
- Stefanie Arnold: Pflegeschülerin in der Tagespflege, die die Symptome einer möglichen Thrombose bei Frau Seefeld entdeckt
- Pflegeleitung: verantwortlich für die Koordination der Pflege und die Entscheidung, den Rettungsdienst zu rufen
- Rettungsdienst/Notfallsanitäter*innen: übernehmen die medizinische Versorgung von Frau Seefeld vor Ort und transportieren sie in die Klinik
- Tochter von Frau Seefeld: betreut ihre Mutter zu Hause, wird über den Vorfall informiert und ist besorgt um den Gesundheitszustand ihrer Mutter
- Krankentransportdienst: transportiert die Klienten zur Tagespflege
- Klinikärzt*in: stellen die endgültige Diagnose und machen Therapie
- Hausarzt von Frau Seefeld: für die medizinische Betreuung und Nachsorge sicherzustellen und stellt Verordnungen aus.
- Evtl. Therapeuten: Physiotherapie – Mobilisation und Rehabilitation

Handlungsanlässe

- Pflegediagnosen: erhöhtes Risiko für Thrombose durch Mobilitätsmangel (Mobilitätsdefizit durch die eingeschränkte Mobilität mit Rollator, Schmerzen)
- unwirksames Coping
- Sturzrisiko
- Schlafdefizit
- Veränderte Hautintegrität
- Pflegephänomen: Angst usw.

Handlungsmuster

- Anatomie und Physiologie der Gefäße, des Kreislaufsystems und des Blutsystems
- Grundlagen der Phlebologie und Angiologie
- Pflegeprozess im phlebologischen Setting planen, steuern, Ziel: Förderung des venösen Rückflusses und Verbesserung der Blutzirkulation in den Beinen
- Expertenstandards: Erhaltung und Förderung der Mobilität sowie Schmerz, Hautintegrität
- Prävention: Thrombose- und Flüssigkeitsdefizitprophylaxe
- Förderung eines gesunden Schlafs
- Erkennen von Hautveränderungen und Entzündungszeichen
- Unterstützung bei Diagnostik und Therapie: Antikoagulanzien, Kompressionstherapie, usw.
- Frowein-Skala, Wells-Score, Beinumfangsmessung
- Intraprofessionelle Zusammenarbeit mit Rettungsdienst
- Beratung, z. B. Thromboseprävention, Erkennen von Verschlechterungen
- Reflexion (Nähe und Distanz)
- Bewegungsübungen, z. B. Wadenmuskelpumpen-Übung, Bettfahrrad fahren
- Sozialgesetzbuch (SGB XI), insbesondere § 41 (Anspruch auf teilstationäre Pflege in Tages- oder Nachtpflegeeinrichtungen)
- Heilmittel- und Hilfsmittelverordnung
- Pflegetheorien: z. B. Theorie der Grundbedürfnisse nach Henderson, Interpersonale Theorie nach Peplau
- S2k-Leitlinie Diagnostik und Therapie der Venenthrombose und Lungenembolie
- Der ICN-Ethikkodex (Nursing-Ethikkodex)

Renate Seefeld, 77 Jahre

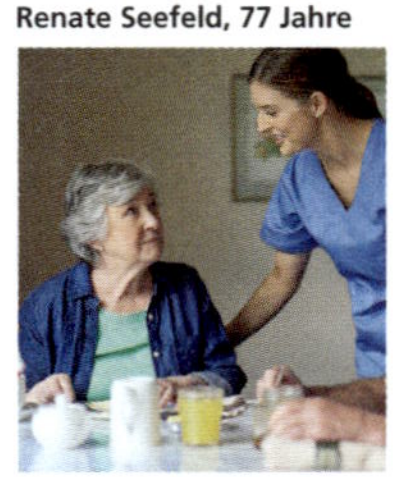

Erleben / Deuten / Verarbeiten

- Erleben der gesundheitlichen Verschlechterung: tiefe Venenthrombose (TVT)
- Angst und Sorge um Frau Seefelds Zustand
- Notfallsituation: Erste Hilfe bei Verdacht auf Thrombose
- Chronische Krankheiten: häufiger Thromboseauslöser
- Erhöhtes Gesundheitsbewusstsein: Prävention wichtig
- Sorgen und schlechtes Gewissen/ Vorwürfe aufseiten der Tochter/von pflegenden Angehörige

Kontextbedingungen

- Thrombose – phlebologische Pflege
- Prävalenzen bei Gefäßerkrankungen, Komplikationen/Folgen einer Thrombose – Embolie
- Angebotsstrukturen der ambulanten Tagespflege
- Alternde Bevölkerung: steigende Thrombosefälle
- Sitzende Lebensweise: erhöhtes Risiko
- Bewegungsmangel
- Risiko durch Inaktivität

[P1691/L157/J787-183]

Kapitel 17 Pneumonie

Aufgabe 1

Lösung zur Diagnostik und Therapie bei Pneumonie

Diagnostik und Therapie zum Zustand	Handlungsoption, Pflegemaßnahmen
Zur Falldarstellung sind folgende Diagnostik und Therapie möglich: **Diagnostik:** • Anamnese, körperliche Untersuchung, Auskultation der Lunge, Röntgen-Thorax • Laboruntersuchungen (z. B. Blutbild, CRP), Laborkultur des Sputums • Bei komplizierten Fällen eventuell CT-Thorax • usw. **Therapie:** hängt vom Schweregrad sowie dem Allgemeinzustand des/der Patient*in ab und kann Folgendes umfassen: • Antibiotika (bei bakterieller Pneumonie), antivirale Medikamente (bei viral bedingter Pneumonie) • Symptomatische Therapie (z. B. Fiebersenkung, Schmerzmittel) • Inhalationstherapie zum Lösen von Sekret, z. B. auch mit medikamentösen Zusätzen • Atemtherapie (z. B. Atemübungen, Triflow-Gerät) mit regelmäßiger Anwendung • Flüssigkeitszufuhr, ggf. durch Infusionen • Bei schwerer Pneumonie ggf. Sauerstofftherapie oder Beatmung • Prophylaxe: Impfung (z. B. gegen Influenza, Coronavirus und Pneumokokken), Raucherentwöhnung • usw.	Folgende Pflegemaßnahmen sind für Fabian Richard zu beachten: • Überwachung der Vitalzeichen (Temperatur), Krankenbeobachtung • Unterstützung bei der Atemtherapie, z. B. Atemübungen (Lippenbremse: Einatmen durch die Nase, Ausatmen durch geschlossene Lippen), Zwerchfellatmung (auf dem Rücken liegen, Bauch während des Einatmens anheben) • Förderung der Flüssigkeitsaufnahme, Flüssigkeits-Bilanzierung • Regelmäßige Mobilisation • Positionierung zur Atemerleichterung, z. B. Oberkörper-Hochlagerung, V-A-T-I-Lagerung • Einhaltung der Hygiene- und Isolationsmaßnahmen, Infektionsprophylaxe • Information und Schulung der betroffenen Person sowie An- und Zugehörigen • Anleitung zum Triflow-Gerät: Atemtherapiegerät mit drei Kugeln, die beim Einatmen ansteigen; dadurch wird die tiefe Atmung gefördert • usw.

Aufgabe 2

Lösung zur Anwendung der Pneumonieprophylaxe in der Pflege

LISA-Ziele	Anwendungsbeschreibung
L: Lungenbelüftung	Beinhaltet regelmäßige Atemübungen und Nutzung von Triflow-Geräten zur Verbesserung der Atemtiefe und -qualität. Zudem sollte die Körperposition angepasst werden, um die Atemmechanik zu unterstützen. Positionierung zur Atemerleichterung sind z. B. Hochlagerung des Oberkörpers auf 30–45 Grad oder seitliche Lagerung auf die betroffene Körperseite (rechts oder links).
I: Infektionsprophylaxe	Entscheidend hierfür ist die Einhaltung strenger Hygienemaßnahmen, wie Händehygiene und Desinfektion von Oberflächen. Zudem sollten regelmäßige Impfungen, insbesondere gegen Pneumokokken und Influenza durchgeführt werden. Wichtig ist auch eine sehr gründliche sowie regelmäßige Mundpflege nach jeder Nahrungsaufnahme, um bei einer bestehenden Gefährdung mögliche Pneumonie verursachende Keime zu reduzieren.
S: Sekretförderung	Fokussiert die Durchführung von Atemtherapien und Inhalationen sowie das Anregen von Husten. Positionierung von Betroffenen zur besseren Sekretmobilisation, um die Atemwege freizuhalten und das Risiko einer Pneumonie zu verringern.
A: Aspirationsprophylaxe	Regelt die Sicherstellung einer angemessenen Positionierung während der Nahrungsaufnahme. Das Sitzen in aufrechter Position sowie die Überwachung der Schluckfunktion sind entscheidend, um das Risiko einer Aspiration und damit einer möglichen Pneumonie zu minimieren.

Aufgabe 3

Lösung zur eigenen Kompetenzeinordnung bei Pneumonie

Kompetenzbereich	Einordnung der Wissensbezüge zur Falldarstellung
Kompetenzbereich 1: Pflegeprozesse und Pflegediagnostik in akuten und dauerhaften Pflegesituationen verantwortlich planen, organisieren, gestalten, durchführen, steuern und evaluieren	**Mögliche Pflegediagnosen:** • Atemwegsobstruktion: wegen Atemnot und Husten • Ateminsuffizienz: aufgrund von Lethargie und Atemschwierigkeiten • Risiko für unzureichende Flüssigkeitsaufnahme: wegen Fieber, starken Schwitzens und Schwierigkeiten beim Essen und Trinken • Risiko für Infektionen: wegen geschwächtem Immunsystem • Beeinträchtigte Mobilität und Selbstversorgungsdefizit: durch Schwäche, Fieber und die neurologische Grunderkrankung • Angst von Fabian sowie Familie und Angehörigen • Wissensdefizit: mangelnde Kenntnisse über Pneumonieprophylaxe • evtl. Schmerzen, akute und chronische • evtl. Scham • usw.
Kompetenzbereich 2: Kommunikation und Beratung personen- und situationsorientiert gestalten	**Mögliche allgemeine Kommunikationstechniken:** Aktives Zuhören, empathisches Verstehen, kindlich angepasste Sprache, nonverbale Signale beachten, zusammenfassendes Wiederholen, usw. **Mögliche Beratungsinhalte:** Pneumonieprophylaxe, Hygienemaßnahmen, richtige Ernährung und Flüssigkeitsaufnahme, Anzeichen einer Verschlechterung erkennen, Anleitung zur Inhalationstherapie und zu richtiger Mundpflege, usw.
Kompetenzbereich 3: Intra- und interprofessionelles Handeln in unterschiedlichen systemischen Kontexten verantwortlich gestalten und mitgestalten	**Mögliche beteiligte Berufsgruppen:** Pflegefachpersonen, Ärzt*innen (z. B. Hausärzt*in, Kinderärzt*in), evtl. Physiotherapie und Logopädie, Sozialarbeit, Hygienefachkräfte, Lehrkräfte bzw. Schulpersonal **Mögliche Diagnostik und Therapie – Behandlungspflege:** Sauerstofftherapie, Medikamentenüberwachung zur Symptomlinderung (Antibiotikagabe), fiebersenkende Maßnahmen und Medikamente, Atemübungen, atemerleichternde Positionierungen, Inhalationstherapie, Vitalzeichenkontrolle, Temperaturkurven, Krankenbeobachtung, usw.
Kompetenzbereich 4: Das eigene Handeln auf der Grundlage von Gesetzen, Verordnungen und ethischen Leitlinien reflektieren und begründen	**Mögliche rechtliche Relevanzen:** • Aufklärungspflicht, Datenschutz und Dokumentationspflicht • Rechte der Eltern bei der Gesundheitsversorgung, haftungsrechtliche Fragen • Arzneimittelgesetz (AMG) wg. Medikamentengabe und -überwachung • Kinderrechte: Jugendschutzgesetz, EACH-Charta • Heilmittel- und Hilfsmittelverordnung, Medizinproduktegesetz • 24-Stunden-Kinder-Intensivpflegedienst: Finanzierung durch Krankenkasse (SGB V) und Pflegekasse (SGB XI), Unterscheidung zwischen Behandlungspflege im SGB V und Grundpflege im SGB XI, Voraussetzung ist die Verordnung für häusliche 24-Stunden-Intensiv-Krankenpflege durch betreuende Ärzt*in
Kompetenzbereich 5: Das eigene Handeln auf der Grundlage von wissenschaftlichen Erkenntnissen und berufsethischen Einstellungen reflektieren und begründen	**Expertenstandards:** Ernährungsmanagement, Schmerzmanagement, Sturzprophylaxe, Hautintegrität, Mundpflege, usw. **Assessments:** Atemerfassungs-Skala nach Bienstein, Vitalzeichenkontrolle (insbesondere Temperaturkurve), Sekretprotokoll, NRS, MNA®, usw. **Pflegetheorien:** Familien- und umweltbezogene Pflege nach Marie-Luise Friedemann und Christina Köhlen, Pflege-Theorie von Virginia Henderson, usw. **Weitere Theorien:** LISA-Ziele der Pneumonieprophylaxe, Positionierungen (z. B. V-A-T-I-Positionierung), Atemübungen, usw. **Leitlinien:** S2k-Leitlinie Management der ambulant erworbenen Pneumonie bei Kindern und Jugendlichen (pädiatrische ambulant erworbene Pneumonie, pCAP) **Berufsethik:** EACH-Charta, Autonomie-Prinzip, Wohltuns- oder Fürsorge-Prinzip

17 Pneumonie

Kontext: ambulante Pflege (ambulanter Kinder-Intensiv-Pflegedienst)

Komplexität: höhere Risikogeneigtheit

Akteure/beteiligte Personen und deren Rollen

- Fabian Richard, 9-jähriger Junge mit schwerer Gehirnschädigung, betroffen von einer Pneumonie, benötigt 24-Stunden-Pflege
- Familie Richard, Fabians Eltern, pflegende Angehörige, verantwortlich für die Pflege zu Hause (Laienpflege), setzen Empfehlungen um
- Frau Insida Hamali, Pflegefachfrau im ambulanten Kinder-Intensiv-Pflegedienst, Betreuung der Familie Richard und Pneumonieprophylaxe
- Mediziner:innen: diagnostizieren Fabians Zustand, überwachen seinen Gesundheitsverlauf; ärztlicher Bereitschaftsdienst: schnelle medizinische Intervention bei akuten Symptomen, Diagnose und Einweisung ins Krankenhaus
- Krankenhaus-Team: intensive medizinische Betreuung und Antibiotikatherapie zur Stabilisierung von Fabians Zustand
- Schulpersonal und Schulfreunde: bieten emotionale Unterstützung, motivieren
- evtl. Therapeuten: führen spezifische Therapien durch (z. B. Physio- und Ergotherapie), helfen bei der Mobilitätsförderung

Handlungsanlässe

- Pflegediagnosen: Fieber und Schmerzen, Mobilitätsdefizit
- Atemwegsobstruktion: Atemnot, Husten, Ateminsuffizienz
- Risiko für Flüssigkeitsmangel: Fieber, Schwitzen, Ess- und Trinkprobleme
- Risiko für Infektionen: geschwächtes Immunsystem
- Beeinträchtigte Mobilität: Schwäche, Fieber, neurologische Grunderkrankung
- Pflegephänome: Angst usw.

Handlungsmuster

- Anatomie und Physiologie der Lunge und des Atmungssystems
- Grundlagen der Pneumologie
- Pflegeprozess im pneumologischen Setting planen, steuern, usw.
- Expertenstandards: Ernährungs-management, Schmerz, Sturz, Hautintegrität, Mundpflege
- Prophylaxen: Pneumonie-prophylaxe, Infektions prävention, Flüssigkeitsdefizit (Bilanzierung)
- Unterstützung bei Diagnostik und Therapie: Inhalationstherapie, Vitalzeichenkontrolle (Temperatur), Krankenbeobachtung usw.
- Atemerfassungs-Skala nach Bienstein, Temperaturkurven, Sekretprotokoll, NRS, MNA®
- Intraprofessionelle Zusammenarbeit mit dem ärztlichen Bereitschaftsdienst
- Beratung, z. B. Pneumonie-prävention und Hygiene
- Persönliche Reflexion (Umgang mit Nähe und Distanz zur Familie usw.)
- Symptomminderung bei Fieber, z. B. kühlende Wadenwickel, viel Flüssigkeit, leichte Kleidung, Lüften, Ruhepausen usw.
- Atemübungen, atemerleichternde Positionierungen, z. B. V-A-T-I, Oberkörper hoch lagern
- Sozialgesetzbücher: 24h-Kinder-Intensivpflegedienst, Finanzierung durch Krankenkasse (SGB V) und Pflegekasse (SGB XI)
- Kinderrechte: Jugendschutzgesetz
- Pflegetheorien, z. B. nach Friedemann, Henderson usw.
- S2k-Leitlinie Management der ambulant erworbenen Pneumonie bei Kindern und Jugendlichen (pädiatrische ambulant erworbene Pneumonie, pCAP)
- EACH-Charta, Autonomie-Prinzip, Wohltuns- oder Fürsorge-Prinzip

Fabian Richard, 9 Jahre

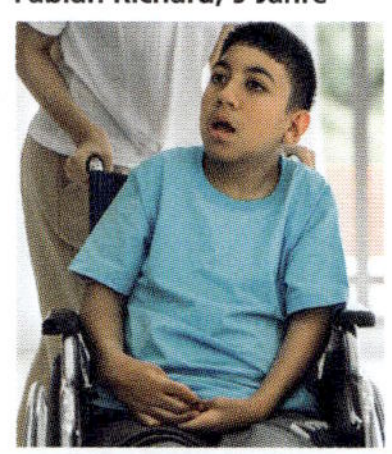

Erleben / Deuten / Verarbeiten

- Erleben der gesundheitlichen Verschlechterung: Fieber, Schwäche und Schock
- Angst und Sorge wegen Fabians Zustand
- Notfallsituation: schnelles Handeln erforderlich, Arzt informieren
- Erleichterung nach Krankenhaus aufenthalt
- Unterstützung durch Atemübungen und Hygiene
- Dankbarkeit der Familie für Beratung und die Rückkehr nach Hause: Gefühl der Vorfreude, aber auch Überforderung

Kontextbedingungen

- Pneumonie: pneumologische Pflege
- hohe Prävalenzen bei Pneumonie, zunehmende Umweltbelastungen usw.
- Angebotsstrukturen der ambulanten Pflege: Kinder-Intensiv-Pflegedienst und 24-Stunden-Dienste
- Notfallsituation
- Umgang mit Behinderungen
- Bedrohung vitaler Funktionen

[P1691/L157/J787-287]

Kapitel 18 Lungenkrebs

Aufgabe 1

Lösung zur Diagnostik und Therapie bei Lungenkrebs

Diagnostik und Therapie zum Zustand	Handlungsoption, Pflegemaßnahmen
Zur Falldarstellung sind folgende Diagnostik und Therapie möglich: **Diagnostik:** erfolgt durch eine Kombination von Methoden: • Bildgebende Verfahren wie Röntgen, CT- und PET-Scans • Bronchoskopie, Biopsie mit histologischer Gewebeuntersuchung • usw. **Therapie:** hängt von Stadium und Typ des Lungenkrebses sowie vom Allgemeinzustand des Patienten ab und kann Folgendes umfassen: • Chirurgie: Entfernung des Tumors oder betroffener Lungenteile • Strahlentherapie: hochenergetische Strahlung zur Zerstörung von Krebszellen • Chemotherapie: Einsatz von Medikamenten zur Abtötung von Krebszellen • Offensichtlich keine erfolgreiche Therapie bei Herrn Berger – Metastasierung schreitet fort • usw.	Folgende Pflegemaßnahmen sind für Gerhard Berger zu beachten: • Schmerzen: hat Schmerzen im Kopf (Metastasen), auf Fortschreiten der Metastasen achten, z. B. Bewusstseinsveränderungen, Krampfanfälle, regelmäßige Schmerzerfassung (Skalen, Tagebuch), Schmerzpumpe über intravenösen Zugang (z. B. Port), Morphium ist ein Opiat: Stufe-3-Analgetika (zentral wirksam und stark analgetisch), die Nebenwirkungen vom Morphium sind zu beachten: Benommenheit, Übelkeit, Obstipation, usw. • Unruhe, Verwirrtheit: geht im Zimmer umher, ist gereizt, leidet unter Stimmungsschwankungen –das ist nicht persönlich zu nehmen, Geduld haben, Gesprächsbereitschaft signalisieren, bei Verarbeitung der Krankheit unterstützen, Vertrauen aufbauen • usw.

Aufgabe 2

Lösung zur Berücksichtigung des Krisenmodells nach Caplan bei Lungenkrebs

Krisenmodell-Phasen	Anwendungsbeschreibung
1. Phase: Konfrontation	Die betroffene Person wird mit einem belastenden Ereignis konfrontiert, das ihr psychisches Gleichgewicht stört. Typische Reaktionen sind Schock, Verwirrung und intensive emotionale Reaktionen wie Angst und Wut.
2. Phase: Versagen der üblichen Bewältigungsstrategien	Die Person versucht, das Problem mit ihren vertrauten Bewältigungsstrategien zu lösen, was jedoch nicht gelingt. Dies führt zu einem Gefühl des Kontrollverlusts und starken emotionalen Reaktionen.
3. Phase: Mobilisierung zusätzlicher Ressourcen	Die Person sucht nach neuen Wegen und Unterstützung, um die Krise zu bewältigen. Sie bemüht sich aktiv um Problemlösungen und soziale Unterstützung.
4. Phase: Vollbild der Krise	Wenn die Krise trotz aller Bemühungen nicht bewältigt wird, erreicht die Person das Vollbild der Krise. Dies kann zu intensiver emotionaler und körperlicher Erschöpfung, Hoffnungslosigkeit und möglicherweise psychosomatischen Beschwerden führen. **Somit könnte für Herrn Gerhard Berger diese vierte Phase passen.**

Aufgabe 3

Lösung zur eigenen Kompetenzeinordnung bei Lungenkrebs	
Kompetenzbereich	**Einordnung der Wissensbezüge zur Falldarstellung**
Kompetenzbereich 1: Pflegeprozesse und Pflegediagnostik in akuten und dauerhaften Pflegesituationen verantwortlich planen, organisieren, gestalten, durchführen, steuern und evaluieren	**Mögliche Pflegediagnosen:** • Schmerzen, akute und chronische • Stimmungsschwankungen, Unruhe, Verwirrtheit, Sturzgefahr • Soziale Interaktion und Kommunikation beeinträchtigt • Erhebliches Selbstpflegedefizit (Körperpflege, Mobilität, usw.) • Mangelernährung nach Chemotherapie, Ernährungszustand reduziert (Wunschkost anbieten, Lieblingsspeisen, hochkalorisch) • Infektionsgefahr durch Schmerzpumpe und durch maligne Erkrankung • Verstopfung und Hautveränderungen, hohes Risiko durch Opiate • Gasaustausch und Atemvorgang beeinträchtigt (Luftnot) • Herr Gerhard Berger hat Angst: Todesangst, Hoffnungslosigkeit • usw.
Kompetenzbereich 2: Kommunikation und Beratung personen- und situationsorientiert gestalten	**Mögliche allgemeine Kommunikationstechniken:** Stimmungsschwankungen, Unruhe, Verwirrtheit beachten, nicht persönlich nehmen, Geduld sowie Gesprächsbereitschaft, Ich-Botschaften, Eisberg-Modell, usw. **Mögliche Beratungsinhalte:** Beratung zur palliativen Betreuung, zum Schmerzmanagement, Beratung zu Maßnahmen bei Mangelernährung und Mobilitätsdefizit, usw.
Kompetenzbereich 3: Intra- und interprofessionelles Handeln in unterschiedlichen systemischen Kontexten verantwortlich gestalten und mitgestalten	**Mögliche beteiligte Berufsgruppen:** Mediziner*innen (Onkologie, Palliativmedizin), Pain Nurse, andere Pflegefachpersonen mit Palliativ-Fortbildung, Psychoonkologie, Hospizhelfer, ggf. Ergotherapie, ggf. Physiotherapie, Diätassistenz, ehrenamtliche Besuchsdienste, Seelsorger, ggf. Lebensgefährtin **Mögliche Diagnostik und Therapie – Behandlungspflege:** Medikamentenüberwachung, Symptomlinderung: medikamentöse Analgesie und Co-Analgetika, Hustendämpfer, Glukokortikoide bei Hirnödem, usw.
Kompetenzbereich 4: Das eigene Handeln auf der Grundlage von Gesetzen, Verordnungen und ethischen Leitlinien reflektieren und begründen	**Mögliche rechtliche Relevanzen:** • Umgang mit Betäubungsmitteln (BtMG), Missbrauch, Rezeptfälschung (StGB) • § 217 StGB mit der Strafbarkeit zur geschäftsmäßigen Sterbehilfe • Hospiz- und Palliativgesetz (HPG) • Hilfsmittelverordnung • SGB XI (Pflegeversicherung für Pflegegradeinstufung) • SGB V (Gesetzliche Krankenversicherung) • SGB VI (Rentenversicherung/Rentenkasse) wg. (Früh-)Rente • SGB XII (Sozialhilfe)
Kompetenzbereich 5: Das eigene Handeln auf der Grundlage von wissenschaftlichen Erkenntnissen und berufsethischen Einstellungen reflektieren und begründen	**Expertenstandards:** Schmerz, Ernährungsmanagement und Förderung der Hautintegrität in der Pflege, Sturzprophylaxe, usw. **Assessments:** Numerische Rating-Skala (NRS), Schmerztagebuch, Glasgow-Koma-Skala bei Bewusstlosigkeit, Mini Nutritional Assessment® (MNA®), Gewichtskontrolle, Atemskala nach Bienstein, usw. **Pflegetheorien:** „Pflege von Menschen am Lebensende" nach Katharine Kolcaba: bedeutende Pflegetheorie im Kontext der Betreuung Sterbender, betont die Bedeutung einer ganzheitlichen Pflege für Patienten am Ende ihres Lebens. Kolcabas Theorie umfasst drei Dimensionen der Pflege: Linderung von Beschwerden, Unterstützung emotionaler Bedürfnisse und die Förderung der persönlichen Würde **Weitere Theorien:** Basale Stimulation, Trauerphasen nach Verena Kast, Krisenmodell nach Caplan oder nach Cullberg **Leitlinie:** S3-Leitlinie Prävention, Diagnostik, Therapie und Nachsorge des Lungenkarzinoms **Berufsethik:** Sterbehilfe, Autonomie von Sterbenden (darf rauchen).

18 Lungenkrebs

Kontext: stationäre Langzeitpflegeeinrichtung (Hospiz)

Komplexität: mittlere Risikogeneigtheit

Akteure/beteiligte Personen und deren Rollen

- Herr Gerhard Berger, 59 Jahre alt, Mensch mit einer Krebserkrankung, Hirn- und Knochenmetastasen im Endstadium, vorherige Chemotherapie im Krankenhaus erfolglos abgebrochen, vier Wochen im Hospiz „Sonnenblick", raucht, wesensverändert, Stimmungsschwankungen, teilweise vergesslich sowie gereizt und sogar aggressiv, Luftnot
- Frau Sabine Weber (52 Jahre, Friseurin), Lebensgefährtin: Trauer, Hilflosigkeit
- Frau Anna Richter, Pflegefachperson: Praxisanleiterin, Bezugspflege (Begleiterin, Unterstützerin, Beraterin), Einfühlungsvermögen
- Juliane Scholz, 24-jährige Auszubildende, ist im zweiten Ausbildungsjahr, trauert noch um ihrem Opa
- Opa bzw. Großvater von Juliane Scholz, vor 2 Monaten an Krebs verstorben
- Evtl. Mediziner:innen: Diagnostik, Überwachung, Anordnung einer Therapie
- Evtl. weitere Palliativ-Pflegefachkräfte, Pain Nurse, usw.

Handlungsanlässe

- Pflegediagnosen: Schmerz, Risiko einer Obstipation, Risiko einer Mundtrockenheit, Risiko einer Infektion
- Sonstiges: wegen Chemotherapie Haarausfall, Übelkeit, Fatigue, Stimmungsschwankungen, Verwirrtheit, usw.
- Pflegephänomene: Dyspnoe, Husten, Sputum

Handlungsmuster

- Physiologie der Atmung
- Grundlagen der Onkologie
- Pflegeprozess im onkologischen Setting planen, steuern, durchführen, evaluieren
- Schmerzmanagement (Expertenstandard) und Nationaler Expertenstandard „Ernährungsmanagement zur Sicherung und Förderung der oralen Ernährung in der Pflege"
- Umgang mit Betäubungsmitteln (BMG)
- Obstipationsprophylaxe
- Interprofessionelles Handeln am Beispiel der ehrenamtlichen Berufsgruppen: Besuchsdienste, Hospizhilfe, Trauerbegleitung, Selbsthilfegruppen, Seelsorge usw.
- Überwachung Bewusstseinszustand bei Gehirnmetastasen
- Basale Stimulation und Deprivationsprophylaxe
- Gesprächsführung und Beratung bei lebenslimitierender Erkrankung
- Unterstützung bei Diagnostik und Therapie: Bestrahlung, Chemo, Schmerztherapie, usw.
- Informations- und Anleitungsgespräche bei Menschen und ihren Bezugspersonen zur palliativen Pflege
- Persönliche Reflexion (kritische Lebenssituationen, Umgang mit onkologischen Erkrankungen, eigene Bewältigungsstrategien, psychische Überforderung, kollegiale Beratung, usw.)
- Symptomminderung, Schlafförderung
- Hospiz- und Palliativgesetz (HPG) und Sterbehilfe
- Sozialrechtliche Sicht sowie relevante Gesetze: SGB V, VI, XI, XII, Hilfsmittelverordnung
- Pflegetheorien: Pflege von Menschen am Lebensende nach Katharine Kolcaba
- Pflegevisite, Fallbesprechungen
- S3-Leitlinie Prävention, Diagnostik, Therapie und Nachsorge des Lungenkarzinoms
- Trauerphasen nach Verena Kast
- Krisenmodelle nach Caplan oder nach Cullberg

Gerhard Berger, 59 Jahre

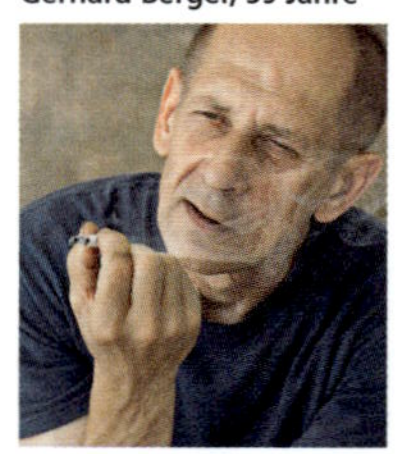

Erleben / Deuten / Verarbeiten

- Umgang mit Todesangst
- Coping, Widerstandsfaktoren – Ressourcenorientierung
- Beratung zu größtmöglicher Selbstständigkeit
- Konflikte und Mitleiden, bewusste Abgrenzung
- Konflikt zu standardisierten Prozessen im medizinischen Bereich vs. Individualisierung, z. B. Palliativ-Versorgung vs. dürfen die Betroffenen weiter rauchen?
- Lebensqualität am Lebensende
- Umgang mit der eigenen Sterblichkeit

Kontextbedingungen

- Lungenkrebs – palliative Pflege
- Basale Stimulation
- Stationäre onkologische Versorgung
- Selbsthilfegruppen, Seelsorge und weitere Unterstützungsangebote für Sterbende/Trauernde
- Pflegesystem: Bezugspflege
- Angebotsstruktur des Hospizes
- Zusammenhang Umwelt und Krankheit: Luftverschmutzung

[P1691/L157/J787-291]

Kapitel 19 Amyothrophe Lateralsklerose

Aufgabe 1

Lösung zur Diagnostik und Therapie bei Amyotropher Lateralsklerose	
Diagnostik und Therapie zum Zustand	**Handlungsoption, Pflegemaßnahmen**
Zur Falldarstellung sind folgende Diagnostik und Therapie möglich: **Diagnostik:** erfolgt durch eine Kombination von Methoden: • Anamnese, körperliche Untersuchung, • Elektromyografie (EMG), Magnetresonanztomografie (MRT) • Lungenfunktionstest • Schluckdiagnostik • usw. **Therapie:** hängt vom Schweregrad ab und kann Folgendes umfassen: • Riluzol-Therapie: einziges zugelassenes Medikament für ALS, hemmt Glutamatfreisetzung, verbessert Lebenszeit und -qualität, erfordert wegen Nebenwirkungen (z. B. Müdigkeit, Leberschäden) regelmäßige Kontrollen • symptomlindernde Medikamente, z. B. im Schmerzmanagement • Atemunterstützung (nicht invasiv, z. B. durch Atemtraining oder Atemsekret-Absaugung, oder invasiv, z. B. mit Beatmung) • Weitere Therapie: Physiotherapie, Ergotherapie, Logopädie, usw. • psychosoziale Betreuung mittels z. B. psychologischen Gesprächen zum Sterben oder zur Lebenserwartung, usw. • palliative Versorgung am Lebensende • usw.	Folgende Pflegemaßnahmen wären für Herrn Hugo Zeppelin zu beachten: • regelmäßige Schmerzerfassung (Skalen, Tagebuch) • Medikamentengabe überwachen und Nebenwirkungen dokumentieren, z. B. bei Betäubungsmitteln Benommenheit, Übelkeit, Obstipation • Umgang mit Beatmungsgeräten und Sauerstoffgabe sowie das Sekretmanagement z. B. mit einem Protokoll, Inhalation und Sekretabsaugung sowie spezielle Mundpflege • Atemunterstützende Übungen und Positionierungen • Mobilität fördern und aktive/passive Bewegungsübungen unterstützen, Hilfsmittel bereitstellen • alle Prophylaxen anwenden, z. B. Pneumonie, Kontraktur, usw. • Schlucktraining begleiten, beim Nahrung anreichen die Schluckstufen beachten • Kommunikationshilfen anwenden, z. B. Buchstaben-Bildkarten, Handy-/PC-Programme • grundsätzlich die Lebensqualität sichern, z. B. durch Freizeitgestaltung, Hobbys • usw.

Aufgabe 2

Lösung zu den Präventionsarten bei Amyotrophe Lateralsklerose	
Präventionsarten	**Anwendungsbeschreibung**
Sekundärprävention	Früherkennung von ALS durch diagnostische Maßnahmen wie Elektromyografie (EMG), Lungenfunktionstests und Schluckdiagnostik, um den Krankheitsverlauf frühzeitig zu bewerten.
Tertiärprävention	Einsatz von Atemunterstützung, Physiotherapie, Ernährungssonden und logopädischer Therapie, um Verschlechterungen einzudämmen und die Lebensqualität zu sichern.
Verhaltensprävention	Förderung eines gesunden Lebensstils durch Anpassung der Ernährung, Atemübungen, regelmäßige Bewegungsübungen, um den Krankheitsverlauf positiv zu beeinflussen.
Verhältnisprävention	Anpassung der Umwelt, z. B. barrierefreie Wohnraumanpassungen, Bereitstellung von Hilfsmitteln wie Rollstühlen oder Beatmungsgeräten, um gesundheitsfördernde Bedingungen zu schaffen.

Aufgabe 3

Lösung zur eigenen Kompetenzeinordnung bei Amyotrophe Lateralsklerose

Kompetenzbereich	Einordnung der Wissensbezüge zur Falldarstellung
Kompetenzbereich 1: Pflegeprozesse und Pflegediagnostik in akuten und dauerhaften Pflegesituationen verantwortlich planen, organisieren, gestalten, durchführen, steuern und evaluieren	**Mögliche Pflegediagnosen:** • beeinträchtigte Mobilität durch Muskelschwäche • beeinträchtigter Gasaustausch und Atemvorgang (Luftnot) durch Atemwegsprobleme, Inhalation, Absaugung und Sauerstofftherapie • akute oder chronische Schmerzen durch Muskelkrämpfe und Spastiken • Selbstpflegedefizit bei alltäglichen Aktivitäten durch mangelnde Motorik • Dekubitusrisiko aufgrund längeren Sitzens im Rollstuhl • veränderte Körperwahrnehmung durch ALS und Hilfsmittelnutzung • emotionaler Stress durch Verlust der Selbstständigkeit • Risiko unzureichender Ernährung aufgrund von Schluckbeschwerden • hohes Risiko für Verstopfung und Hautveränderungen durch evtl. Opiatgabe • Angst und Unsicherheit bezüglich Krankheitsverlauf • Todesangst, Hoffnungslosigkeit • usw.
Kompetenzbereich 2: Kommunikation und Beratung personen- und situationsorientiert gestalten	**Mögliche allgemeine Kommunikationstechniken:** Aktives Zuhören, offene Fragen stellen, Empathie zeigen, nonverbale Kommunikation beachten, Paraphrasieren, Bestätigung der Gefühle, offene Körperhaltung, emotionale Unterstützung anbieten, usw. **Mögliche Beratungsinhalte:** Umgang mit ALS, Schmerz und Symptomlinderung, Entscheidungshilfen zur Beatmung, Palliativpflege, Hilfsmittel, rechtliche Unterstützung, usw.
Kompetenzbereich 3: Intra- und interprofessionelles Handeln in unterschiedlichen systemischen Kontexten verantwortlich gestalten und mitgestalten	**Mögliche beteiligte Berufsgruppen:** Mediziner*innen (Neurologie, Pneumologie bzw. Palliativmedizin), Pflegefachkräfte und Pflegeexpert*innen für außerklinische Beatmungs-Intensivpflege, Atemtherapie, Physiotherapie, Ergotherapie, Logopädie, Sozialarbeit, Psychologie, Palliativpflege, Seelsorge **Mögliche Diagnostik und Therapie – Behandlungspflege:** Inhalationstherapie, Absaugung, Sauerstofftherapie, Maskenbeatmung, Schmerzmanagement, Ernährungstherapie, Wundversorgung (z. B. Dekubitusprävention), Medikamentengabe (z. B. Riluzol), usw.
Kompetenzbereich 4: Das eigene Handeln auf der Grundlage von Gesetzen, Verordnungen und ethischen Leitlinien reflektieren und begründen	**Mögliche rechtliche Relevanzen:** • Einwilligung zur Behandlung • AMG und BtMG • Sterbehilfe: im § 217 StGB, 2020 vom Bundesverfassungsgericht aufgehoben, ist die geschäftsmäßige Förderung der Selbsttötung nicht mehr strafbar, aber weiterhin gesetzlich und ethisch streng geregelt • Patientenverfügung und Vorsorgevollmacht, Hilfsmittelverordnung • Arbeitszeitgesetz und Arbeitsschutz • Delegation und Remonstration • rechtlicher Rahmen der Palliativpflege, gesetzliche Regelungen zur Beatmung und Lebensverlängerung, Datenschutz und Schweigepflicht • SGB XI (Pflegeversicherung) • SGB V (§ 37c – außerklinische Intensivpflege in der Krankenversicherung) • SGB VI (Rente)
Kompetenzbereich 5: Das eigene Handeln auf der Grundlage von wissenschaftlichen Erkenntnissen und berufsethischen Einstellungen reflektieren und begründen	**Expertenstandards:** Schmerz, Mobilitätsförderung, Dekubitus, Sturz, Ernährungsmanagement, Förderung der Hautintegrität, usw. **Assessments:** Numerische Rating Skala (NRS), Schmerztagebuch, Atemskala nach Bienstein, Mini Nutritional Assessment® (MNA®), Barthel-Index, usw. **Pflegetheorien:** Adaptionsmodell nach Callista Roy, welches den Menschen als ein adaptives System betrachtet **Weitere Theorien:** Sekundär- und Tertiärprävention, Verhaltens- und Verhältnisprävention, alle Prophylaxen, Kinästhetik, Trauerphasen nach Verena Kast, Krisenmodelle nach Caplan oder Cullberg **Leitlinie:** S1-Leitlinie Motoneuronerkrankungen **Berufsethik:** Sterbehilfe, Autonomie von Sterbenden, Beatmungsfrage

19 Amyotrophe Lateralsklerose

Kontext: ambulante Intensiv-Langzeitpflegeeinrichtung (Heimbeatmungs-Intensiv-Pflege)
Komplexität: höhere Risikogeneigtheit

Akteure/beteiligte Personen und deren Rollen

- Hugo Zeppelin: Klient, 63 Jahre alt, leidet an ALS, benötigt rund um die Uhr ambulante Heimbeatmung, Intensivpflege
- Berta Klose: Praxisanleiterin, übernimmt 12-Stunden-Dienste und begleitet die Pflegefachschülerin, sorgt für Anleitung und Delegation pflegerischer Aufgaben
- Tatjana Kellermann: Pflegefachschülerin im 2. Ausbildungsjahr, lernt während ihres Einsatzes die medizinischen und pflegerischen Maßnahmen sowie die emotionalen und ethischen Aspekte der ambulanten Intensivpflege kennen
- Hugos Familie: unterstützt die Pflege zu Hause nicht, kann dies nicht leisten
- Ärzte/medizinisches Team: diagnostizieren und behandeln Hugos ALS, verordnen Therapien wie Sauerstoffgabe, Maskenbeatmung & Inhalation
- Pflegefachkräfte: weitere Fachkräfte in der ambulanten Intensivpflege, die zusammen mit Berta und Tatjana die tägliche Versorgung sicherstellen
- evtl. weitere Palliativ-Fachpflegekräfte, Pain Nurse, usw.

Handlungsanlässe

- Pflegediagnosen: beeinträchtigte Mobilität, beeinträchtigter Gasaustausch und Atemnot, Schmerzen durch Muskelkrämpfe und Spastiken, Selbstpflegedefizit, Dekubitusrisiko, veränderte Körperwahrnehmung, unzureichende Ernährung, Gefahr von Verstopfung und Hautveränderungen durch Opiate, usw.
- Pflegephänomene: Emotionaler Stress, Angst und Unsicherheit über den Krankheitsverlauf

Handlungsmuster

- Anatomie: Gehirn, ZNS, Hirnstamm und Rückenmark
- Pathophysiologie: Degeneration der Motoneuronen im Gehirn und eine Störung der Reizweiterleitung von Nervenzellen zu den Muskeln
- Grundlagen: Neurologie, Palliativpflege
- Pflegeprozess im ambulanten intensivpflegerischen Setting planen, steuern, durchführen, evaluieren
- Expertenstandards: Schmerz, Mobilitätsförderung, Dekubitus, Sturz, Ernährungsmanagement und die Förderung der Hautintegrität
- Assessments: NRS, Schmerztagebuch, Atemskala nach Bienstein, MNA®, Barthel-Index, usw.
- Sekundär- und Tertiärprävention, sowie Verhaltens- und Verhältnisprävention, alle Prophylaxen, Kinästhetik
- Interprofessionelles Handeln am Beispiel der Heimbeatmungspflege, außerklinische Intensivpflege, Atmungstherapeuten
- Beratung als Entscheidungshilfe zur Beatmung, Palliativpflege und zur rechtlichen Unterstützung, usw.
- Behandlungspflege: Inhalation, Absaugung, Sauerstofftherapie, Maskenbeatmung, usw.
- nonverbale Kommunikation beachten, Paraphrasieren & emotionale Unterstützung anbieten
- persönliche Reflexion (Umgang mit palliativer Pflege, etc.)
- Symptomminderung bei ALS
- Patientenverfügung und Vorsorgevollmacht, Hilfsmittelverordnung
- Arbeitszeitgesetze und Arbeitsschutz, Delegation & Remonstration
- Arzneimittelgesetz (AMG) und Betäubungsmittelgesetz (BtMG)
- SGB V, VI, XI
- Hilfsmittelverordnung
- Pflegetheorien: Adaptionsmodell nach Callista Roy
- S1-Leitlinie Motoneuronerkrankungen
- Trauerphasen nach Verena Kast
- Krisenmodelle nach Caplan oder nach Cullberg
- Ethik: Beatmungsfrage und Autonomie

Hugo Zeppelin, 63 Jahre

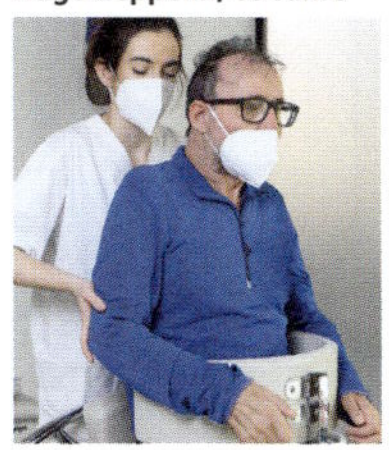

[P1691/L157/J787-290]

Erleben / Deuten / Verarbeiten

- Umgang mit progredienten Erkrankungen und Todesangst
- Coping und Ressourcenorientierung
- Beratung zu größtmöglicher Selbstständigkeit
- Mitleiden und die bewusste Beschäftigung mit dem Tod
- Konflikt zu standardisierten Prozessen, z. B. Intensivpflege: Beatmung oder Sterbehilfe ermöglichen dürfen?
- Lebensqualität am Lebensende
- Umgang mit der eigenen Sterblichkeit

Kontextbedingungen

- Amyotrophe Lateralsklerose (ALS) – palliative Pflege
- ambulante Intensivpflege
- Angebotsstruktur der Heimbeatmung
- Prävalenz und Prognose: Beginn meistens zwischen dem 50. und 70. Lebensjahr, nur selten jünger; Männer etwas öfter als Frauen (1,6 : 1); Krankheit führt zu eingeschränkter Lebensqualität und Tod

Kapitel 20 Leukämie

Aufgabe 1

Lösung zur Diagnostik und Therapie bei Leukämie	
Diagnostik und Therapie zum Zustand	**Handlungsoption, Pflegemaßnahmen**
Zur Falldarstellung sind folgende Diagnostik und Therapie möglich: **Diagnostik:** erfolgt durch eine Kombination von Methoden: • Blutbildanalyse, z. B. die Anzahl der weißen und roten Blutkörperchen • Knochenmarkbiopsie, genetische Tests, Lumbalpunktion • bildgebende Verfahren (wie Ultraschall oder MRT) • usw. **Therapie:** hängt ab von Stadium und Art der Leukämie, also den betroffenen Zelltypen sowie dem Allgemeinzustand des Patienten und kann Folgendes umfassen: • Chemotherapie, Strahlentherapie, Stammzelltransplantation • Zielgerichtete Therapie: zielt auf spezifische molekulare Veränderungen in den Krebszellen ab, um deren Wachstum zu hemmen • Supportive Maßnahmen: unterstützen den Patienten bei der Bewältigung von Nebenwirkungen und Komplikationen, z. B. Schmerzlinderung, Infektionsprophylaxe, Bluttransfusionen, Ernährungsberatung • usw.	Folgende Pflegemaßnahmen wäre für Lukas Haller zu beachten: • Schmerzkontrolle: regelmäßige Beurteilung und Behandlung von Schmerzen durch geeignete Assessments und die angeordneten Medikamente • Infektionsschutz: strikte Hygienemaßnahmen, um das Risiko von Infektionen zu minimieren, einschließlich der Verwendung von Schutzkleidung und sorgfältiger Wundpflege, ggf. Umkehrisolation • Überwachung der Vitalzeichen: regelmäßige Kontrolle von Temperatur, Puls, Blutdruck und Atmung, um frühzeitig Veränderungen des Gesundheitszustandes zu erkennen • Ernährungsberatung: Unterstützung bei der Ernährung, um den Gesundheitszustand zu verbessern, das Immunsystem zu stärken und eine Gewichtszunahme anzuregen • Psychosoziale Unterstützung: Betreuung und Unterstützung für Kind, Familie, sonstige An- und Zugehörigen • usw.

Aufgabe 2

Berücksichtigung des Expertenstandards Schmerzmanagement bei Leukämie	
Kriterien	**Anwendungsbeschreibung**
Strukturkriterien	Schulung der Pflegekräfte im Schmerzmanagement für Kinder, Bereitstellung von kindgerechten Schmerzskalen (z. B. Smiley-Schmerzskala), Zugang zu Schmerzmitteln und -therapien für Kinder, interdisziplinäre Zusammenarbeit mit Schmerzexperten
Prozesskriterien	Regelmäßige Schmerzeinschätzung mit einer täglichen Dokumentation der Schmerzwahrnehmung, individuelle Anpassung der Schmerztherapie je nach Schmerzäußerung, Überprüfung der Wirksamkeit und der Nebenwirkungen der Schmerzbehandlung, Einbeziehung der Eltern in den Schmerzmanagementprozess
Ergebniskriterien	Wurde eine effektive Schmerzreduktion, belegt durch niedrige Schmerzangaben von Lukas, erreicht? Gab es eine Verbesserung des Wohlbefindens von Lukas? Weitere Kriterien könnten sein: erhöhte Teilnahme von Lukas an Aktivitäten/Spielen trotz seiner Leukämie-Erkrankung, Zufriedenheit der Eltern mit der Schmerzbehandlung

Aufgabe 3

Lösung zur eigenen Kompetenzeinordnung bei Leukämie	
Kompetenzbereich	**Einordnung der Wissensbezüge zur Falldarstellung**
Kompetenzbereich 1: Pflegeprozesse und Pflegediagnostik in akuten und dauerhaften Pflegesituationen verantwortlich planen, organisieren, gestalten, durchführen, steuern und evaluieren	**Mögliche Pflegediagnosen:** • Schmerzen, akut und chronisch • Stimmungsschwankungen, Unruhe, Sturzgefahr • Interaktion und Kommunikation evtl. beeinträchtigt durch Schmerzen • Mangelernährung nach Chemotherapie, Ernährungszustand reduziert (Lukas wog vorher 16 kg, jetzt nur noch 10 kg bei 102 cm Körpergröße, BMI < 18,5), Wunschkost anbieten, Lieblingsspeisen, hochkalorische Ernährung • Infektionsgefahr durch maligne Erkrankung • Verstopfung, hohes Risiko durch Schmerzmittel • Eltern von Lukas haben Angst, Lukas hat Todesangst, Hoffnungslosigkeit • Belastung der Familie • usw.
Kompetenzbereich 2: Kommunikation und Beratung personen- und situationsorientiert gestalten	**Mögliche allgemeine Kommunikationstechniken:** Stimmungsschwankungen, Unruhe, kindliche Kommunikation eines 3 ½ Jahre alten Kindes beachten, Geduld, usw. **Mögliche Beratungsinhalte:** Beratung zur onkologischen Betreuung, zum Schmerzmanagement, zu Maßnahmen bei Mangelernährung, usw.
Kompetenzbereich 3: Intra- und interprofessionelles Handeln in unterschiedlichen systemischen Kontexten verantwortlich gestalten und mitgestalten	**Mögliche beteiligte Berufsgruppen:** Mediziner*innen (Onkologie, Palliativmedizin), Pain Nurse und andere Pflegefachpersonen mit Palliativ-Fortbildung, Psychoonkologie, Hospizhelfer, ggf. Ergotherapie, Physiotherapie, Diätassistenz, Besuchsdienste, Krankenhaus-Clowns, (Eltern als Vormund) **Mögliche Diagnostik und Therapie – Behandlungspflege:** Medikamentenüberwachung, Symptomlinderung: medikamentöse Analgesie + Co-Analgetika, ggf. Nahrungsergänzungsmittel oder hochkalorische Kost, usw.
Kompetenzbereich 4: Das eigene Handeln auf der Grundlage von Gesetzen, Verordnungen und ethischen Leitlinien reflektieren und begründen	**Mögliche rechtliche Relevanzen:** • Umgang mit Betäubungsmitteln und Analgetika (AMG und BtMG) • Patientenrechte: Lukas' Recht auf eine umfassende, altersgerechte Information über seine Behandlung sowie das Recht der Eltern, in alle Entscheidungen eingebunden zu werden (informierte Einwilligung) • Jugendgesetz, Einwilligungsfähigkeit, Kinderschutz, elterliche Zustimmung, Schutz von Minderjährigen • Dokumentationspflicht • Vertraulichkeit und Sorgfaltspflicht • SGB XI (Pflegeversicherung für Pflegegradeinstufung) • SGB V (Gesetzliche Krankenversicherung)
Kompetenzbereich 5: Das eigene Handeln auf der Grundlage von wissenschaftlichen Erkenntnissen und berufsethischen Einstellungen reflektieren und begründen	**Expertenstandards:** Schmerz, Ernährungsmanagement, Sturzprophylaxe **Assessments:** Smiley-Skala, Schmerztagebuch, Mini Nutritional Assessment® (MNA®), Gewichts- und Größenkontrollen, usw. **Pflegetheorien:** Pflegetheorie nach Friedemann betont die ganzheitliche Betreuung (bei Lukas: seine Pflege auf körperliche Symptome, emotionale Belastungen und familiäre Unterstützung abzustimmen, um seine Lebensqualität zu verbessern) **Weitere Theorien:** Trauerphasen nach Verena Kast, Krisenmodelle nach Caplan oder nach Cullberg **Leitlinie:** S3-Leitlinie Chronische Lymphatische Leukämie (CLL) und die L1 Akute lymphoblastische (ALL) Leukämie im Kindesalter **Berufsethik:** EACH-Charta als Leitlinie zum Wohl und zum Schutz der Rechte kranker Kinder

20 Leukämie

Kontext: stationäres Akutkrankenhaus (Kinder-Onkologie-Station) **Komplexität: mittlere Risikogeneigtheit**

Akteure/beteiligte Personen und deren Rollen

- Lukas Haller, 3 ½ Jahre alt: hat Leukämie, zeigt einen reduzierten Ernährungszustand durch vorherige Chemo. Er wog 16 kg, wiegt nun nur noch 10 kg, Körpergröße 102 cm, BMI < 18,5 (Untergewicht)
- Eltern von Lukas: sorgen für emotionale Unterstützung und sind in die Entscheidungsfindung über die Behandlung eingebunden
- Pädiatrische Onkolog*innen: Ärzt*innen, die die Diagnose stellen und den Behandlungsplan für Lukas erstellen und umsetzen
- Pflegefachpersonen: betreuen Lukas täglich, verabreichen Medikamente, überwachen Vitalzeichen und kümmern sich um das Schmerzmanagement
- Sozialarbeiter*innen: unterstützen Lukas und seine Familie bei sozialen Herausforderungen (z. B. Beantragung eines Pflegegrades)
- Ernährungsberater*innen: beraten zur geeigneten Ernährung während der Behandlung, um Lukas' Gesundheitszustand zu unterstützen
- Psycholog*innen: bieten emotionale Unterstützung und Strategien für Lukas und seine Familie an, um mit der Belastung umzugehen
- Evtl. weitere Palliativ-Fachpflegekräfte, Pain Nurse, usw.

Handlungsanlässe

- Pflegediagnosen: Schmerzen, Risiko einer Obstipation, Risiko einer Mundtrockenheit, Risiko einer Infektion, Belastung der Familienbewältigung
- Sonstiges: Angst/Hilflosigkeit, Chemotherapie: Haarausfall und evtl. Übelkeit, Fatigue, Stimmungsschwankungen, Unruhe, usw.
- Mangelernährung, Untergewicht

Handlungsmuster

- Physiologie des Blutsystems und dessen Bestandteilen: Verständnis der Blutbildungsstörungen durch Leukämie
- Grundlagen der Onkologie: Wissen über Leukämie-Arten und deren Behandlungen
- Pflegeprozess im onkologisch-pädiatrischen Setting: Planung, Durchführung und Evaluierung
- Anwendung des Expertenstandards Schmerzmanagement bei Kindern und des Nationalen Expertenstandards Ernährungsmanagement zur Sicherung und Förderung der oralen Ernährung in der Pflege
- Umgang mit Betäubungsmittel (BtMG) und Analgetika bei Kindern (AMG, Arzneimittelgesetz)
- Smiley-Skala, Schmerztagebuch
- Mini Nutritional Assessment® (MNA®), Gewichts- und Größenkontrollen
- Obstipationsprophylaxe: Prävention von Verstopfung durch Chemotherapie oder BtM
- Interprofessionelles Handeln: Zusammenarbeit mit Besuchsdiensten, Krankenhaus-Clowns, Psychoonkologen, Selbsthilfegruppen, usw.
- Gesprächsführung und Beratung: Unterstützung der Familie in der Kommunikation über die Krankheit
- Unterstützung bei Diagnostik und Therapie: Begleitung während Chemotherapie, Bestrahlung und Schmerztherapie
- Jugendgesetz, Einwilligungsfähigkeit, Kinderschutz, elterliche Zustimmung, Schutz von Minderjährigen
- Pflegevisite und Fallbesprechungen: regelmäßige Überprüfung und Besprechung des Pflegeplans
- Pflegetheorie nach Friedemann
- Supervision, Fallbesprechungen
- EACH-Charta: Rechte kranker Kinder
- S3-Leitlinie Chronische Lymphatische Leukämie (CLL), L1_Akute lymphoblastische Leukämie (ALL) im Kindesalter
- Trauerphasen und Krisenmodell: Unterstützung der Familie durch Trauerphasen und Krisenbewältigungsstrategien

Lukas Haller, 3 ½ Jahre

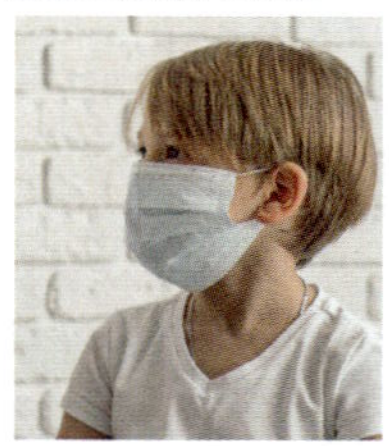

Erleben / Deuten / Verarbeiten

- Lukas leidet unter den Symptomen der Leukämie und den Nebenwirkungen der Behandlung
- Eltern fühlen sich emotional belastet und unsicher
- Familie interpretiert die Krankheit und Behandlung durch medizinische Informationen
- Familie sucht Unterstützung
- Mitleiden – bewusste Abgrenzung
- Umgang mit „todkranken" Kindern und deren Familien
- Trauer und Angst, Hilflosigkeit
- Persönliche Reflexion und Bewältigungsstrategien

Kontextbedingungen

- Leukämie und ihre Krankheitsstadien
- Onkologische und pädiatrische Pflege
- Alter und Entwicklungsstand von Kindern
- Familienumfeld
- Angebotsstrukturen in der pädiatrischen Onkologie
- Gesellschaftliche Wahrnehmung: Leukämie bei Kindern kann große öffentliche Aufmerksamkeit und Unterstützung auslösen

[P1691/L157/J787-234]

Kapitel 21 Sterbeprozess

Aufgabe 1

Lösung zur Diagnostik und Therapie beim Sterbeprozess	
Diagnostik und Therapie zum Zustand	**Handlungsoption, Pflegemaßnahmen**
Zur Falldarstellung sind folgende Diagnostik und Therapie möglich: **Diagnostik** im Sterbeprozess für das Feststellen des Todes eines Menschen (medizinisch): • Fehlen aller Lebenszeichen (Atmung, Herzschlag, Puls, Reaktion auf Schmerzreize), fehlender Pupillenreflex, flaches EEG, Abwesenheit von Herztönen und Puls im EKG, Bestätigung durch bildgebende Verfahren (z. B. Dopplersonografie), Fehlen von Reflexen (z. B. Hirnstammreflexe), keine Muskelspannung oder willkürliche Bewegung, bei Hirntod-Verdacht zusätzliche Tests (Angiografie, Transkranielle Dopplersonografie) • Karnofsky-Index (1949) zur Einschätzung des AZ (Performance): Skala von 0 (tot) bis 100 (normale Aktivität), bewertet körperliche und soziale Aktivität • ECOG/WHO-Score (1960): vereinfachte Version des Karnofsky-Index mit sechs Punkten • usw. **Therapie:** hängt vom Stadium des Sterbeprozesses ab und kann Folgendes umfassen: • symptomatische Therapie zur Milderung von Symptomen, insb. medikamentöse Behandlung von z. B. Depression, Schmerzmanagement, Linderung von Übelkeit und Erbrechen, Angst und Unruhe • Unterstützung der Atmung mit Sauerstoff oder Inhalation • Sedierung bei starken Symptomen • Flüssigkeitszufuhr gegen Dehydrierung, ggf. enterale oder parenterale Ernährung • usw.	• AZ einschätzen, Beurteilung der Vitalzeichen (Herzfrequenz, Blutdruck, Atemfrequenz), Körperflüssigkeiten (Schwitzen, Speichelbildung), Hautveränderungen (z. B. Blässe, Zyanose, Marmorierung), Körpertemperaturreduktion, Bewusstseinsveränderungen (z. B. Somnolenz, Koma), Reaktionsfähigkeit der Pupillen auf Licht (Pupillenreflex), Abnahme des Muskeltonus, Apathie, Verminderung der Nahrungsaufnahme • Zeichen einer Multiorganinsuffizienz, z. B. durch Bilanzierung, Verminderung des Urinoutputs (Oligurie, Anurie) • Beobachtung der Atemmuster (Cheyne-Stokes-Atmung, Kussmaul-Atmung) • psychosoziale Aspekte der Patientin und ihrer Familie, spirituelle Begleitung je nach Wunsch der Patientin • Förderung einer Umgebung, die Ruhe und Frieden für den Sterbenden schafft, zur Verbesserung des Wohlbefindens, z. B. Haut-, Mundpflege und Positionierung • Häufigkeit und Art der Schmerzen: Schmerzen in der palliativen Pflege werden oft mit hochdosierten Medikamenten behandelt, Voraussetzung ist eine regelmäßige Schmerzerfassung (Skalen, Tagebuch) • usw.

Aufgabe 2

Lösung zur Einschätzung des Allgemeinzustandes	
Kriterien	**Anwendungsbeschreibung**
Erscheinungsbild	Der äußere Zustand von Liva May gibt Hinweise auf einen reduzierten AZ (z. B. Blässe, Abmagerung, eingeschränkte Körperfunktionen).
Kognitiven Fähigkeiten	Liva May zeigt Anzeichen von Gedächtnisstörungen und Orientierungsverlust. Diese Einschränkungen deuten auf einen stark reduzierten AZ hin.
Kommunikation	Liva May hat gelegentlich Schwierigkeiten beim Sprechen und Verstehen. Diese beeinträchtigte Kommunikation zeigt einen reduzierten AZ.
Mobilität	Liva May ist sehr eingeschränkt oder gar nicht mehr mobil. Dies deutet auf einen stark reduzierten AZ hin.

Aufgabe 3

Lösung zur eigenen Kompetenzeinordnung beim Sterbeprozess	
Kompetenzbereich	**Einordnung der Wissensbezüge zur Falldarstellung**
Kompetenzbereich 1: Pflegeprozesse und Pflegediagnostik in akuten und dauerhaften Pflegesituationen verantwortlich planen, organisieren, gestalten, durchführen, steuern und evaluieren	**Mögliche Pflegediagnosen:** • akuter oder chronischer Schmerz aufgrund der Krebserkrankung • verminderte Mobilität, eingeschränkte Bewegung bis hin zur völligen Bettlägerigkeit • chronische Müdigkeit (Fatigue), extreme Erschöpfung • kognitive Beeinträchtigung, Gedächtnisstörungen und Orientierungsverlust • Angst vor dem bevorstehenden Sterbeprozess und dem Tod • verminderte Selbstpflegefähigkeiten aufgrund körperlicher Einschränkungen • Trauer (auch bei den Angehörigen), emotionale Belastung durch den Verlust • soziale Isolation aufgrund des Sterbeprozesses und wenig sozialem Kontakt • veränderte Eltern-Kind-Rolle und veränderte familiäre Beziehungen • usw.
Kompetenzbereich 2: Kommunikation und Beratung personen- und situationsorientiert gestalten	**Mögliche allgemeine Kommunikationstechniken:** Aktives Zuhören, Empathie, respektvolle Sprache, nonverbale Kommunikation, Schweigen, Vermeidung von Urteilen, usw. **Mögliche Beratungsinhalte:** Beratung zur palliativen Betreuung, zum Schmerzmanagement, zur Mangelernährung, Aufklärung über den Sterbeprozess, Beratung zur Entscheidungsfindung in Bezug auf lebenserhaltende Maßnahmen, usw.
Kompetenzbereich 3: Intra- und interprofessionelles Handeln in unterschiedlichen systemischen Kontexten verantwortlich gestalten und mitgestalten	**Mögliche beteiligte Berufsgruppen:** Mediziner*innen (Onkologie, Palliativmedizin), Painnurse und andere Pflegefachperson mit Palliativ-Fortbildung, Psychoonkologie, ggf. Diätassistenz, Ehrenamtliche, Seelsorge, (An- und Zugehörige) **Mögliche Diagnostik und Therapie – Behandlungspflege:** Palliative Symptomlinderung und Medikamentenüberwachung: Analgesie + Co-Analgetika, Antiemetika, ggf. Antidepressiva, ggf. Antipyretika, ggf. Sauerstoff- und Infusionstherapie, Vitalzeichenüberwachung, usw.
Kompetenzbereich 4: Das eigene Handeln auf der Grundlage von Gesetzen, Verordnungen und ethischen Leitlinien reflektieren und begründen	**Mögliche rechtliche Relevanzen:** • Arzneimittelgesetz (AMG), Betäubungsmittelgesetz (BtMG) • Passive Sterbehilfe: Abbruch lebenserhaltender Maßnahmen ist zulässig, wenn Patient*in zustimmt oder keine Heilungsaussicht besteht, basiert auf dem Gesetz zur Patientenverfügung (§ 1901a BGB), Vorsorgevollmacht • Aktive Sterbehilfe: nach § 216 StGB strafbar und gilt als Tötung auf Verlangen • Beihilfe zum Suizid: Das Recht auf selbstbestimmtes Sterben wurde 2020 vom Bundesgerichtshof anerkannt, jedoch bleibt die Organisation rechtlich unklar • § 217 StGB regelt die Strafbarkeit einer geschäftsmäßigen Sterbehilfe • Delegation, Remonstration • Heil- und Hilfsmittelverordnung • Schweigepflicht • SGB XI (Pflegeversicherung für Pflegegradeinstufung) • SGB V (Gesetzliche Krankenversicherung): § 37 zur AAPV, § 37b zur SAAPV
Kompetenzbereich 5: Das eigene Handeln auf der Grundlage von wissenschaftlichen Erkenntnissen und berufsethischen Einstellungen reflektieren und begründen	**Expertenstandards:** Schmerzen, Förderung der Hautintegrität, Sturz **Assessments:** Numerische Rating-Skala (NRS), Schmerztagebuch, Glasgow Coma Scale, MNA®, Karnofsky-Index, ECOG/WHO-Score **Pflegetheorien:** Theorie des systemischen Gleichgewichts von Friedemann **Weitere Theorien:** Konzept der palliativen Pflege, Basale Stimulation, Trauerphasen nach Verena Kast oder Kübler-Ross **Leitlinie:** S3-Leitlinie Palliativversorgung für Kinder und Jugendliche mit einer Krebserkrankung, S3-Leitlinie Palliativmedizin für Patienten mit einer nicht heilbaren Krebserkrankung **Berufsethik:** Respekt vor der Autonomie, Wahrung der Menschenwürde, Abwägung von Lebenserhalt und Lebensqualität, Berücksichtigung ethischer und religiöser Überzeugungen, Förderung des würdevollen Sterbens

21 Sterbeprozess

Kontext: spezialisierte ambulante Palliativversorgung (SAPV)

Komplexität: höhere Risikogeneigtheit

Akteure/beteiligte Personen und deren Rollen

- Liva May, 16 Jahre, leidet an einer schweren, nicht heilbaren Krebserkrankung, befindet sich im Sterbeprozess, erkannte, dass ihre Lebenszeit begrenzt ist, nutzte bereits den Wünschewagen
- Markus Jänke, Fachpfleger in Palliative Care, betreut die Familie May seit acht Wochen im Rahmen der SAPV
- Rama Yildiz, Pflegefachschülerin, 3. Ausbildungsjahr, wird von Markus Jänke betreut, ist an der Pflege von Liva beteiligt und lernt von der praktischen Erfahrung in der Palliativpflege, erlebt den Sterbeprozess mit
- Familie May, An- und Zugehörige, die Liva in ihren letzten Tagen begleiten und unterstützen, sind emotional und pflegerisch an ihrer Seite
- Ärztliches Team (z. B. Hausarzt, Palliativmediziner, Onkologie, Pädiatrie), welche Liva medizinisch betreuen, den Fortschritt ihrer Krankheit überwachen und Entscheidungen zur Symptomkontrolle sowie zu Medikamenten treffen
- evtl. weiteres Pflege- und Betreuungsteam, Palliativ Care Fachpflegekräfte, Pain-Nurse, Kinderfachpflege, usw.

Handlungsanlässe

- Pflegediagnosen: akuter oder chronischer Schmerz, verminderte Mobilität, chronische Müdigkeit und Erschöpfung, kognitive Beeinträchtigung (z. B. Gedächtnisstörungen), Selbstpflegedefizit, usw.
- Pflegephänomene: Angst vor dem Tod, Trauer, emotionale Belastung, soziale Isolation

Handlungsmuster

- Physiologie des Sterbeprozesses
- Konzept der palliativen Pflege
- Grundlagen der palliativen Medizin
- Pflegeprozess im Setting der palliativen Pflege planen, steuern, durchführen, evaluieren
- Expertenstandards Schmerz, Hautintegrität, Sturz usw.
- Interprofessionelles Handeln am Beispiel des Wünschewagens usw.
- Überwachung des AZ mit Karnofsky-Index, ECOG/WHO-Score
- Assessments: NRS-Skala, Schmerztagebuch, Glasgow Coma Scale, MNA® usw.
- respektvolle Sprache, nonverbale Kommunikation, Schweigen, Vermeidung von Urteilen
- Beratung über den Sterbeprozess, Entscheidungsfindung in Bezug auf lebenserhaltende Maßnahmen sowie zur palliativen Pflege
- Unterstützung bei Diagnostik und Therapie: palliative Behandlungspflege zur Symptomminderung usw.
- Persönliche Reflexion (Tod &Trauer)
- Berücksichtigung ethischer und religiöser Überzeugungen für einen respektvollen Abschied
- Passive/aktive Sterbehilfe, Beihilfe zum Suizid
- Patientenverfügung, Vorsagevollmacht
- Arzneimittelgesetz (AMG), Betäubungsmittelgesetz (BtMG)
- Sozialgesetzbücher: § 37 SGB V zur häuslichen Krankenpflege und AAPV, § 37b SGBV zur SAAPV, SGB XI
- Hilfsmittelverordnung
- Pflegetheorie von Friedemann
- S3-Leitlinie Palliativversorgung für Kinder und Jugendliche mit einer Krebserkrankung; S3-Leitlinie Palliativmedizin für Patienten mit einer nicht heilbaren Krebserkrankung
- Basale Stimulation
- Trauerphasen nach Verena Kast oder von Kübler-Ross
- Ethik: Autonomie, Wahrung der Menschenwürde, Abwägung von Lebenserhalt und Lebensqualität, würdevolles Sterben

Liva May, 16 Jahre

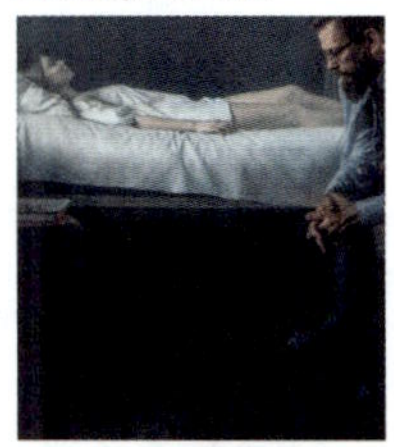

Erleben / Deuten / Verarbeiten

- Bewusstwerden der eigenen Endlichkeit und Akzeptanz des Sterbeprozesses
- Trauer, Schmerz und Versuch, den Verlust emotional zu verarbeiten
- Konflikt und Mitleiden: Nähe zum Tod und die Begleitung des Sterbeprozesses
- Lebensqualität am Lebensende
- Auseinandersetzung mit der Vergänglichkeit
- respektvoller Abschied
- Zulassen von Trauer und Akzeptanz
- ggf. Angst und Hoffnungslosigkeit

Kontextbedingungen

- Endphase einer fortgeschrittenen Krebserkrankung, die den Sterbeprozess einleitet
- Palliative Pflege
- Familienumfeld und die Trauer in verschiedenen Kulturen und Traditionen
- Basale Stimulation
- Unterstützungsangebote (z. B. Wünschewagen)
- Angebotsstruktur von SAPV
- würdevolle letzte Lebensphase ermöglichen

[P1691/L157/J787-239]

Kapitel 22 Depression

Aufgabe 1

Lösung zur Diagnostik und Therapie bei Depression und Suizidgefahr

Diagnostik und Therapie	Handlungsoption, Pflegemaßnahmen
Zur Falldarstellung sind folgende Diagnostik und Therapie möglich: **Diagnostik:** • Nach ICD-10 müssen über zwei Wochen zwei der Hauptsymptome bestehen • Anamnesegespräch, in dem die psychopathologische Symptomatik und die aktuelle Situation erfasst wird • usw. **Therapie:** • Aufklärung und Psychoedukation für Patient und Angehörige • Psychotherapie, Schlafentzugsbehandlung, Lichttherapie • Beschäftigung/Aktivierung (Kunsttherapie, Ergotherapie) • Antidepressiva: SSRI (selektive Serotonin-Wiederaufnahme-Hemmer), SSNRI (selektive Serotonin-Noradrenalin-Wiederaufnahme-Hemmer), trizyklische Antidepressiva (TZA), Benzodiazepine (Psychopharmaka) • usw.	Folgende Pflegemaßnahmen bei Suizidgefahr für Herrn Ingo Beckmann zu beachten: • Ernstnehmen von Suizidankündigungen: direkte und indirekte Ankündigungen ernst nehmen, Schlaf-Wach-Rhythmus und Verhalten beobachten • Achten auf Verhaltensänderungen: Verschenken persönlicher Gegenstände, Testament schreiben, usw. • Offenes Nachfragen: Suizidgedanken thematisieren, ggf. Psychiater*in • Gefährdende Gegenstände in Absprache mit dem Patienten entfernen, Zimmerkontrollen durchführen • Suizidrisiko-Einschätzung: Assessment mit NGASR-Skala (basiert auf 16 verschiedenen evidenzbasierten Risikofaktoren) • Begleitung und Absprache: Zu Therapien begleiten, Teamabsprachen überprüfen, Anti-Suizid-Pakt anbieten, Absprachen treffen, Standard: Eins-zu-Eins-Betreuung, Suizidrisiko dokumentieren • usw.

Aufgabe 2

Lösung zur Berücksichtigung des Krisenmodells nach Cullberg bei Depression

4 Stadien	Anwendungsbeschreibung
1. Schock	Gefühl der Betäubung, Unfähigkeit zu reagieren Herr Beckmann: Unterstützen, emotionale Sicherheit bieten, keine überfordernden Anforderungen stellen
2. Reaktion	Intensive Emotionen wie Angst, Wut, Trauer Herr Beckmann: Raum geben, um Gefühle auszudrücken, aktives Zuhören, Verständnis zeigen. Herr Beckmann ist möglicherweise in dieser Phase.
3. Bearbeitung	Beginn der Auseinandersetzung mit dem Ereignis Herr Beckmann: Förderung der inhaltlich-emotionalen Auseinandersetzung, Gespräche über Erlebtes und Gefühle anregen, Ressourcen und Stärken hervorheben
4. Neuorientierung	Entwicklung neuer Perspektiven und Lebenswege Herr Beckmann: Unterstützung bei der Identifikation von Lösungsideen und neuen Zielen, Ermutigung zu kleinen Schritten in die Zukunft, Hilfe beim Aufbau neuer Routinen und Strukturen.

Aufgabe 3

Lösung zur eigenen Kompetenzeinordnung bei Depression	
Kompetenzbereich	**Einordnung der Wissensbezüge zur Falldarstellung**
Kompetenzbereich 1: Pflegeprozesse und Pflegediagnostik in akuten und dauerhaften Pflegesituationen verantwortlich planen, organisieren, gestalten, durchführen, steuern und evaluieren	**Mögliche Pflegediagnosen:** • Alleinsein/Einsamkeit/Isolierung/Gefahr der sozialen Isolation • Beeinträchtigte Kommunikation (Herr Beckmann redet wenig) • Suizidäußerung, Suizidgefahr, Unterstützung in einer Krise • Selbstverstümmelungsgefahr/Gefahr der Gewalt/evtl. Suchtgefahr • Beziehungsgestaltung gestört: Tagesstrukturierung unterstützen • Veränderter Familienprozess: Trauer, Angst, Hoffnungslosigkeit • Selbstpflegedefizit bei hochgradiger Depression • Mangelernährung (isst wenig), evtl. Schmerzen • usw.
Kompetenzbereich 2: Kommunikation und Beratung personen- und situationsorientiert gestalten	**Mögliche allgemeine Kommunikationstechniken:** Kommunikation mit Empathie als Grundhaltung (nach Carl Rogers); Dos der Kommunikation: Ernstnehmen, Verständnis, Ich-Botschaften; Don'ts der Kommunikation: Bagatellisieren oder klein reden, usw. **Beratungsinhalte:** Beratung zu Selbsthilfegruppen, Motivation zu Aktivitäten, Anbieten von Entlastungsmöglichkeiten, Anti-Suizid-Pakt, kollegiale Beratung/Supervision, usw.
Kompetenzbereich 3: Intra- und interprofessionelles Handeln in unterschiedlichen systemischen Kontexten verantwortlich gestalten und mitgestalten	**Mögliche beteiligte Berufsgruppen:** Pflegefachpersonen in Bezugspflege, Betreuungskräfte, Servicekräfte, Mediziner*innen (Hausärzt*in, Psychologie, Psychiatrie), ehrenamtlicher Besuchsdienst, Seelsorge, Ergotherapie, Beschäftigungskräfte, Sozialarbeit **Mögliche Diagnostik und Therapie – Behandlungspflege:** Behandlungspflege, Überwachung der Psychopharmaka-Einnahme, mögliche Folgeerkrankungen durch die Depression mit Prävalenz- und Inzidenzraten, Zimmerkontrollen durchführen, da Suizidgefahr, usw.
Kompetenzbereich 4: Das eigene Handeln auf der Grundlage von Gesetzen, Verordnungen und ethischen Leitlinien reflektieren und begründen	**Mögliche rechtliche Relevanzen:** • Freiwillige Therapie • Freiheitsentzug, Zwangsbehandlung versus Lebensrettung (Suizid, Eigen- und Fremdgefährdung). Als letztes Mittel bei Eigengefährdung oder Fremdgefährdung ist die Zwangseinweisung nach PsychKG möglich: ärztl. Zeugnis über Suizidalität/Eigengefahr. Vollstreckung/Ausführung durch Polizei, Feststellung durch Amtsgericht innerhalb von 24 h. • Pflege muss jede Suizidäußerung und die damit zusammenhängenden Beobachtungen ernstnehmen und Infos weitergeben, nur so ist ein professionelles Handeln möglich. • Garantenstellung der Pflege verpflichtet zum helfenden Handeln. • Dokumentationspflicht, Datenschutz • Grundgesetz (Menschenwürde)
Kompetenzbereich 5: Das eigene Handeln auf der Grundlage von wissenschaftlichen Erkenntnissen und berufsethischen Einstellungen reflektieren und begründen	**Expertenstandards:** Ernährungsmanagement, Sturz, Schmerz **Assessments:** NGASR-Skala (Nurses' Global Assessment of Suicide Risk), ein Instrument zur Einschätzung des Suizidrisikos mit 16 evidenzbasierten Risikofaktoren, Mini Nutritional Assessment® (MNA®), Essens- und Trink-Protokoll (Bilanzierung), Gewichtskontrollen **Pflegetheorien:** Theorie der Selbstpflege von Dorothea Orem, betont die Bedeutung der Selbstpflege und die Rolle der Pflegekraft, Patient*innen dabei zu unterstützen, ihre Selbstpflegefähigkeiten zu entwickeln und aufrechtzuerhalten. **Weitere Theorien:** Krisenmodell nach Cullberg, Vulnerabilitäts-Stress-Modell **Leitlinie:** S3-Leitlinie Nationale Versorgungsleitlinie Unipolare Depression **Berufsethik:** Autonomie von Herrn Beckmann versus Fürsorgepflicht/Garantenstellung der Pflege

22 Depression

Kontext: psychiatrische Pflege (stationäre Langzeitpflegeeinrichtung - gerontopsychiatrisch)

Komplexität: höhere Risikogeneigtheit

Akteure/beteiligte Personen und deren Rollen

- Herr Ingo Beckmann, 92 Jahre alt, hat psychische Gesundheitsprobleme, lebt seit sechs Monaten in einem gerontopsychiatrischen Pflegeheim, äußert Suizidgedanken offen, traurig und isoliert sich zunehmend und isst nicht mehr regelmäßig
- Keine Angehörigen/Zugehörigen, traurig, weil sein Enkel sich umgebracht hat
- Bereichsleitung des Pflegeheimes: machte Übergabe
- Frau Franka Meier, Pflegefachkraft, Bezugspflegeperson (Begleiterin, Unterstützerin, Beraterin), trägt Verantwortung auch für Auszubildenden
- Tim Schröder, der Auszubildende aus dem 2. Ausbildungsjahr: beobachtet und weist auf die Situation hin
- Evtl. eingeschränkter Kontakt zu Mitbewohner*innen des Pflegeheimes
- Pflegeübergabe: Kontaktaufnahme zu Hausarzt/Psychiater initiieren), Teambesprechung mit Besprechung der Situation von Herrn Beckmann, Psychiater diagnostiziert Depression und ordnet Antidepressiva an (evtl. Zwangseinweisung bei Eigengefährdung erkennen, Fürsorgepflicht der Pflegenden für Herrn Beckmann

Handlungsanlässe

- Pflegediagnosen: beeinträchtigte Interaktion, Machtlosigkeit, Angst, Suizidgefahr, Antriebsschwäche, unwirksames Coping, soziale Isolation, Selbstversorgungsdefizit, evtl. Schlafstörungen, Fatigue, Hoffnungslosigkeit
- Mangelernährung (isst wenig), evtl. Schmerzen

Handlungsmuster

- Grundlagen zu Seele, Psyche, Gemüt, Persönlich keit
- Soziologische und sozialwissenschaftliche Grundlagen von psychischen Erkrankungen
- Klassifikationssysteme in der psychiatrischen Pflege (NANDA, ICD und ICF, DMS-5)
- Einteilung der affektiven Störungen
- Medizinisch-wissenschaftliche und psychologische Grundlagen der Depression (Ursachen, Diagnostik, Verlauf)
- Therapiemöglichkeiten der Depressionsformen
- Antidepressiva-Überwachung, Bewusstseinszustand
- Biografiearbeit, psychobiografisches Pflegemodell nach Prof. Böhm
- Theorie der Selbstpflege von Dorothea Orem
- Krisenmodell nach Cullberg
- Vulnerabilitäts-Stress-Modell
- Leitlinie: S3-Leitlinie Nationale Versorgungsleitlinie Unipolare Depression
- NGASR-Skala (Nurses' Global Assessment of Suicide Risk)
- Nationaler Expertenstandard „Ernährungsmanagement zur Sicherung und Förderung der oralen Ernährung in der Pflege"
- Pflege von Kommunikation unter der Berücksichtigung von Stimmungslagen
- Beziehungsaufbau und -gestaltung unter der Berücksichtigung von anderen Formen der Realitätswahrnehmung
- Gesprächsführung, Gesprächstechniken
- Unterstützung bei der Gestaltung des Lebensumfelds eines psychiatrisch Erkrankten, Alltagshilfe
- Kollegiale Beratung, Supervision
- PsychKG (Zwangseinweisung bei Eigengefährdung erkennen)
- Garantenstellung in der Pflege verpflichtet zum helfenden Handeln (Fürsorgepflicht der Pflegenden für erkrankte Personen)
- Beratung zu Selbsthilfegruppen, Motivation zu Aktivitäten, Anbieten von Entlastungsmöglichkeiten, Anti-Suizid-Pakt, Verhaltensbeobachtung

Ingo Beckmann, 92 Jahre

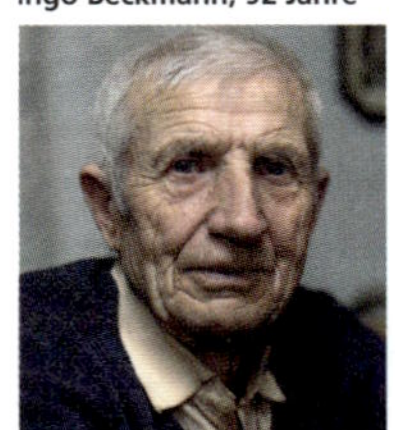

Erleben / Deuten / Verarbeiten

- Angst als Gefühl, eigene Ängste
- Eigene Vorurteile gegenüber psychisch Kranken
- Umgang mit Normen, welches Verhalten als normal empfunden wird
- Eigener Umgang mit Patienten, die „von der Norm abweichen"
- Verlusterfahrungen im Alter und Trauer sowie Hoffnungslosigkeit – Phänomen Einsamkeit, auch in der Gemeinschaft

Kontextbedingungen

- Stigmatisierung, Diskriminierung und Inklusion von psychisch Kranken (Statistiken zur Depression)
- Institutionen der psychiatrischen Betreuung (stationär, Tagesklinik, ambulant, Langzeitpflege)
- PsychKG
- Pflegesysteme (z. B. Bezugspflege)
- Die Rolle der Pflegenden in der Psychiatrie
- Geschichte und Gegenwart der psychiatrischen Pflege

[P1691/L157/J787-289]

Kapitel 23 Borderline

Aufgabe 1

Lösung zur Diagnostik und Therapie bei der Borderline-Persönlichkeitsstörung und Psychoedukation	
Diagnostik und Therapie zum Zustand	**Handlungsoption, Pflegemaßnahmen**
Zur Falldarstellung sind folgende Diagnostik und Therapie möglich: **Diagnostik:** • Ausführliche Anamnese, diagnostische Interviews und klinische Untersuchung • Einsatz von standardisierten Tests, z. B. *Structured Clinical Interview for DSM-5* (*Diagnostic and Statistical Manual of Mental Disorders*, 5. Auflage) • usw. **Therapie:** • Dialektisch-behaviorale Therapie (DBT) nach Marsha M. Linehan als Haupttherapieform • Gegebenenfalls medikamentöse Unterstützung zur Behandlung begleitender Symptome • Entwicklung eines Kriseninterventionsplans • Einbeziehung von Familie und sozialer Unterstützung • Psychoedukation zur Krankheitsaufklärung und Langzeitbehandlungsplanung • usw.	Folgende Pflegemaßnahmen sind für Marisa Schmitz zu beachten: • Individuelle Bedürfnisse berücksichtigen: Inhalte der Psychoedukation an Marisas spezifische Bedürfnisse anpassen • Förderung der Krankheitseinsicht: Unterstützung bei der Entwicklung eines Verständnisses für ihre Erkrankung und deren Auswirkungen • Stärkung der Selbstwahrnehmung: Arbeit an der Förderung von Marisas Selbstreflexion und Selbstbewusstsein • Einbeziehung der Familie: Angehörige in den Aufklärungsprozess einbeziehen, um Unterstützung im Umgang mit Marisas Erkrankung zu fördern. • Erarbeitung von Bewältigungsstrategien: individuelle Strategien zu Skills, zur Emotionsregulation/Konfliktbewältigung • Langfristige Planung: Aufrechterhaltung der Therapie auch nach Fortschritten • Verständliche Aufklärung: Symptome der Borderline-Störung in verständlicher Sprache vermitteln • usw.

Aufgabe 2

Lösung zur Berücksichtigung des Lazarus-Stress-Modells bei der Borderline-Persönlichkeitsstörung	
Individuelle Bewertung	**Anwendungsbeschreibung**
Primäre Bewertung	Sie bewertet zunächst, ob eine Situation als herausfordernd empfunden wird, was ihre Emotionen und Reaktionen beeinflusst. Beispielsweise könnte sie Situationen schnell als belastend wahrnehmen, was zu intensiven Emotionen wie Angst oder Wut führt.
Sekundäre Bewertung	Anschließend bewertet sie ihre eigenen Ressourcen, um mit der Stresssituation umzugehen. Diese Einschätzung beeinflusst, wie sie konkret auf die Stressoren reagiert und welche Bewältigungsstrategien sie einsetzt, um ihre Emotionen zu regulieren und das stressauslösende Ereignis zu bewältigen.
Nach dem Lazarus-Stress-Modell hängen die Reaktion von Marisa Schmitz auf Stress und ihre Borderline-Symptome stark von ihrer individuellen Bewertung der Situation und ihrer Einschätzung ihrer Bewältigungsfähigkeiten ab. Pflegefachpersonen und Therapeut*innen müssen daher ihre persönlichen Wahrnehmungen und Ressourcen berücksichtigen, um ihr bei der Bewältigung von Stress und bei der Reduktion ihrer Symptome effektiv helfen zu können.	

Aufgabe 3

Lösung zur eigenen Kompetenzeinordnung bei Borderline-Persönlichkeitsstörung	
Kompetenzbereich	**Einordnung der Wissensbezüge zur Falldarstellung**
Kompetenzbereich 1: Pflegeprozesse und Pflegediagnostik in akuten und dauerhaften Pflegesituationen verantwortlich planen, organisieren, gestalten, durchführen, steuern und evaluieren	**Mögliche Pflegediagnosen:** • beeinträchtigte Interaktion, Isolationsgefahr • Hohes Risiko für Gewalt gegen sich selbst (Selbstverletzungen an den Unterarmen), Selbstverstümmelungsgefahr, evtl. Suchtgefahr, evtl. Suizidgefahr • Anpassungsstörung, Familienprozess beeinträchtigt • Bewältigungsformen (Coping) sind defensiv und unwirksam • Ablehnung von Therapien, Entscheidungskonflikte • Schlafentzug, Müdigkeit und Aktivitätsintoleranz mit einem hohen Risiko zur Verzweiflung • Beziehungsgestaltung gestört, veränderter Familienprozess zur Mutter • Evtl. Wissensdefizit zur Entlassung, langfristige ambulante Betreuung • usw.
Kompetenzbereich 2: Kommunikation und Beratung personen- und situationsorientiert gestalten	**Mögliche allgemeine Kommunikationstechniken:** Kommunikation unter Berücksichtigung der jeweiligen Stimmungslage, Beziehungsaufbau und -gestaltung, Kommunikationstechniken nach Carl Rogers, Fallbesprechungen, kollegiale Beratung/Supervision, usw. **Mögliche Beratungsinhalte:** Beratung und Motivation zu Aktivitäten, Psychoedukation, Förderung von Emotionsregulation und Bewältigungsstrategien, Entlastungsmöglichkeiten, usw.
Kompetenzbereich 3: Intra- und interprofessionelles Handeln in unterschiedlichen systemischen Kontexten verantwortlich gestalten und mitgestalten	**Mögliche beteiligte Berufsgruppen:** Pflegefachpersonen in Bezugspflege, Betreuungskräfte, Mediziner*innen (Psychologie, Psychiatrie), Kunsttherapie, Sporttherapie, Ergotherapie, Beschäftigungskräfte, Sozialarbeit **Mögliche Diagnostik und Therapie – Behandlungspflege:** Behandlungspflege, Überwachung der Psychopharmaka-Einnahme, mögliche Folgeerkrankungen durch die Borderline-Persönlichkeitsstörung mit Prävalenz- und Inzidenzraten, Zimmerkontrollen wegen Suizidgefahr, usw.
Kompetenzbereich 4: Das eigene Handeln auf der Grundlage von Gesetzen, Verordnungen und ethischen Leitlinien reflektieren und begründen	**Mögliche rechtliche Relevanzen:** • Therapieentscheidungen zwischen Freiwilligkeit und Zwangsmaßnahmen, zwischen Freiheitsentziehung und Zwangsbehandlung stehen oft im Spannungsfeld der Lebensrettung bei Eigen- oder Fremdgefährdung. Als ultimatives Mittel greift das PsychKG, aber nur unter bestimmten Bedingungen: Bei ärztlich festgestellter Suizidalität oder Eigen- bzw. Fremdgefährdung wird eine Zwangseinweisung eingeleitet, die im Gefahrenfall durch die Polizei vollzogen wird. Das Amtsgericht muss binnen 24 Stunden entscheiden. Die Pflege muss jede Suizidäußerung ernst nehmen, relevante Beobachtungen dokumentieren und Informationen weiterleiten, um professionelles Handeln zu gewährleisten. • Garantenstellung der Pflege verpflichtet zum helfenden Handeln • Dokumentationspflicht, Datenschutz • Grundgesetz (Menschenwürde und Freiheit)
Kompetenzbereich 5: Das eigene Handeln auf der Grundlage von wissenschaftlichen Erkenntnissen und berufsethischen Einstellungen reflektieren und begründen	**Expertenstandards:** Entlassungsmanagement, evtl. Sturz und Schmerz **Assessments:** NGASR-Skala (Nurses' Global Assessment of Suicide Risk) ist ein Instrument zur Einschätzung des Suizidrisikos, Structured Clinical Interview for DSM-5, Entlassungsplan und Kriseninterventionspläne **Pflegetheorien:** Theorie der Selbstpflege nach Dorothea Orem, Psychobiographisches Pflegemodell nach Prof. Böhm **Weitere Theorien:** Krisenmodell nach Cullberg, Lazarus-Stress-Modell **Leitlinie:** S3-Leitlinie Borderline-Persönlichkeitsstörung **Berufsethik:** Autonomie versus Fürsorgepflicht/Garantenstellung

23 Borderline-Persönlichkeitsstörung

Kontext: psychiatrische Pflege (akute geschützte Station)

Komplexität: höhere Risikogeneigtheit

Akteure/beteiligte Personen und deren Rollen

- Marisa Schmitz, 28 Jahre: leidet unter einer Borderline-Persönlichkeitsstörung mit impulsivem und selbstverletzendem Verhalten, in Pubertät zeigten sich die ersten Symptome dieser Erkrankung; momentan studiert sie Kommunikationsdesign; Einzelkind
- Marisas Mutter: kalte, depressive Mutter, die schwierige Beziehung zu ihrer Mutter könnte einen Einfluss auf Marisas psychische Gesundheit gehabt haben
- Ramona Schütte, Pflegefachperson: entdeckte Marisa im Park und alarmierte die Notrufnummer
- Johannis Alber, Bezugspflegefachperson, weiteres psychiatrische Pflegefachpersonal, Pflegeüberleitung in die Tagesklinik
- Mediziner*innen und Psychiater*innen: zuständig für die Diagnosestellung, Behandlungsplanung und Durchführung therapeutischer Maßnahmen
- Therapeut*innen und Psychotherapeut*innen: Behandlung von Marisa
- Evtl. Sozialarbeiter*in: soziale Unterstützung, kann Ressourcen für Marisa koordinieren, hilft bei der Entlassungsplanung und der Wiedereingliederung in die Gesellschaft

Handlungsanlässe

- Pflegediagnosen: beeinträchtigte Interaktion, Gewalttätigkeit gegen sich selbst mit einem hohen Risiko, Anpassung und Familienprozess sind beeinträchtigt
- Bewältigungsformen (Coping), defensiv und unwirksame Verneinung, Entscheidungskonflikt
- Schlafentzug, Müdigkeit und Aktivitätsintoleranz mit einem hohen Risiko zur Verzweiflung

Handlungsmuster

- Anatomie und Physiologie vom Gehirn, dem Nervensystem und den Neurotransmittern/Neurochemie
- Verständnis über die Pathophysiologie von Stress
- Grundlagen zu Seele, Psyche, Gemüt, Persönlichkeit
- Soziologische und sozialwissenschaftliche Grundlagen von psychischen Erkrankungen
- Klassifikationssysteme in der psychiatrischen Pflege (NANDA, ICD und ICF, DMS-5)
- Einteilung der psychischen Störung
- Medizinische Grundlagen zur Borderline-Persönlichkeitsstörung (Ursachen, Diagnostik, Therapiemöglichkeiten, Verlauf)
- Pflegerisch/therapeutisches Mitwirken auf geschützten Stationen und Beobachtung von psychiatrischem Verhalten - dialektisch-behaviorale Therapie (DBT) nach Marsha M. Linehan
- Biographiearbeit - Das Psychobiographische Pflegemodell nach Prof. Böhm
- Die Theorie der Selbstpflege von Dorothea Orem
- Krisenmodell nach Cullberg: Stadien traumatischer Krisen: 1 Schock, 2 Reaktion, 3 Bearbeitung, 4 Neuorientierung - Bearbeitung der Krise durch inhaltlich-emotionale Auseinandersetzung damit
- Lazarus-Stress-Modell
- Leitlinie: S3-Leitlinie Borderline-Persönlichkeitsstörung
- Expertenstandard Entlassungsmanagement
- Pflege von Kommunikation unter der Berücksichtigung von Stimmungslagen
- Beziehungsaufbau und –Gestaltung, Beratung zu Selbsthilfegruppen
- Kommunikation nach Carl Rogers
- Bezugspflege und Pflegeüberleitung
- Unterstützung bei der Gestaltung des Lebensumfelds eines psychisch Erkrankten, Alltagshilfe
- Kollegiale Beratung, Supervision
- Fallbesprechungen
- PsychKG- Zwangseinweisung
- Garantenstellung der Pflege verpflichtet zum helfenden Handeln (Fürsorgepflicht der Pflegenden)

Marisa Schmitz, 28 Jahre

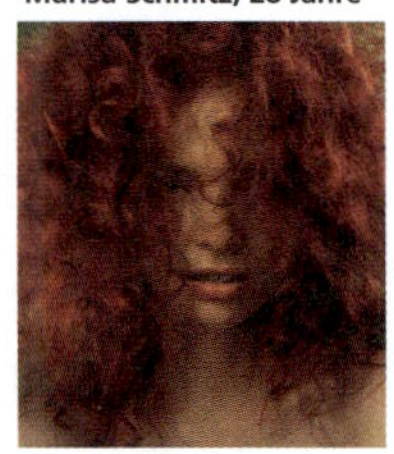

Erleben / Deuten / Verarbeiten

- Beziehungsarbeit, emotionale Instabilität verarbeiten
- Stress als Auslöser, Umgang mit Stress
- eigener Umgang mit Patienten, die „von der Norm abweichen“, Überforderungen erkennen und reflektieren
- Was wird alles zur Förderung/Unterstützung wahrgenommen?
- Phänomen der Krisenbewältigung

Kontextbedingungen

- Stigmatisierung und Diskriminierung - „Was ist normal in der Gesellschaft?“
- Krankheitsbild der Borderline-Persönlichkeitsstörung
- Institutionen der psychiatrischen Betreuung (geschützte Stationen)
- Bezugspflege
- Krisendienste, Sozialpsychiatrische Dienste
- PsychKG wg. Zwangseinweisung
- Fürsorgepflicht/Garantenstellung der Pflege

[P1691/L157/J787-043]

Kapitel 24 Sucht und Alkoholabhängigkeit

Aufgabe 1

Lösung zur Diagnostik und Therapie bei Sucht und Alkoholabhängigkeit	
Diagnostik und Therapie zum Zustand	**Handlungsoption, Pflegemaßnahmen**
Zur Falldarstellung sind folgende Diagnostik und Therapie möglich: **Diagnostik:** erfolgt durch eine Kombination von Methoden: • Körperliche Untersuchungen, Labortests, Atemalkoholtest, psychiatrische Bewertungen, Anamneseerhebung • Anwendung standardisierter Diagnosekriterien wie der DSM-5 oder ICD-10 • usw. **Therapie:** hängt von Typ und Stadium der Suchterkrankung und dem Allgemeinzustand des Patienten ab. Sie kann Folgendes umfassen: • Entzugsbehandlung • Verhaltenstherapie (neue Strategien erlernen) • Medikamentöse Unterstützung bei Entzugssymptomen und bei der Entgiftung • Psychosoziale Beratung • Langzeitbegleitung, Selbsthilfegruppen (Anonyme Alkoholiker) • usw.	Folgende Pflegemaßnahmen sind für Adam James Davis zu beachten: • Entzugspflege, Überwachung von Vitalzeichen, Unterstützung bei der Medikamenteneinnahme, Förderung der Flüssigkeitszufuhr, Beratung und psychoedukative Gespräche • Suchtmanagement: strukturierte Entzugsüberwachung, Unterstützung bei der Teilnahme an Therapieprogrammen, Unterstützung beim Aufbau eines gesunden Lebensstils, regelmäßige Überwachung auf Entzugssymptome • Unruhe, Verwirrtheit: Geduld beim Umgang mit Delir oder Konfabulation, kommunikative Grenzen setzen • Deeskalation, um Übergriffe oder sexuelle Belästigungen zu vermeiden • usw.

Aufgabe 2

Lösung zur Anwendung des Corbin-Strauss-Modells bei Sucht und Alkoholabhängigkeit	
Kernelemente	**Anwendungsbeschreibung**
Phasen der Alkoholsucht	Alkoholsucht verläuft in Phasen, die von aktiven Konsumperioden bis zu Versuchen der Abstinenz reichen. Rückfälle und stabile Phasen der Abstinenz können als Teil des Krankheitsverlaufs betrachtet werden.
Suchtmanagement	Das Management der Alkoholsucht umfasst therapeutische Interventionen, Selbsthilfegruppen und die Entwicklung von Bewältigungsstrategien im Alltag. Ziel ist es, den Alkoholkonsum zu kontrollieren oder zu stoppen und Rückfälle zu verhindern.
Rollenveränderung	Adam Davis muss lernen, aktive Verantwortung für die Kontrolle seiner Sucht zu übernehmen. Dies bedeutet, Trigger zu erkennen, Stress zu bewältigen und gesunde Alternativen zum Alkohol zu finden.
Selbstmanagement	Im Mittelpunkt steht die Fähigkeit des Betroffenen, seine Sucht im Alltag zu managen, z. B. durch die Teilnahme an Therapieprogrammen, die Entwicklung eines Rückfallvermeidungsplans und die Stärkung der eigenen Motivation zur Abstinenz.
Soziale Unterstützung	Die Unterstützung durch Familie, Freunde und professionelle Helfer ist entscheidend. Sie helfen, den Betroffenen zu motivieren, Rückschläge zu bewältigen und die Abstinenz langfristig aufrechtzuerhalten.

Aufgabe 3

Lösung zur eigenen Kompetenzeinordnung bei Sucht und Alkoholabhängigkeit	
Kompetenzbereich	**Einordnung der Wissensbezüge zur Falldarstellung**
Kompetenzbereich 1: Pflegeprozesse und Pflegediagnostik in akuten und dauerhaften Pflegesituationen verantwortlich planen, organisieren, gestalten, durchführen, steuern und evaluieren	**Mögliche Pflegediagnosen:** • beeinträchtigte Selbstkontrolle mit Risiko für Entzugssymptome und Delirium tremens • beeinträchtigte Bewältigungsmechanismen (Coping) • unzureichende Ernährung, Mangelernährung durch Suchterkrankung • Risiko für körperliche Komplikationen, z. B. Leberzirrhose, Ödeme, Korsakow-Syndrom • Kommunizieren verbal beeinträchtigt • Stimmungsschwankungen, Unruhe, Verwirrtheit, Sturzgefahr • Soziale Interaktion und Kommunikation beeinträchtigt • usw.
Kompetenzbereich 2: Kommunikation und Beratung personen- und situationsorientiert gestalten	**Mögliche allgemeine Kommunikationstechniken:** Aktives Zuhören, empathisches Verstehen, offene/geschlossene Fragen stellen, Feedback geben, Schaffen eines vertrauensvollen Gesprächsklimas, Grenzen setzen, Deeskalation-Techniken, usw. **Mögliche Beratungsinhalte:** Aufklärung über die Folgen des Alkoholmissbrauchs, Entwicklung eines Rückfallpräventionsplans, Strategien im Umgang mit Suchtdruck, Förderung gesunder Lebensgewohnheiten, usw.
Kompetenzbereich 3: Intra- und interprofessionelles Handeln in unterschiedlichen systemischen Kontexten verantwortlich gestalten und mitgestalten	**Mögliche beteiligte Berufsgruppen:** Mediziner*innen (Psychiatrie, Psychologie), Suchtberatung, Pflegefachpersonen, Sozialarbeit, Therapieberufe, Genesungsbegleitung, An- und Zugehörige (Freundin) **Mögliche Diagnostik und Therapie – Behandlungspflege:** Medikamentenüberwachung, Symptomlinderung zur Entzugsbehandlung, tägl. Atemalkoholtest und Gewichtskontrollen wegen Ödemgefahr, psychosoziale Betreuung und Verhaltensbeobachtung, Unterstützung beim Zugang zu Selbsthilfegruppen, usw.
Kompetenzbereich 4: Das eigene Handeln auf der Grundlage von Gesetzen, Verordnungen und ethischen Leitlinien reflektieren und begründen	**Mögliche rechtliche Relevanzen:** • Umgang mit Arzneimitteln (AMG) • Zwangseinweisung nach PsychKG wegen Eigengefährdung oder Fremdgefährdung mit der Garantenstellung der Pflege • betreuungsrechtliche Maßnahmen: gesetzliche Betreuung und gesetzliche Vertretung bei Entscheidungsunfähigkeit • StGB: rechtliche Konsequenzen bei Straftaten, Fahrerlaubnisentzug • SGB V (Gesetzliche Krankenversicherung): Anspruch auf Suchttherapie • usw.
Kompetenzbereich 5: Das eigene Handeln auf der Grundlage von wissenschaftlichen Erkenntnissen und berufsethischen Einstellungen reflektieren und begründen	**Expertenstandards:** Ernährungsmanagement und Sturzprophylaxe, Förderung der Hautintegrität in der Pflege, evtl. Schmerz **Assessments:** AES (Alkoholentzugsskala), AUDIT (Alcohol Use Disorders Identification Test), Mini Nutritional Assessment® (MNA®), Gewichtskontrollen, BMI, NRS, Schmerztagebuch **Pflegetheorien:** Selbstpflege-Theorie nach Orem, Interpersonale Beziehungstheorie nach Peplau, Adaptationstheorie nach Roy, Transkulturelle Pflege nach Leininger, Systemtheorie nach Johnson **Weitere Theorien:** Deeskalationskonzepte und Konfliktmanagement, Corbin-Strauss-Modell, Lazarus-Modell, Vulnerabilitäts-Stress-Modell, Krisenmodelle nach Caplan oder nach Cullberg **Leitlinie:** S3-Leitlinie Screening, Diagnostik und Behandlung alkoholbezogener Störungen **Berufsethik:** Autonomie und Fürsorgepflicht, Zwangsbehandlung versus Lebensrettung (Eigen- und Fremdgefährdung), Garantenstellung der Pflege, Nichtschadensprinzip

24 Sucht und Alkoholabhängigkeit

Kontext: stationäre psychiatrische Pflege (geschützte Suchtstation)

Komplexität: höhere Risikogeneigtheit

Akteure/beteiligte Personen und deren Rollen

- Adam James Davis, 27 Jahre alt, US-Soldat, Patient auf der geschützten Suchtstation, kämpft mit den Folgen von Alkoholabhängigkeit, Delirium tremens, was seine Wahrnehmung und Realität verändert, Anzeichen wie Schwitzen, Zittern und kardiologische Beschwerden wie Tachykardie und Hypertonus, beginnende Leberschäden, er wurde sexuell übergriffig – zeigt also Fehlverhalten mit Folgen (Anzeige, vorübergehende Betreuung)
- Josephine Finke: Pflegeauszubildende, Opfer von Adams sexuellen Übergriffen, stellte eine Anzeige gegen ihn
- Marco Schuster: Psychiatriefachpfleger, Bezugspfleger von Adam, begleitet seine Entzugs- und Therapieprozesse
- Gesetzlicher Betreuer: Zuständig für Adams Gesundheitsversorgung, Aufenthaltsbestimmung und finanzielle Angelegenheiten.
- Adams Freundin: Schwangere Partnerin, die Beziehung ist nun belastet
- Evtl. Mediziner*innen: Anordnung einer Therapie
- Evtl. weitere psychiatrische Fachpflegekräfte, Sozialarbeiter*innen usw.

Handlungsanlässe

- Pflegediagnosen: Eingeschränkte Selbstkontrolle, Entzugssymptome, Delirium tremens, gestörte Coping-Mechanismen
- Sonstiges: Mangelernährung, Leberschäden, Risiko für Leberzirrhose und für Ödeme
- Pflegephänomen: Stimmungsschwankungen, Verwirrtheit, evtl. Sturzgefahr
- Eingeschränkte bzw. beeinträchtigte soziale Interaktion und Kommunikation

Handlungsmuster

- Physiologie und Anatomie der Sucht: Sucht beeinflusst hauptsächlich das zentrale Nervensystem, insbesondere das Belohnungssystem im Gehirn (Dopaminregulation). Auch das endokrine System (Hormonhaushalt), Leber (Abbau von Substanzen), Herz-Kreislauf-System und Verdauungssystem sind betroffen.
- Pflegeprozess im psychiatrischen Setting
- Schmerzmanagement (Expertenstandard) und Nationaler Expertenstandard „Ernährungsmanagement zur Sicherung und Förderung der oralen Ernährung in der Pflege“
- Umgang mit Arzneimitteln (AMG)
- Suchtprophylaxe
- Interprofessionelles Handeln am Beispiel von Suchtberatern, Anonymen Alkoholikern (ein sog. Sponsor unterstützt neue Mitglieder (Sponsees) auf ihrem Weg zur Abstinenz, indem sie ihre Erfahrungen teilen und durch das 12-Schritte-Programm begleiten) und Genesungsbegleiter*innen
- Überwachung des Bewusstseinszustands bei Korsakow und Leberzirrhose
- Gesprächsführung und Beratung bei Suchtrisiken zur Selbstkontrolle
- Unterstützung bei Diagnostik und Therapie: Atemalkoholtest, Entzugstherapie, usw.
- Persönliche Reflexion (Konsum Hinterfragen, kollegiale Beratung usw.)
- Symptomminderung bei Entzugssymptomatik
- Gesetzliche Betreuer (Betreuungsrecht)
- PsychKG (Zwangseinweisung)
- Sozialrechtliche Sicht sowie relevante Gesetze: SGB V, XI, XII
- Pflegetheorien: Selbstpflegetheorie nach Orem, Adaptationstheorie nach Roy usw.
- Supervision, Fallbesprechungen
- S3-Leitlinie Screening, Diagnostik und Behandlung alkoholbezogener Störungen
- Alkoholentzugsskala (AES)
- Deeskalation-Konzepte und Konfliktmanagement

Adam James David, 27 Jahre

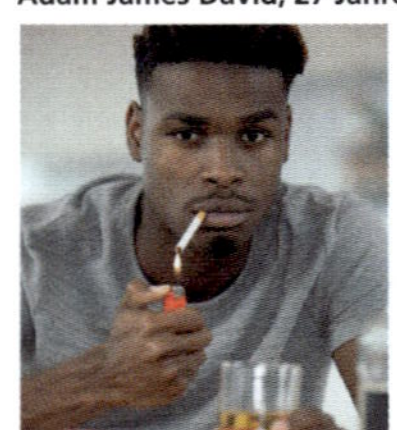

Erleben / Deuten / Verarbeiten

- Umgang mit Entzug und Sucht
- Coping, Widerstandsfaktoren
- Ressourcenorientierung bei Suchterkrankungen
- Unterstützung durch Familie und soziale Netzwerke, wie wird Alkohol in der Gesellschaft konsumiert?
- Bildungs- und Aufklärungsprogramme zu Suchtrisiken
- Akzeptanz des eigenen Konsums hinterfragen
- Umgang mit der eigenen Suchtgefahr, Selbstkontrolle

Kontextbedingungen

- Suchterkrankungen– psychiatrische Pflege
- Leichter Zugang und hohe Verfügbarkeit von Alkohol
- Soziale Stigmatisierung von Suchtkranken
- Selbsthilfegruppen, speziell die „Anonymen Alkoholiker“ (AA) mit ihrem 12-Schritte-Programm
- Pflegesystem: Primary Nursing als einer Sonderform der Bezugspflege
- Kulturelle Akzeptanz und Normen zum Alkoholkonsum
- Mediendarstellung von Sucht

[P1691/L157/J787-197]

Kapitel 25 Autismus

Aufgabe 1

Lösung zur Diagnostik und Therapie bei Autismus-Spektrum-Störung	
Diagnostik und Therapie zum Zustand	**Handlungsoption, Pflegemaßnahmen**
Zur **Diagnostik** gehören verschiedene Testungsmöglichkeiten/Assessments: • Die Diagnose beruht auf genauen Angaben zur bisherigen Entwicklung und zum aktuellen Befinden und Verhalten der Person • Assessments: *Autism Diagnostic Observation Schedule* (ADOS) wird eingesetzt, um Kommunikation, soziale Interaktion und Spielverhalten von Menschen (Kindern wie Erwachsenen) zu erfassen. Das ADOS besteht aus strukturierten und halbstrukturierten Untertests, die bei Verdacht auf ASS verschiedene Komponenten sozialer Interaktionen und Kommunikation enthalten. • SRS-2 *(Social Responsiveness Scale)*, ein 15-minütiger Fragebogen, der den Schweregrad der autistischen sozialen Beeinträchtigung im gesamten Spektrum des Autismus-Spektrums misst, von nicht vorhanden bis schwer • usw. **Therapie:** umfasst viele Maßnahmen, z. B.: • Autismus-spezifische Verhaltenstherapie, setzt z. B. auf die Verringerung von Ängsten, Verbesserung der Reizbewältigung und Interessenerweiterung • Soziales Kompetenztraining, z. B. in kleinen Gruppen soll die Fähigkeiten im Umgang mit anderen Menschen gestärkt werden • Elterntraining: verschiedene Formen möglich • usw.	Folgende Pflegemaßnahmen sind für Elara Weidling zu beachten: • Soziales Verhalten: soziale Fähigkeiten stärken, indem Betroffene aktiv in Gespräche eingebunden werden • Diskrete Wege wählen, um soziale Hinweise zu geben, für Interaktion mit Gleichaltrigen sorgen, da die Kinder hier deutlicher kommunizieren müssen, was sie wollen, als im Kontakt mit Erwachsenen • Klare Regeln: klare Äußerungen für Regeln/Grenzen, aber auch eigene Bedürfnisse setzen. Die Regeln sollten möglichst nicht/kaum geändert werden. • Keine indirekte Kommunikation: nicht über die betroffene Person reden, wenn andere in der Nähe sind • Psychoedukation, Aufklärung und Schulung: Vermittlung von Wissen über autistische Verhaltensweisen und soziale Verhaltensnormen für die betroffene Person und ggf. die Eltern • Sprache mit Körperkontakt verbinden: Sprachfähigkeiten des Kindes ausbauen und mit körperlichen Tätigkeiten verbinden und/oder Bilderbücher als visuelle Hilfe nutzen • usw.

Aufgabe 2

Lösung zu den freiheitsentziehenden Maßnahmen bei Autismus	
Intervention	**Anwendungsbeschreibung**
Voraussetzungen und Rechtsgrundlage	Freiheitsentziehende Maßnahmen sind nur bei akuter Gefahr zulässig (Selbst- oder Fremdgefährdung) und wenn keine milderen Mittel verfügbar sind. Eine ärztliche Anordnung ist immer verpflichtend. Eine richterliche Entscheidung muss immer innerhalb von 24 Stunden erfolgen.
Durchführung, Kontrolle und Rechte der Betroffenen	Die Maßnahmen sind auf das absolut notwendige Minimum in der Dauer zu begrenzen. Für die Kontrolle ist eine regelmäßige gerichtliche Überprüfung vorgeschrieben, ob die Unterbringung oder die freiheitsentziehenden Maßnahmen noch gerechtfertigt sind. Die Rechte der Betroffenen sind zu wahren, denn sie haben Anspruch auf rechtliches Gehör und können sich gerichtlich gegen die Maßnahmen wehren. Alle Maßnahmen müssen detailliert dokumentiert werden, einschließlich Dauer, Grund, ärztlicher Anordnung und Überprüfungsrhythmus.

Aufgabe 3

Lösung zur eigenen Kompetenzeinordnung bei Autismus-Spektrum-Störung	
Kompetenzbereich	**Einordnung der Wissensbezüge zur Falldarstellung**
Kompetenzbereich 1: Pflegeprozesse und Pflegediagnostik in akuten und dauerhaften Pflegesituationen verantwortlich planen, organisieren, gestalten, durchführen, steuern und evaluieren	**Mögliche Pflegediagnosen:** • Schwierigkeiten in der Wahrnehmung und in sozialen Interaktionen: Elara hat Schwierigkeiten, ihre Umwelt richtig wahrzunehmen und sich sozial zu integrieren • Ablenkbarkeit und Konzentrationsprobleme: Probleme, Aufmerksamkeit über längere Zeit auf eine Aufgabe zu richten • Soziale Isolation und Lernschwierigkeiten: Elara zieht sich von anderen Menschen zurück, Kontaktaufnahme erschwert • Unwirksame Bewältigungsstrategien (Coping): bisher Einsatz von leichten Fixierungen, um Elaras Erregung zu regulieren • Sensorische und auditive Überempfindlichkeit: besonders gegenüber unangenehmen Geräuschen und Berührungen reagiert Elara stark • Überforderung in stressigen oder reizintensiven Situationen • Hilflosigkeit bei der Gefühlsregulation • usw.
Kompetenzbereich 2: Kommunikation und Beratung personen- und situationsorientiert gestalten	**Mögliche allgemeine Kommunikationstechniken:** Einfache Sprache, visuelle Hilfsmittel, Wiederholungen, Geduld, klare Körpersprache, strukturierte Abläufe, positive Verstärkung, usw. **Mögliche Beratungsinhalte:** Psychoedukation, Förderung von Selbstregulation und sozialen Fähigkeiten, Strukturierung des Alltags, Regeln und Grenzen, Elterntraining, Schule einbeziehen, usw.
Kompetenzbereich 3: Intra- und interprofessionelles Handeln in unterschiedlichen systemischen Kontexten verantwortlich gestalten und mitgestalten	**Mögliche beteiligte Berufsgruppen:** Mediziner*innen (Kinder- und Jugendpsychiatrie, Psychologie, Neurologie, Pädiatrie), Pädagog*innen, Erzieher*innen, Therapieberufe, Sozialpsychiatrischer Dienst, Richter*innen, Sozialarbeit, psychiatrische Pflegefachkräfte, An- und Zugehörige (Eltern), usw. **Mögliche Diagnostik und Therapie – Behandlungspflege:** Medikamentenüberwachung (Symptomlinderung z. B. mit Psychopharmaka), Verhaltensbeobachtungen und sensorische Profilanalyse, individuelle Förderung, usw.
Kompetenzbereich 4: Das eigene Handeln auf der Grundlage von Gesetzen, Verordnungen und ethischen Leitlinien reflektieren und begründen	**Mögliche rechtliche Relevanzen:** • Arzneimittelgesetz (AMG) • Jugendschutzgesetz (JuSchG) • Psychisch-Kranken-Gesetze (PsychKG) • Freiheitsentziehende Maßnahmen (FEM) • Art. 7 Grundgesetz (GG): Beschulungspflicht • Bürgerliches Gesetzbuch (BGB): Vormundschafts- und Betreuungsrecht • Betreuungsgesetz (BtG) • Gesetz über den Schutz von Kindern und Jugendlichen in der Kinder- und Jugendhilfe (KJHG) • SGB V (Gesetzliche Krankenversicherung) • SGB VIII (Kinder- und Jugendhilfe) • SGB IX (Rechte von Menschen mit Behinderungen)
Kompetenzbereich 5: Das eigene Handeln auf der Grundlage von wissenschaftlichen Erkenntnissen und berufsethischen Einstellungen reflektieren und begründen	**Expertenstandards:** Entlassungsmanagement, evtl. Schmerz **Assessments:** *Autism Diagnostic Observation Schedule* (ADOS), SRS-2 – Social Responsiveness Scale, Verhaltenstagebuch zum Beschreiben der Trigger, Smiley-Schmerz-Skala **Pflegetheorie:** Theorie von Virginia Henderson (betont die Bedeutung der Unterstützung bei der Erfüllung grundlegender Bedürfnisse, wie etwa der Förderung der Selbstregulation und der sozialen Integration) **Weitere Theorien:** Lebensweltorientierung, Deprivation, Deeskalationskonzepte, Supervision, Fallbesprechungen, kollegiale Beratung **Leitlinie:** S3-Leitlinie Autismus-Spektrum-Störungen im Kindes-, Jugend- und Erwachsenenalter **Berufsethik:** EACH-Charta

25 Autismus-Spektrum-Störung

Kontext: psychiatrische Pflege (stationär Jugendpsychiatrie)

Komplexität: niedrige Risikogeneigtheit

Akteure/beteiligte Personen und deren Rollen

- Elara Weidling: 11 Jahre alt, Mädchen mit Autismus-Spektrum-Störung, kämpft zurzeit mit starken Anpassungsstörungen nach Umzug und Schulwechsel
- Elaras Eltern: sind besorgt um Elaras Zustand
- Neue Betreuungsrichterin: möchte freiheitsentziehende Maßnahmen (FEM) bei Elara in Zukunft reduzieren, motiviert die Einweisung in geschützte Kinder-und Jugendpsychiatrie, Ziel Aufbau und Ausbau von Elaras Fähig- und Fertigkeiten
- Neue Lehrkräfte: betreuen Elara in der Schule, sind mit ihren Konzentrationsproblemen und impulsiven Ausbrüchen konfrontiert
- Neue Mitschüler*innen: sind betroffen von Elaras unberechenbarem, impulsivem Verhalten, dies erschwert die Kontaktaufnahme massiv
- Psychiatrische Pflegefachkräfte (Jugendpsychiatrie): betreuen Elara in der stationären Jugendpsychiatrie und arbeiten an neuen Strategien
- Psychiater*innen, Pädiater*innen ordnen die Behandlung an, halten Kontakt mit sozialpsychiatrischem Dienst, Richterin, Eltern und Pflegekräften über Behandlungsverlauf und Strategien

Handlungsanlässe

- Pflegediagnosen: Schwierigkeiten in Wahrnehmung und sozialen Interaktionen, Ablenkbarkeit, Konzentrationsprobleme, soziale Isolation, Lern- und Konzentrationsschwierigkeiten, unwirksame Bewältigungsform (Coping) in einer Gemeinschaft, sensorische Überempfindlichkeit auf Geräusche und Berührungen
- Pflegephänomen: Überforderung, Hilflosigkeit

Handlungsmuster

- Pathologie von Autismus (Autismus-Spektrum-Störung, ASS) ist komplex und betrifft mehrere Bereiche der Gehirnfunktion und -entwicklung: genetische Komponente, begleitet von neurochemischen Ungleichgewichten (z. B. Serotonin, Dopamin)
- Grundlagen der Kinder- und Jugendpsychiatrie/geschütztes Setting
- Komplikationen, z. B. Entwicklungsverzögerungen in Sprache und sozialen Fähigkeiten
- Pflegeprozess im kinder- und jugendpsychiatrischen Setting planen und steuern
- Expertenstandard: Entlassungs-management und evtl. Schmerzmanagement
- Prophylaxen, z. B.: Deprivation
- Interprofessionelles Handeln am Beispiel der Supervision, usw.
- Beratung zum Elterntraining
- Psychoedukation
- Einfache Sprache, visuelle Hilfsmittel und klar Körpersprache, usw.
- Unterstützung bei Diagnostik und Therapie: ggf. Psychopharmaka-Gabe und Überwachung, usw.
- Assessments: ADOS, SRS-2, Verhaltenstagebuch, Smiley-Skala, usw.
- Jugendschutzgesetz (JuSchG), Beschulungspflicht, Bürgerliches Gesetzbuch (BGB) sowie das Betreuungsgesetz (BtG), Gesetz über den Schutz von Kindern und Jugendlichen in der Kinder- und Jugendhilfe (KJHG)
- PsychKG und Freiheitsentziehende Maßnahmen
- Sozialgesetzbücher: SGB V und VIII (Kinder- und Jugendhilfe, Eingliederungshilfe), SGB IX (Rechte von Menschen mit Behinderungen)
- Pflegetheorie nach Virginia Henderson
- Deeskalations-Konzepte, Supervision, Fallbesprechung, kollegiale Beratung
- Lebensweltorientierung bei Autismus passt die Unterstützung an die individuellen Wahrnehmungen und Bedürfnisse des Betroffenen an
- S3-Leitlinie Autismus-Spektrum-Störungen im Kindes-, Jugend- und Erwachsenenalter
- Ethik: EACH-Charta

Elara Weidling, 11 Jahre

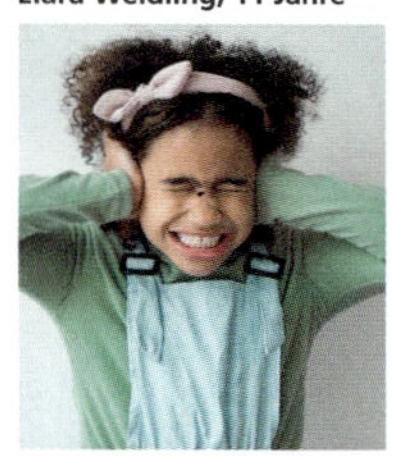

Erleben / Deuten / Verarbeiten

- Umgang mit schwierigen Situationen
- Überforderung durch sensorische Reize oder soziale Interaktionen
- Emotionale Ausbrüche oder Rückzugsverhalten als Schutzmechanismus
- Unterschiedliche Deutungen: Symptome einer Erkrankung oder Ausdruck innerer Belastung
- Notwendigkeit von Unterstützung und alternativen Bewältigungsstrategien
- Ziel: Langfristiger Umgang mit den Herausforderungen

Kontextbedingungen

- Autismus-Spektrum-Störung – psychiatrische Kinder- und Jugendpflege
- Freiheitsentziehende Maßnahmen (FEM)
- Eigen- und Fremdgefährdung
- Schulherausforderungen
- Prävalenz: häufiger bei Jungen als bei Mädchen
- Prognose hat eine Varianz: manche Kinder erreichen gute Fortschritte, andere bleiben stark betroffen, frühe Interventionen verbessern langfristige Entwicklung

[P1691/L157/J787-183]

Quellen

Eine Auswahl der wichtigsten Quellen:

AKIK, EACH. Die EACH Charta mit Erläuterungen. https://www.uniklinik-ulm.de/fileadmin/default/02_Kliniken-Zentren/Downloads/EACH-CHARTA.pdf (zuletzt abgerufen 31.08.2025)

Altenpflege konkret Pflegetheorie und -praxis. 5. Aufl. München: Elsevier, 2020

APS e. V. (2020): Empfehlung zur Implementierung und Durchführung von Fallanalysen – Handlungsempfehlung, Berlin. https://www.aps-ev.de/handlungsempfehlung/258153/ (zuletzt abgerufen 31.08.2025)

Ausbildungs- und Prüfungsverordnung für die Pflegeberufe (Pflegeberufe-Ausbildungs- und -Prüfungsverordnung – PflAPrV) vom 2.10.2018. https://www.gesetze-im-internet.de/pflaprv/BJNR157200018.html (zuletzt abgerufen 31.08.2025)

Böhmer-Breuer, R., Herrmann, E. (Hrsg.). PFLEGEN: Fokus Alter Mensch. München: Elsevier, 2021.

Brandenburg, H., Dorschner, S. (Hrsg.). Pflegewissenschaft 1: Lehr- und Arbeitsbuch zur Einführung in das wissenschaftliche Denken in der Pflege. Göttingen: Hogrefe, 2021.

Büker, C., Lademann, J. Beziehungsgestaltung in der Pflege. Stuttgart: Kohlhammer, 2019.

Bundesinstitut für Berufsbildung (Hrsg.) (2020). Rahmenpläne der Fachkommission nach § 53 PflBG. https://www.bibb.de/dienst/publikationen/de/16560 (zuletzt abgerufen 31.08.2025)

Checklisten Krankheitslehre. Für Pflege- und Gesundheitsfachberufe. München: Elsevier, 2024.

CurAP, ehb, NEKSA (Hrsg.): Kompetenzorientierte Schriftliche Prüfungen gestalten. Eine Handreichung für Lehrerinnen und Lehrer an Pflegeschulen https://www.pflege-ndz.de/files/content-asset/publikationen/BR_Neksa_2.pdf.pdf (zuletzt abgerufen 31.08.2025)

Dammshäuser, B. Bobath-Konzept in der Pflege: Grundlagen, Problemerkennung und Praxis. München: Elsevier, 2012.

DNQP. Expertenstandards in der Pflege. https://www.dnqp.de/expertenstandards-und-auditinstrumente/ (zuletzt abgerufen 31.08.2025)

Ekert, B., Ekert, Ch. Psychologie für Pflegeberufe. 5. Aufl. Stuttgart: Thieme, 2025

Evangelische Hochschule Berlin (2022): Authentische Handlungssituationen. https://www.eh-berlin.de/forschung/curriculare-arbeit-der-pflegeschulen-in-berlin-curap/curap-materialien-1-2 (zuletzt abgerufen 31.08.2025)

Feil, N. Validation: Ein Weg zum Verständnis verwirrter alter Menschen. München: Ernst Reinhardt, 2023

Geppert, S. Mein Pflegeguide für den praktischen Einsatz: Generalistisch – kompetenzorientiert – lernortübergreifend. 2. Aufl. München: Elsevier, 2022.

Gesetz über die Pflegeberufe (Pflegeberufegesetz – PflBG): https://www.gesetze-im-internet.de/pflbg/ (zuletzt abgerufen 31.08.2025)

Gudjons, H., Traub, S. Pädagogisches Grundwissen. 13. Aufl. Stuttgart: utb, 2020

Haas, N. Praxisfälle Pflege: Ein Arbeitsbuch für Ausbildung, Studium und Weiterbildung mit 250 Fallbeispielen. Stuttgart: Kohlhammer Verlag, 2018

Huch, R.; Jürgens, K. D. Mensch, Körper, Krankheit. 9. Aufl. München: Elsevier, 2022

I care Anatomie Physiologie. 2. Aufl. Stuttgart: Thieme, 2020

I care Krankheitslehre. 2. Aufl. Stuttgart: Thieme, 2020

I care Pflege. 3. Aufl. Stuttgart: Thieme, 2025

Institut für Public Health und Pflegeforschung IPP, Universität Bremen (2024): Nationales Mustercurriculum Kommunikative Kompetenz in der Pflege (NaKomm). Lernsituationen. https://nakomm.ipp.uni-bremen.de/visualisierung/ (zuletzt abgerufen 31.08.2025)

Jettenberger, M. Ekel: Professioneller Umgang mit Ekelgefühlen in Gesundheitsfachberufen. Heidelberg: Springer 2017

Jürgensen, A., Dauer, B.: Handreichung für die Pflegeausbildung am Lernort Praxis. Bonn: Bundesinstitut für Berufsbildung, 2021. https://www.bibb.de/dienst/publikationen/de/17175 (zuletzt abgerufen 31.08.205)

Keller, C., Menche, N. (Hrsg.): PFLEGEN Gesundheits- und Krankheitslehre. 3. Aufl. München: Elsevier, 2025

Keller, Ch. PFLEGEN: Grundlagen und Interventionen. 4. Aufl. München: Elsevier, 2025

Kränzle, S., Schmidt, U., Seeger, Ch. (Hrsg.). Palliative Care: Praxis, Weiterbildung, Studium. 7. Aufl. Heidelberg: Springer, 2023

Lunk, S. Pflegewissen Prophylaxen in der Pflege: Für Pflegeberufe. München: Elsevier, 2023

Menche N. Biologie, Anatomie, Physiologie. 10. Aufl. München: Elsevier, 2023.

Menche N., Keller C., Teigeler B. (Hrsg.). Pflege Heute. 8. Aufl. München: Elsevier, 2023

Micucci, S., Schmid, N. Pflege Heute, Lernen mit Fällen: Pflegesituationen für die Ausbildung. 2. Aufl. München: Elsevier, 2023

Mocker, Y. (2008). Bedürfnisorientierung und psychodynamische Krankenpflege: Die Pflegetheorien von Virginia Henderson und Hildegard Peplau im Vergleich. München: GRIN, 2008

Monteverde, S. (Hrsg.): Handbuch Pflegeethik: Ethisch denken und handeln in den Praxisfeldern der Pflege. 2. Aufl. Stuttgart: Kohlhammer, 2020

Mürbe, M., Stadler, A. Berufs-, Gesetzes- und Staatsbürgerkunde: Kurzlehrbuch für Pflegeberufe. München: Elsevier, 2019

Mulke-Geisler, M. Erfahrungsbezogener Unterricht in der Krankenpflege. 2. Aufl. Heidelberg: Springer, 2013

Nydahl, P., Bartoszek, G. (Hrsg.). Basale Stimulation: Neue Wege in der Pflege Schwerstkranker. 7. Aufl. München: Elsevier, 2020

O'Brien, T., Dawbney, P., McTaggart, L., Thoma, M., Felton, C. (2024): Podcasting in Nurse Education: Qualitative Systematic Review. Canadian Journal of Nursing Informatics, 19(2). https://cjni.net/journal/?p=13121 (zuletzt abgerufen 31.08.2025)

Oelke, U. (Hrsg.). In guten Händen. Pflegebasiswissen. Berlin: Cornelsen, 2016

Ortiz-Müller, Wl, Gutwinski, S., Gahleitner, B. Praxis Krisenintervention: Handbuch für helfende Berufe. Psychologen, Ärzte, Sozialpädagogen, Pflege- und Rettungskräfte, 3. Aufl. Stuttgart: Kohlhammer, 2021

Peplau, H. E. Zwischenmenschliche Beziehungen in der Pflege: Ausgewählte Werke. Göttingen: Hogrefe, 2009

Porjalali, S. (2021). Lernkarten Krankheitslehre: für Pflege- und andere Gesundheitsfachberufe. 5. Aufl. München: Elsevier, 2021

Quernheim, G. Spielend anleiten und beraten: Praktische Pflegeausbildung kompetent gestalten. 6. Aufl. München: Elsevier, 2021

Quernheim, G. Taschenwissen Praxisanleitung. München: Elsevier, 2022

Regnet N. Pflegetechniken: Von Absaugen bis ZVK. 4. Aufl. München: Elsevier, 2022

Robert-Koch-Institut. KiGGS: Studie zur Gesundheit von Kindern und Jugendlichen in Deutschland. https://www.rki.de/DE/Themen/Nichtuebertragbare-Krankheiten/Studien-und-Surveillance/Studien/KiGGS/kiggs_start_inhalt.html (zuletzt abgerufen 31.08.2025)

Roper, N., Logan, W. W., Tierney, A. J. Das Roper-Logan-Tierney-Modell. Basierend auf Lebensaktivitäten (LA), 4. Aufl. Göttingen: Hogrefe, 2023

Roy C. Indroduction to Nursing: An adaptation model. Subsequent, 1984

Schmal, J. Prüfungswissen Pflegefachfrau Pflegefachmann: für die Generalistische Pflegeausbildung. München: Elsevier, 2023

Schmidt, S. Expertenstandards in der Pflege: eine Gebrauchsanleitung. 5. Aufl. Heidelberg: Springer, 2024.

Schneider K., Kuckeland H., Hamar Ch. et al. Das generalistisch ausgerichtete Curriculum im KraniCH-Projekt: curriculare Struktur und Konzeption von Lernsituationen. https://doi.org/10.1024/1861-6186/a000578 (zuletzt abgerufen 31.08.2025)

Schraut, V. (2023). Klinikleitfaden Pflege. 10. Aufl. München: Elsevier, 2023

Schröder, S., Rey J. (Hrsg.). Pflege konkret Innere Medizin. 8. Aufl. München: Elsevier, 2022

Siefarth, Th. Aufbauwissen Pflege Recht. 2. Aufl. München: Elsevier, 2023

Sozialgesetzbücher. www.gesetze-im-internet.de

Stiehl J. Prüfungsvorbereitung in der Pflege: Mit Fallbeispielen praxisnah lernen. Strikt generalistisch und kompetenzorientiert vorbereiten. Hannover: Schlütersche Fachmedien, 2022

Thiele, G. Drei zentrale Alterstheorien bis 1990: Aktivitäts-, Disengagement- und Kontinuitätstheorie [online]. https://www.altenarbeit.info/aktivitaets-disengagement-und-kontinuitaetstheorie.html (zuletzt aufgerufen 31.08.2025)

Tiemann, M., Mohokum, M. (Hrsg.). Prävention und Gesundheitsförderung. Heidelberg: Springer, 2021

Vogler, Ch. (Hrsg.). Pflegias. Band 1: Grundlagen der beruflichen Pflege. Berlin: Cornelsen, 2020a

Vogler, Ch. (Hrsg.). Pflegias. Band 2: Pflegerisches Handeln. Berlin: Cornelsen, 2020b

Vogler, Ch. (Hrsg.). Pflegias. Band 3: Anatomie und Physiologie. Berlin: Cornelsen, 2020c